临床新技术精准护理系列

肝胆胰疾病诊疗新技术精准护理

总主编　高　远
主　编　杨　莉　董　薪　张　永

科学出版社
北　京

内 容 简 介

本书分上、中、下3篇，共9章，全面介绍了肝胆胰疾病外科治疗新技术、肝胆胰术后切口的精准护理和肝胆胰疾病营养的精准护理。重点阐述了远程机器人辅助下肝切除术，日间手术肝脏肿瘤切除术，单孔机器人胰腺体尾部肿瘤切除术、机器人荣氏胰腺中段切除术、肝胆胰术后伤口新型功能性敷料的应用和治疗新技术及肝胆胰疾病膳食营养特殊原则，肠内、肠外等精准护理内容。本书吸取了国内外最新护理理念和护理技术，内容丰富，实用性强，适用于各级临床肝胆胰专科护理人员及相关专业人员阅读参考。

图书在版编目（CIP）数据

肝胆胰疾病诊疗新技术精准护理 / 杨莉，董薪，张永主编 . -- 北京：科学出版社，2025. 10. -- （临床新技术精准护理系列 / 高远总主编）. -- ISBN 978-7-03-083546-8

Ⅰ. R57；R473.57

中国国家版本馆 CIP 数据核字第 2025UH5981 号

责任编辑：郝文娜 / 责任校对：张　娟

责任印制：赵　博 / 封面设计：吴朝洪

科学出版社 出版

北京东黄城根北街 16 号

邮政编码：100717

http://www.sciencep.com

天津市新科印刷有限公司印刷

科学出版社发行　各地新华书店经销

*

2025 年 10 月第　一　版　开本：720 × 1000　1/16

2025 年 11 月第二次印刷　印张：12 3/4

字数：252 000

定价：86.00 元

（如有印装质量问题，我社负责调换）

编著者名单

主　审　皮红英　马　慧

总主编　高　远

主　编　杨　莉　董　薪　张　永

副主编　潘立茹　续　琴　赵　晶　申雪琴　暴　雨

编著者　（按姓氏笔画排序）

马微微　王日丽　王丽芹　尹佳佳
孔媛媛　石静静　申雪琴　白嘉鹤
冯文轩　乔　娜　刘　靖　刘凯静
阴文娟　李　丽　李　琳　杨　莉
杨珺轲　吴艳歌　何英娜　汪焕焕
张　永　张美燕　张媛媛　赵　晶
赵方方　赵庆华　段雨彤　姜翠翠
秦　欢　贾玉婷　夏淑荔　徐　艳
郭玉培　寇佳琪　续　琴　董　薪
蒋爱庭　蒲婷江　管春丽　暴　雨
潘立茹　冀承瑶

序

随着医疗科技的迅猛发展，专科医疗新技术的应用在提升疾病治疗效果的同时，也为临床护理带来了前所未有的挑战和机遇，在这一背景下，精准护理作为现代护理的重要理念，愈发显得至关重要。它不仅要求护理人员具备扎实的专业知识和技能，更强调对患者个体差异的理解与关注，以实现更高质量的护理服务。

“临床新技术精准护理系列”丛书共8册，包括心血管疾病、神经系统疾病、胸肺部疾病、眼耳鼻咽喉疾病、肿瘤疾病、骨科疾病、胃肠疾病、肝胆胰疾病诊疗新技术精准护理，旨在为临床护士提供系统、全面的最新治疗技术精准护理相关知识，力求帮助护理人员提升专业素养，增强解决各类医疗新技术应用背景下的多种复杂护理问题的能力。

希望通过这套丛书的出版，能够为广大临床护士提供有价值的参考与指导，助力精准护理的有效实施，更好地满足患者在医疗新技术应用下的护理需求。让我们携手并进，共同为患者的健康与福祉贡献力量。

解放军总医院

皮红英

2025年2月8日

总前言

在医学发展日新月异的今天，多种医疗新技术不断涌现，为患者带来新的希望与生机，也对临床护理工作提出了更高的要求。“临床新技术精准护理系列”丛书应运而生，旨在搭建一座连接医学新技术与临床护理实践的桥梁，助力护理工作者紧跟时代步伐，提升专业素养与服务水平。

本系列丛书共 8 册，分别聚焦心血管、神经、胸肺、眼耳鼻咽喉、骨科、胃肠、肝胆胰及肿瘤八大疾病领域。每一分册均深入剖析各领域近年来涌现的新技术，不仅系统展示了新技术的治疗效果，还详细阐述了与之配套的精准护理策略。全方位呈现护理工作在新技术应用过程中的重要作用与实施要点。

丛书编写团队汇聚了众多临床一线专家与护理骨干，他们将丰富的实践经验与扎实的理论知识相融合，以严谨的态度和专业的视角，对各领域新技术的护理要点进行梳理与总结。书中既有对新技术原理的深度解读，又有大量真实的临床案例分析，兼具科学性、实用性与可读性，为护理人员提供了极具价值的参考。

希望本系列丛书能够成为广大护理工作者的良师益友，助力大家在临床工作中更好地运用新技术，为患者提供更优质、更精准的护理服务，推动临床护理事业不断迈向新的高度。由于编写时间与水平有限，书中存在的不足之处恳请各位读者批评指正。

解放军总医院第一医学中心

高　远

2025 年 1 月 15 日

前 言

随着科技的不断进步和医疗模式的深刻变革，肝胆胰外科护理正逐步向精准化、个性化方向迈进。这一转变不仅反映了医学技术的飞速发展，更体现了对患者个体差异和全面康复需求的深刻认识。

肝胆胰外科疾病复杂多样，手术治疗风险较高，因此，精准化护理在肝胆胰外科患者的康复过程中显得尤为重要。本书深入探讨了肝胆胰外科精准化护理的最新理念与实践，内容涵盖了从患者入院到出院的全过程，包括术前的病情评估、心理干预、营养支持，术中的手术配合、生命体征监测、风险防控，以及术后的疼痛管理、伤口护理、康复指导等多个方面。强调精准化护理不仅要关注患者的生理状况，更要重视其心理、社会功能的全面恢复，以实现真正意义上的个体化、人性化护理。

在编写过程中，我们充分借鉴了国内外最新的研究成果和临床经验，力求使本书的内容既具有前瞻性，又贴近临床实际。同时，我们也注重了知识的实用性和可操作性，旨在为广大肝胆胰外科护理人员提供一本全面、系统、实用的参考书。

最后，我们衷心感谢所有为本书编写付出辛勤努力的专家和同仁们。同时，我们也期待广大读者在阅读过程中能够提出宝贵的意见和建议。限于编者水平，若书中存在不足之处，恳请各位读者批评指正。

解放军总医院第一医学中心
杨　莉　董　薪　张　永
2025 年 5 月

目录

上篇　肝胆胰疾病外科治疗新技术的精准护理

中篇　肝胆胰疾病术后切口的精准护理

下篇　肝胆胰疾病营养

上篇　肝胆胰疾病外科治疗新技术的精准护理

第1章

超远程机器人辅助下肝癌切除术

第一节　概　述

超远程机器人手术是一种融合了多种先进技术的新型手术方式，其基本原理是在远距离操控下，通过远程操控机器人系统，让医师在远离患者的地方，实现对手术操作的精准执行。该技术突破了传统手术在空间和操作上的限制。技术原理与系统架构包括机器人手术系统的机械臂、高清成像系统、远程信号传输系统（图 1–1）。

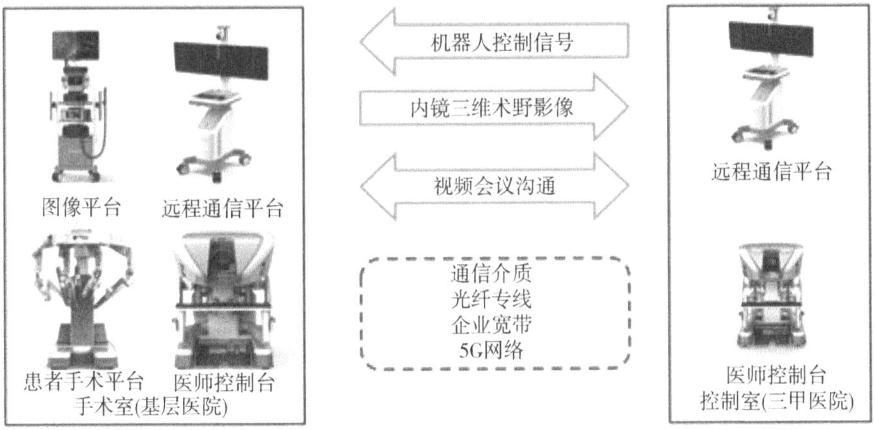

图 1–1　超远程机器人手术技术原理

一、技术原理

通过高速、稳定的通信网络，如 5G 网络或卫星通信网络，将医师操作控制台与患者所在手术室的手术机器人连接起来。患者接受麻醉后，末端医师在患者体内插入腹腔镜等设备，建立手术通路；医师在控制台发出的手术指令能实时传输到机器人，机器人精准执行手术动作，同时，患者手术部位的高清图像和相关数据也能实时反馈给医师，使其根据实际情况及时调整操作。

二、核心模块

（一）控制信号传输

医师操作指令（如机械臂运动、能量设备控制）通过低时延网络传输，远程控制手术室手术机械装置和能量设备，对异地患者实施外科微创手术。

（二）3D 内镜成像

基于图像平台的内镜采集双路高清视频，通过自主编解码一体机实时压缩后传输给远程端，解码后重建 3D 场景，支持旋转、缩放等操作。

（三）视频会议

实时传输两地手术间全景视频，让异地医护人员通过音视频进行及时准确沟通，实现手术团队密切配合的要求，见图 1–2。

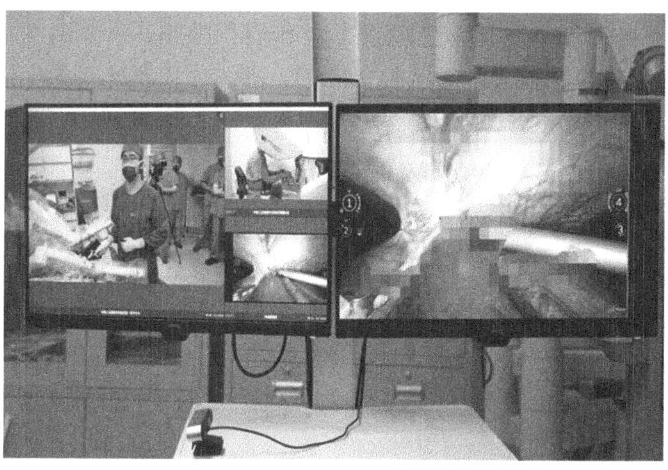

图 1–2　超远程机器人肝切除术视频会议

三、手术优势

（一）突破地域限制

能让偏远地区或医疗资源匮乏地区的患者也能享受到大城市或高水平专家的

医疗服务，提高医疗资源的可及性与分配效率。

（二）降低患者转运风险

对于一些病情较重、不宜长途转运的肝癌患者，可避免转运过程中可能出现的风险，如病情恶化、途中意外等。

（三）实现专家资源共享

使专家能同时为多个不同地点的患者进行手术，或在紧急情况下快速为远处患者提供医疗支持，提高专家资源的利用效率。

四、技术创新点

（一）远程实时通信技术

在操作系统内核，实现高达 4000Hz 的数据采样和处理频率，以及网络 500Hz 的处理频率，保证了数据处理和传输实时性，保障了手术操作精度。同时，通过冗余数据传输，有效抵抗网络偶发丢包造成的影响，能够在普通网络下进行高精度手术操作。

（二）快速切换本地热备技术

对于断网时只能转为传统腔镜或开放式手术，若不能及时处理，手术风险大。快速切换本地主端热备技术。

（三）双主端技热备和快速切换技术

基于断网时只能转为传统腔镜或开放式手术，会给患者二次伤害，所以通过在本地热备主端，可继续本地机器人手术，网络恢复后，再快速恢复到远程操作状态。通过双主端技热备和快速切换技术，避免患者受到二次伤害，及时应对术中的突发状况。

五、适应证

（一）肿瘤直径较小

肿瘤直径在 5cm 以下，且位置相对表浅，未侵犯大血管、胆管等重要结构，无肝内广泛转移及远处转移的肝癌患者。

（二）肝脏功能

患者肝功能分级为 Child-PughA 级或 B 级，能够耐受手术创伤。

（三）全身状况

患者身体状况较好，无严重的心肺功能障碍、凝血功能异常等全身性疾病，能够承受超远程机器人手术带来的应激反应。

六、禁忌证

（一）肿瘤相关因素

肿瘤巨大，或肿瘤位置特殊，如位于肝脏中央区，紧邻大血管、胆管等重要结构，手术操作难度大；存在肝内广泛转移或远处转移。

（二）肝脏功能因素

肝功能为 Child–Pugh C 级，伴有严重的肝硬化、肝衰竭、大量腹水等，难以耐受手术。

（三）全身状况因素

患者有严重的心肺功能不全，凝血功能障碍，未控制的糖尿病、高血压等全身性疾病，无法承受手术应激；或患者处于恶病质状态，身体极度虚弱。

（四）其他因素

患者存在腹部手术史，导致腹腔内严重粘连，影响手术操作；处于偏远地区，网络条件差，无法保证超远程手术。另外，患者及其家属对超远程机器人手术存在顾虑，不同意采用该手术方式，也属于禁忌范畴。

七、超远程机器人手术医疗、护理团队协调一致

确保医疗、护理团队对超远程机器人手术全流程形成统一认知，主培训方与执行方医疗护理团队在认知、操作和协作上要实现操作规范及沟通标准上的高度统一，实现培训方与执行方护理团队在超远程机器人肝癌切除术护理流程、诊疗操作标准化、同质化，保障医疗质量与安全。

1. 建立培训方与执行方标准化沟通机制，确保信息实时、准确传递，提升跨地域多学科协作效能。

2. 提升团队成员在超远程手术中，对复杂病情的协同处理能力、设备故障应急能力，双方护理团队对超远程手术特殊风险（如网络延迟、跨地域协作障碍）的协同应对能力，保障患者围手术期安全，强化多学科协作效能。

3. 多学科协作诊疗流程，模拟多学科会诊场景，培训医疗护理团队围绕患者肿瘤评估分级个人特殊情况、全身状况等开展讨论，整合影像科、病理科、麻醉科等多学科意见，制订个体化手术方案。

（1）培训方团队：远程主刀医师、远程麻醉医师、远程影像辅助医师、远程设备工程师。

（2）执行方团队：现场助手医师、现场麻醉医师、现场器械护士、现场巡回护士、设备技术保障人员。

（3）由肝胆胰外科专家结合临床指南与实际案例，明确超远程机器人适应证

与禁忌证，阐述合并严重心肺功能障碍、凝血功能异常等禁忌情况，确保医疗团队精准筛选患者。

第二节　超远程机器人肝癌切除术的精准护理

一、肝癌

肝癌是起源于肝脏实质细胞（主要为肝细胞）或肝内胆管上皮细胞的恶性肿瘤，根据其细胞起源不同，可分为肝细胞癌、肝内胆管细胞癌及二者混合的混合型肝癌。

（一）流行病学调查

肝癌是全球范围内最常见的恶性肿瘤之一。全球来看，肝癌的发病率存在明显的地区差异，东亚、东南亚和撒哈拉沙漠以南非洲地区是肝癌的高发地区，而北美、欧洲等地区发病率相对较低。我国是肝癌的高发地区，患病人数约占全球肝癌总人数的 50%。我国肝癌的分布有一定的地区差异性，沿海地区发病率高于内陆地区，东南地区发病率高于西北地区，沿海岛屿和江河海口发病率又高于沿海其他地区。发病年龄主要为 45 ～ 55 岁，并有年轻化的趋势，男性发病率明显高于女性，男女比例为（2 ～ 3）：1。

（二）肝癌发病的相关因素

1. 乙型肝炎病毒（HBV）　HBV 感染可引发慢性肝炎，长期炎症刺激导致肝细胞反复损伤与修复，增加 DNA 突变风险，最终可能发展为肝硬化和肝癌。全球约 50% 的肝癌病例与 HBV 感染相关，我国肝癌患者中 HBV 阳性率高达 80% 以上。

2. 丙型肝炎病毒（HCV）　HCV 感染易慢性化，通过炎症反应和肝硬化间接诱发肝癌，部分患者可在无肝硬化基础上直接癌变。

3. 肝硬化　肝炎病毒感染、酒精性肝病、非酒精性脂肪性肝病（NAFLD）、自身免疫性肝病等均可发展为肝硬化。肝硬化是肝癌发生的重要中间阶段，70% ～ 90% 的肝细胞癌发生在肝硬化基础上。

4. 生活方式与环境因素

（1）长期饮酒：酒精进入人体后主要在肝脏代谢，长期大量饮酒会导致肝细胞受损，引发酒精性肝病，进而发展为肝硬化和肝癌。

（2）黄曲霉毒素污染：黄曲霉毒素是一种由霉菌产生的毒素，主要存在于发霉的食物中，如花生、玉米等。

（3）吸烟：吸烟产生的有害物质会损害肝脏细胞的 DNA，增加基因突变的概率，从而增加肝癌的发病风险。

（4）肥胖与糖尿病：代谢性疾病可能导致肝脏脂肪变性、炎症和纤维化等病变，进而增加患肝癌的风险。

5. 遗传因素　肝癌患者家族成员的发病风险比普通人群高 2 ～ 3 倍，可能与抑癌基因异常、代谢酶基因多态性和病毒传播、饮食习惯有关。

（三）临床表现

肝癌的症状在不同阶段表现有所差异，早期症状往往不典型，中晚期症状则相对明显。以下是不同时期的症状表现：

1. 早期症状

（1）隐匿性：大部分肝癌患者在早期没有明显症状，可能仅出现一些轻微、无特异性的表现，容易被患者忽视。

（2）不典型症状：部分患者可能会感到身体疲倦、乏力，即使经过充分休息也难以缓解，还有可能出现食欲缺乏的情况，对食物缺乏兴趣，食量减少，少数人会有腹部的隐痛或饱胀感。

2. 中晚期症状

（1）肝区疼痛：这是肝癌最常见的症状，疼痛部位多位于右上腹或中上腹，疼痛性质可为间歇性或持续性隐痛、胀痛或刺痛。疼痛产生的原因主要是肿瘤迅速生长，使肝包膜张力增加。当肿瘤侵犯膈，疼痛可牵涉至右肩或右背部。

（2）消化道症状：常见的有食欲缺乏、恶心、呕吐、腹胀、腹泻等。这些症状的出现可能与肿瘤压迫、肝功能损害及消化功能紊乱等因素有关。

（3）发热：部分患者会出现发热症状，体温一般在 37.5 ～ 38℃，少数可达 39℃以上，呈不规则热型，多不伴寒战。发热可能是肿瘤组织坏死释放致热物质进入血液循环引起，也可能因合并感染所致。

（4）消瘦与乏力：随着病情进展，患者体重会逐渐下降，身体明显消瘦，同时感到极度乏力。这主要是因为肿瘤消耗大量营养物质，以及肝功能受损导致消化吸收功能障碍，营养摄入不足。

（5）出血倾向：患者可能出现鼻出血、牙龈出血、皮下瘀斑等出血症状，这是由于肝功能受损，凝血因子合成减少，以及脾功能亢进导致血小板减少等因素。

（6）黄疸：表现为皮肤和巩膜黄染，尿液颜色加深如浓茶色。黄疸的出现是因为肿瘤压迫或侵犯胆管，导致胆汁排泄受阻，或由于肝细胞广泛受损。

（7）转移灶症状：当肝癌发生转移时，会出现相应转移部位的症状。如肺转移可引起咳嗽、咯血、胸痛等；骨转移可导致转移部位骨痛、病理性骨折等。

（8）伴癌综合征：肝癌患者由于癌肿本身代谢异常或癌组织对机体产生的各种影响而引起的一组症候群，临床表现多样。常见的有低血糖症、红细胞增多症，有时还可出现高钙血症、高脂血症、类癌综合征等。

（四）外科治疗

1. 开腹肝癌切除术　适合各种类型和分期的肝癌，尤其是肿瘤巨大、与周围组织关系复杂、存在严重肝硬化或其他合并症，需要更全面探查和处理的患者。优势开腹手术视野清晰开阔，医师操作自由度高，能应对复杂病情。

2. 腹腔镜下肝癌切除术　适用于早期肝癌，肿瘤直径较小、位置表浅、无肝内外转移，且肝功能较好的患者。优势是创伤小、疼痛轻、恢复快、住院时间短，切口感染风险低，腹部切口小，较为美观。

3. 机器人辅助下肝癌切除术　与腹腔镜手术类似，适用于肿瘤位置适合、无远处转移的患者。对于一些复杂部位的肿瘤，弥补了腹腔镜肝切除中器械的灵活度受限、操作精细度不足等缺点，减少了术中出血和组织损伤，降低了并发症发生率，高清成像系统利于识别和保护重要结构。

二、远程机器人手术多学科协作诊疗流程

（一）多学科协作

1. 手术适应证与禁忌证　由肝胆外科专家结合临床指南与实际案例，明确超远程机器人肝癌切除术适用患者类型，阐述合并严重心肺功能障碍、凝血功能异常等禁忌情况，确保医疗团队精准筛选患者。

2. 术前多学科评估　联合病例讨论模拟多学科会诊场景，培训医疗护理团队围绕患者肝癌分期、肝功能分级、全身状况等开展讨论，学习如何整合影像科、病理科、麻醉科等多学科意见，制订个体化手术方案。

3. 护理协同评估　护理人员全面掌握患者心理状态、营养状况、皮肤完整性等评估结果，医疗团队据此调整术前准备计划，强化护理评估对诊疗决策的支持作用。

4. 术中多团队配合　手术团队配合：通过手术视频复盘与模拟操作，明确主刀医师、助手医师、器械护士在机器人手术中的站位、职责及传递器械流程，规范术中突发大出血、胆管损伤等紧急情况的协同处理流程。

5. 麻醉与护理配合　讲解麻醉医师与巡回护士在术中对患者生命体征监测、用药管理、体位调整方面的协作要点，保障患者生命安全。

6. 远程技术支持　培训技术支持人员与手术团队的沟通方式，如设备故障时的快速定位与解决流程，确保手术过程中技术问题能及时响应。

7. 术后康复管理协作　医疗护理联动：制订术后患者疼痛管理、并发症观察、饮食与活动指导的标准化流程，明确医疗团队在远程情况下下达医嘱与护理团队执行及反馈的衔接机制。

8. 远程随访协同　医疗护理团队通过远程平台对患者进行术后康复指导、复查安排的协作方法，提升患者居家康复质量。

（二）专业技能强化

1. 医疗技能培训

（1）手术操作规范：主刀医师通过模拟手术系统演示超远程机器人肝癌切除术的标准化操作步骤，如肝门解剖、血管离断、肿瘤切除技巧，强调与传统手术操作的差异及注意事项。

（2）麻醉管理要点：针对超远程手术时间长、患者体位特殊等特点，培训麻醉医师优化麻醉方案、术中循环与呼吸管理策略，以及突发麻醉意外的抢救流程。

2. 护理技能培训　术前专科护理：重点培训护理人员对超远程手术设备的术前检查与调试配合，如确认机械臂关节活动度、摄像头清晰度；规范术前皮肤消毒、铺巾操作，保障手术无菌环境。

3. 术中护理配合　强化巡回护士对术中设备运行状态的观察、网络信号异常时的应急处理，以及器械护士熟练传递特殊机器人手术器械的能力。

4. 术后护理重点　护理人员对术后患者管道护理、并发症早期识别、康复训练指导等技能的掌握。

（三）风险防控与应急管理

1. 风险识别与预案制订　组织医疗护理团队共同梳理超远程手术全流程风险点，如网络中断导致手术暂停、术中患者病情突变、设备故障等，制订针对性应急预案，明确各成员职责与处理流程。

2. 应急演练　开展多场景应急演练，如模拟术中网络突然中断时，手术医师暂停操作、护理人员稳定患者生命体征、技术人员紧急排查修复网络的全流程协作；模拟患者术中出现心搏骤停，医疗护理团队迅速启动急救的配合演练，提升团队应急反应速度与协同能力。

（四）培训方式

1. 联合授课　邀请医疗领域专家、护理专家、信息技术专家组成讲师团，采用线上线下混合模式开展联合授课，促进知识融合。

2. 模拟实训　利用手术模拟训练系统、虚拟仿真设备，开展多学科团队模拟手术操作、应急演练，通过反复实践强化协作默契。

3. 案例研讨　选取国内外超远程机器人手术典型案例，组织医疗护理团队进行复盘分析，探讨成功经验，提升临床决策能力。

4. 跟岗学习　安排团队成员到超远程手术开展成熟的医院进行短期跟岗学习，实地观摩手术全流程。

三、术前评估

超远程机器人肝癌切除术的术前准备需兼顾患者状态优化、技术系统保障及多团队协同，确保手术安全开展、远程操作顺利实施、提高手术成功率及促进患者术后快速恢复，主要体现在以下几个方面：

（一）一般评估

1. 入院评估　主动与患者及其家属进行沟通，介绍肝脏疾病的相关知识、护理及注意事项。与偏远地区患者的沟通需兼顾信息传递准确性、文化与认知差异及信任建立，确保患者理解手术意义并积极配合。

2. 病史评估　详细询问并记录全身及肝脏疾病，包括患者出现症状的时间、疼痛程度和治疗经过。了解外伤史、手术史、用药史、药物不良反应及过敏史等。

3. 肺功能评估　通过询问用药史、既往史，重点监测患者的心率、呼吸、血压等客观指标来初步评估其肺功能的情况，通过血气分析等化验方法评估患者的通气功能，借助肺功能检查测量患者的肺活量、用力肺活量（FVC）、第一秒用力呼气容积（FEV_1）等指标，及时报告医师。

4. 心血管功能评估　通过心脏听诊、心电图检查（ECG）及心脏超声检查等术前检查及时发现患者是否存在心肌缺血、传导阻滞等问题，了解心功能指标（如射血分数）等。

5. 心理评估与支持　与患者交流中应深入了解患者的需求和担忧。特别关注患者的个性、习惯和经济能力，通过多形式、多阶段的交流，帮助患者消除陌生感与顾虑，了解其心理状态和抗压能力，并提供相应的心理支持和安慰，为手术顺利开展及术后康复奠定基础。

6. 营养评估　对于身处偏远地区、生活困难，接受超远程机器人肝癌切除术的患者，特别强调营养保证。由于术后恢复营养需求特殊，且远程医疗环境下医疗资源有限，营养评估需兼顾疾病特异性，必要时通过远程医疗实现精准干预（具体内容详见第 9 章肝胆胰疾病患者管理中的营养风险筛查与评估）。

7. 伦理与知情同意

（1）伦理审查：确认手术符合超远程医疗伦理规范，获得医院伦理委员会批准。

（2）知情告知：向患者及其家属详细说明远程手术的优势、风险、应急预案及替代方案，签署知情同意书。

（二）专科评估

1. 血清肿瘤标志物　甲胎蛋白（AFP）是在胎儿早期由肝脏和卵黄囊合成的

一种血清糖蛋白，出生后，甲胎蛋白的合成很快受到抑制。当肝细胞或生殖腺胚胎组织发生恶性病变时，有关基因重新被激活，使原来已丧失合成甲胎蛋白能力的细胞又重新开始合成，以致血中甲胎蛋白含量明显升高。因此血中甲胎蛋白浓度检测对诊断肝细胞癌及滋养细胞恶性肿瘤有重要的临床价值。

2. 异常凝血酶原（DCP） DCP 系肝脏合成的凝血酶原前体，主要作为肝癌的辅助诊断和监测指标，尤其对甲胎蛋白（AFP）不敏感的患者有重要价值。其升高常见于肝癌、慢性肝病或维生素 K 缺乏等，需结合影像学及其他指标综合判断。

3. 实验室检查 血常规可了解患者有无贫血、感染，血生化检查查看肝肾功能、血糖、血脂、电解质等指标是否正常。

4 . 影像学检查

（1）B 型超声波检查：B 型超声波检查是目前最常用、最有效的肝癌影像诊断方法，可确诊肝内占位性病变的存在。可检出直径 1cm 的小肝癌结节，可提示肝占位病变的性质，特别是液性或实质性占位中良性血管瘤与肝癌的鉴别。①明确肝癌在肝内的确切部位及与重要结构（门静脉、肝静脉、下腔静脉、胆道、肝门区等）的关系，用以指导手术及选择其他治疗方法；②了解肝癌的播散和转移，包括卫星结节和门静脉内癌栓；③用于超声导引下行肝穿刺或局部瘤内注射治疗；④肝癌普查和随访中与 AFP 联用，提高小肝癌的检出率。

（2）计算机体层摄影（CT）：CT 能全面反映肝癌的病理形态表现（部位、大小、形态、数目、出血坏死、钙化等），也可了解其浸润性及门静脉癌栓侵犯情况。CT 常用的检查技术为普通扫描（即平扫）和增强扫描（即静脉滴注造影剂后扫描）。肝癌的 CT 表现为：平扫呈局限性低密度病灶，部分病灶周围呈更低密度的晕圈样改变。动态增强扫描早期呈高密度增强，历时 10 ～ 30s，其后病灶密度迅速下降至肝组织等密度，随后密度继续下降成为低密度病灶，持续数分钟。

（3）磁共振成像（MRI）：MRI 是近年迅速发展的影像学检查方法。MRI 可获得横切、矢状和冠状三维图像，可检出直径 2cm 以上的病灶，无放射线损害，对软组织的分辨率和血管瘤的鉴别可能优于 CT。肝癌的 MRI 表现为 T_1 和 T_2 弛豫时间延长，T_1 加权像显示低信号强度，T_2 加权像显示不均匀的高信号强度。肿瘤包膜表现为 T_1 加权像上病灶周围低信号强度环，T_2 加权像显示内层低信号、外层高信号的环状阴影，而血管瘤和转移性癌一般均无包膜存在。

5. 吲哚菁绿（ICG）清除试验 是一种安全、微创、快速的肝脏储备功能评估方法，通过静脉注射 ICG 染料并测量其在血液中的清除率，反映肝脏的血供、肝细胞摄取及排泄功能。正常情况下，注射 ICG 后 20min 内约 97% 的药物从血液中清除，其清除率反映肝血流量、功能性肝细胞数量及排泄功能。ICG 15min 滞留率小于 10% 为正常范围，大于 30% 则术后发生肝衰竭的风险较大。

6. 系统网络评估　超远程机器人肝癌切除术的网络评估须以低延迟、高可靠、强安全为核心，结合偏远地区网络实际条件，通过多维度测试与冗余设计，最大限度降低网络风险。手术前须确保超远程机器人手术系统、通信设备等正常运行，进行多次模拟操作测试，保证信号传输稳定，机械臂运动精准。为保证超远程通信网络的稳定和安全，要配备备用网络系统，以应对可能出现的网络故障。

7. 术前准备　术前通过口述、书面（展板、宣传册）或多媒体方式，告知患者围手术期各项相关事宜。

四、术前准备

（一）皮肤准备

术区剃毛后进行手术部位标识。

（二）胃肠道准备

在无结肠联合切除时，可不必术前更改流质饮食。仅需术前一天行肠道准备。对于禁食水患者，可行清洁灌肠处理。

1. 聚乙二醇电解质散　目前为普遍推荐使用的肠道清洁剂，肝、肾及心功能不全的患者使用也较为安全，不影响肠道吸收和分泌，不会导致水、电解质紊乱。用法：用等渗溶液稀释 2000 ～ 3000ml，每 10 分钟服用 250ml，2h 内服完，不能耐受大剂量的可分 2 次服用，即一半剂量在前一日晚上服用，另一半剂量在当日术前 4 ～ 6h 服用。

2. 硫酸镁　用法为术前 4 ～ 6h，将硫酸镁 50g 稀释约 2000ml，后一次性服用。硫酸镁在导泻的同时，可刺激十二指肠黏膜，有引起肠黏膜炎症反应和溃疡的风险。还可反射性地引起胆总管括约肌松弛、胆囊收缩，促进胆囊排空，产生利胆作用。建议用于肝胆疾病的术前肠道准备。4 ～ 5 期慢性肾病为禁忌。

3. 磷酸钠盐口服溶液　与聚乙二醇相比，肠道清洗效果相似，但饮水量少（1500ml）。建议分 2 次服用。每次 45ml 用 750ml 水稀释，每次间隔 12h。可致使肠道液体和电解质丢失，应注意监测及补充。可作为聚乙二醇电解质散及硫酸镁不耐受的补充用药。老年人、肝肾功能不全、电解质紊乱、服用血管紧张素转化酶抑制剂的患者慎用溶液。

（三）呼吸功能训练

良好的呼吸功能是术后快速恢复的重要保障。医护人员指导患者进行深呼吸、咳嗽排痰等呼吸功能训练，以提高肺活量和肺部清洁能力。训练时应保持放松，避免用力过猛。

1. 腹式呼吸训练的方法：患者仰卧位，双腿屈膝，放松腹部，将一只手放在胸部，另一只手放在腹部。吸气时，腹部向上隆起，尽量使腹部手抬高，胸部手保持不动，感受膈肌下降；呼气时，腹部下陷，腹部手随之下降，将气体尽量呼出。重复10～15次为一组，每日进行3～4组。腹式呼吸主要锻炼膈肌，增强膈肌力量，提高呼吸效率，见图1-3。

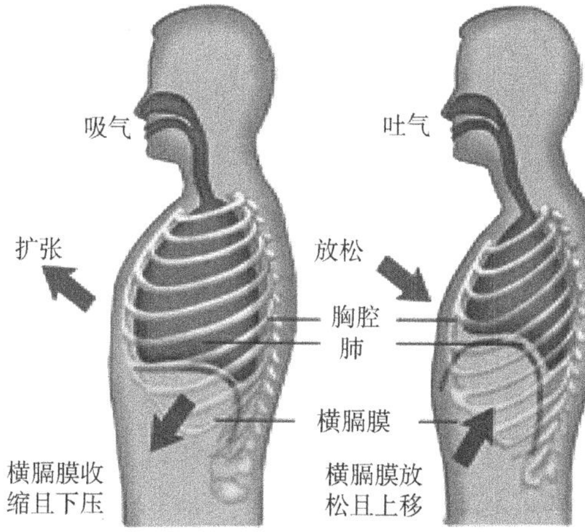

图1-3 腹式呼吸

2. 有效咳嗽训练方法：患者取坐位或半卧位，身体稍前倾，双足着地，双手环抱腹部或放在两侧膝盖上。首先进行2～3次的深呼吸，使肺部充分充气，然后屏气2～3s，收缩腹部及肋间肌肉，接着张嘴咳出痰液，咳嗽时尽量将痰液从深部气管咳出。若痰液黏稠不易咳出，可在咳嗽前适量饮水湿润气道或遵医嘱进行雾化吸入以稀释痰液。每次咳嗽训练重复5～10次，每日3～4次。有效咳嗽能帮助患者及时清除呼吸道分泌物，降低肺部感染风险。

3. 雾化吸入方法及护理：指导患者半卧位或坐位，有利于气道开放，使雾化药物更易深入呼吸道，氧气流量控制在6～8L/min。在雾化过程中，鼓励患者深呼吸，使雾化药物充分到达肺泡及各级支气管，提高治疗效果。雾化结束后，协助患者进行有效咳嗽，可指导患者先进行2～3次深呼吸，然后屏气2～3s，收缩腹部及肋间肌肉，咳出痰液。协助患者漱口，防止口腔真菌感染，尤其是使用糖皮质激素雾化药物后，漱口更为重要。

4. 指导患者及其家属正确的踝泵运动方法，预防术后下肢深静脉血栓形成。

（四）心理干预

面对即将进行的手术，特别是超远程的手术方式，患者难免会产生焦虑、恐惧等情绪。医护人员将与患者进行深入沟通，了解其心理状态，并提供专业的心理支持。建议患者采取积极的心态面对手术，可以通过冥想、深呼吸、听音乐等方式来缓解紧张情绪。同时，家人和朋友的支持与鼓励也是患者心理调适的重要力量。

（五）饮食指导

饮食应以清淡、易消化、营养丰富的食物为主，避免油腻、辛辣、刺激性食物。术前 1 周应逐渐减少高脂肪、高糖食物的摄入，增加蔬菜、水果的比例。术前 1 ～ 2d 开始进食流食，如米汤、果汁、稀粥等，减少食物残渣的产生。术前 8 ～ 12h 禁食，术前 4 ～ 6h 禁水，以防止术中呕吐引起窒息和误吸。

五、术中精准护理

（一）手术间布局

1. 机器人手术间　对空间要求较大，建议面积在 $40m^2$ 以上。墙面可以安装多个显像系统，便于助手及其他参与的人员使用。医师操控台可以远离操作间，但一般情况下，仍建议放在同一手术间，有利于主刀医师观察助手手术台的情况，同时也便于主刀与助手相互沟通。

以手术床为中心，手术床右侧放影像处理平台，影像处理平台包含了电外科设备、超声刀、气腹机；手术床的左上方房间的角落位置放患者手术平台；患者手术平台的对侧角落放医师控制平台。

2. 手术台布局及手术台　两个无菌手术台，一个是机器人专用的无菌台放无菌镜头；另一个用三套车的大车放常规器械、敷料及手臂。无菌台放于床的右侧床尾端侧。

3. 手术物品

（1）基础物品：消毒纱球、纱布、皮管、9cm × 10cm 美敷、9cm × 15cm 美敷、10ml 注射器、小方纱、11 号刀片、8 号尿管、输血器。

（2）单消物品：肝胆图迈机器人基本器械、图迈机器人腔镜器械、图迈机器人 30° 镜头、肝胆图迈超声刀线、保温杯、金紫绿夹钳。

（3）特殊物品：国产机器人手臂（卡地尔、双极、针持 2 把、电钩），超声刀头，中心立柱套、手臂套 4 个、5mm 小帽 3 个、10mm 小帽 1 个。

（4）高值物品：12mm 穿刺器、金夹、紫夹、绿夹、止血纱、血管切割器、取物袋、引流管、鱼骨缝合线等。

4 手术台无菌罩操作方法

（1）两两展开工具臂，暴露中心立柱，便于中心立柱袋安装，准备所需的立柱无菌套， 并检查完整性。展开无菌保护套，包裹在立柱上，将无菌套上的磁吸卡扣吸附在立柱对应的凹槽上，整理平整（图 1-5 ～图 1-7）。

（2）巡回护士展开工具臂，以便无菌套安装，可以依次从左往右，检查无菌袋完整性，打开无菌袋，手型标志朝上，指尖朝向自己。翻开无菌套找到适配器卡扣位置，卡上无菌套适配器。需先安装有凸起槽的一边。找到中心通道，双手伸入无菌套折叠内，沿着机械臂构型将无菌套套至机械臂上方的数字标识处。找到绿色手形标志，撕开固定胶带沿着机械臂固定无菌套。将无菌袋末端向内套入工具臂，并安装机械臂背面的磁吸卡扣。安装隔离板，安装成功后，隔离板上的4个转盘均自动识别旋转。环绕机械臂进行塑形，保证无菌套松紧合适，便于术中操作，套完无菌袋后将工具臂调节至合适位置，以免污染（图1-8，图1-9）。

5. 注意事项　可选择从左往右或从右往左的顺序依次安装无菌臂套。安装好无菌臂套以后可将机械臂收起，避免发生污染。全程保证无菌，如有污染立即更换。

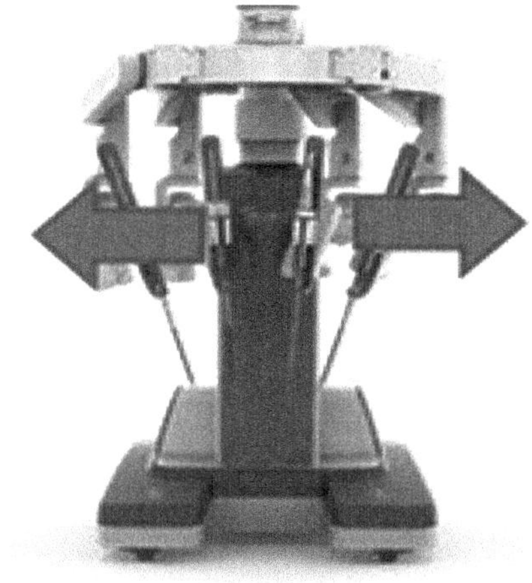

图1-5　超远程机医师控制平台

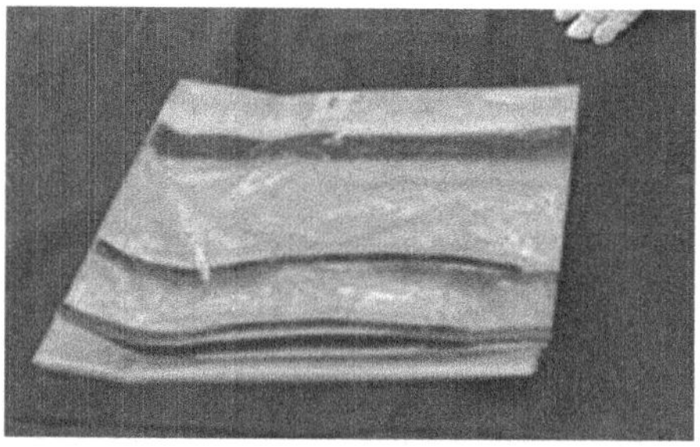

图1-6　中心立柱套

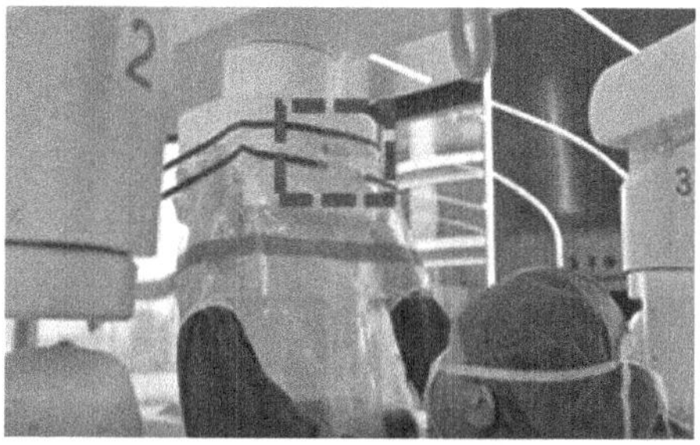

图1-7　立柱套无菌套

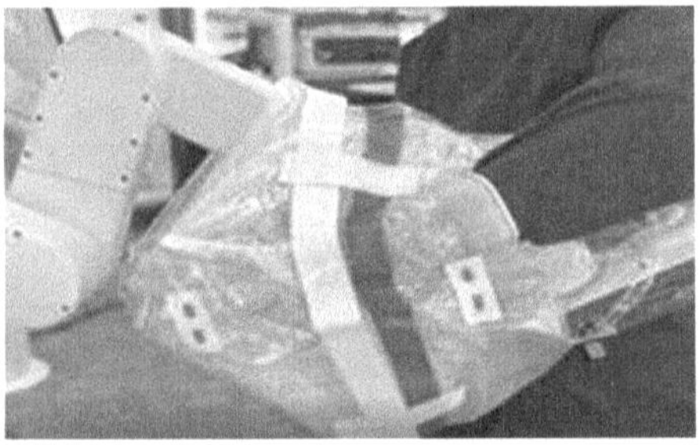

图 1-8　手臂套套

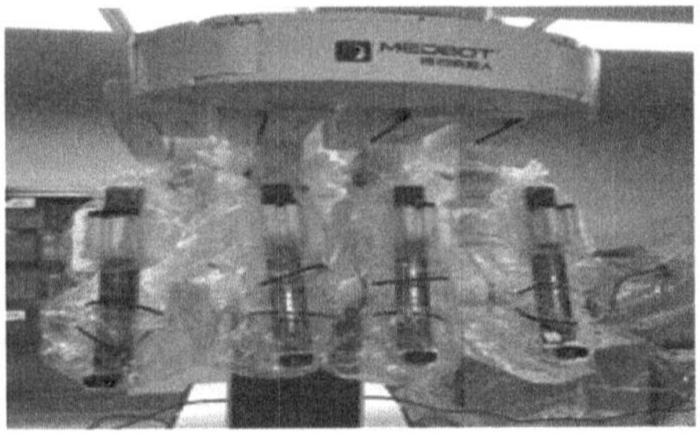

图 1-9　待使用状态

（二）手术体位与麻醉

1. 手术体位（远程方）　患者取低位截石位或分腿位，头高足低。当进行肝Ⅰ、Ⅴ段切除时一般采用此体位；当进行肝Ⅵ、Ⅲ、Ⅷ段切除时一般需要将右侧用长型体位垫垫高，尽可能将右侧腰部手术区域展露，显露右肝肿瘤。

2. 麻醉　患者需要实施全身麻醉。

（三）手术步骤及精准护理配合

见表 1-1。

表 1-1　手术步骤配合精准护理

手术步骤	护理配合
1. 手术入路	从腹部做穿刺孔，布局采用五孔法操作。取脐下缘（或上缘，根据肿瘤位置及患者身高决定），开 1.5cm 纵向切口，刺入气腹针建立气腹，气腹压控制在 12 ～ 14mmHg，置入 12mm 穿刺器于脐下（或脐上）切口，插入机器人 30° 镜头。先探查腹腔、网膜、盆腔、肝脏等其他部位有无转移灶，有无腹水，肿瘤是否与周围脏器粘连及肝硬化的程度等。初步完成可切除部位评估后，在直视下置入其他穿刺器。此孔在穿刺结束后当作助手孔。3 号臂置于左侧腋中线紧靠肋弓下，为 8mm 穿刺器；1 号臂置于患者左侧腹直肌外侧缘，为 8mm 穿刺器；2 号臂穿刺点置于右侧腋前线，右侧肋缘下 2mm，为 8mm 穿刺器；镜头孔平脐，位于肚脐右侧 4 ～ 5cm
2. 线路固定	递气腹管、单极线、双极线、吸引器皮管、超声刀线、机器人 30° 镜头、55° 热灭菌注射用水（提前预热）
3. 建立气腹	递 11 号刀、纱布、布巾钳 2 把、气腹针，气腹压控制在 14mmHg
4. 穿刺器的位置	5 孔法操作，C（camera，镜头）位于脐右侧（12mm Trocar）；A（assitant，助手）位于脐上（12mm Trocar）；R1 位于左侧腹直肌外侧缘（12mm 或 8mm Trocar）；R2 位于右侧腋前线肋缘下（8mm Trocar）；R3 Trocar 置于左侧腋中线紧靠肋弓下（8mm Trocar）

续表

手术步骤	护理配合
5. 移动患者手术平台	巡回护士和洗手护士根据手术部位对机械臂悬吊进行构型调整，巡回护士听从医师的指令进行升、降、前进、后退、左转、右转等动作，以便对接顺利（图 1-10） 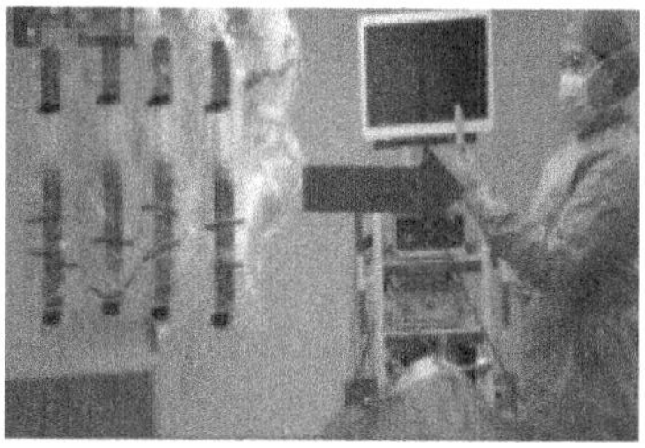 图 1-10　机械臂悬吊构型调整
6. 对接、安装机器人镜头及手臂	传递适配器，配合医师将穿刺器套管卡入适配器，机械臂之间调整到合适间距，间距至少为一拳距离（图 1-11） R1 安装超声刀或者电钩，R2 双极钳，R3carider 钳，C 镜头，A 吸引器、剪刀、分离鸭嘴）钳、切割闭合器。术中密切观察网络状态是否在线（图 1-12） 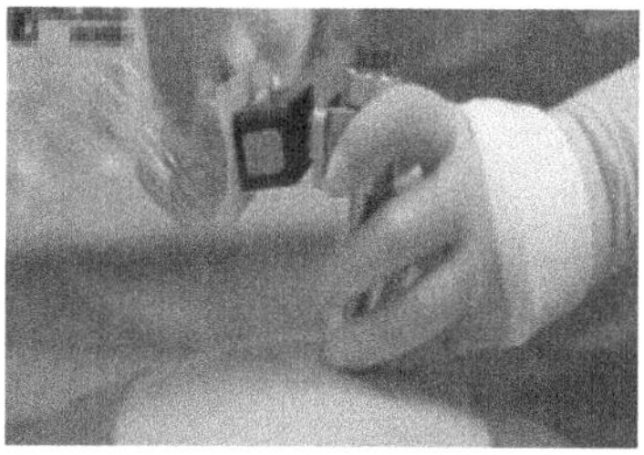 图 1-11　机械臂间距 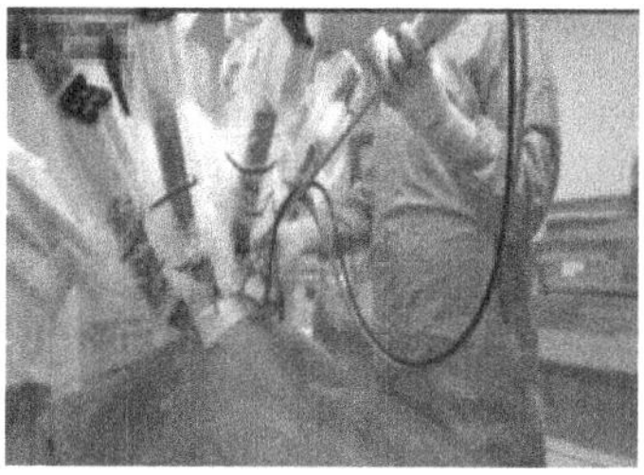 图 1-12　观察网络状态
7. 肝门解剖及左肝入肝血流阻断	递吸引器给助手，逐步显露肝门，递外科夹结扎入肝血流，超声刀离断。机器人 R3 臂牵拉肝圆韧带，显露第一肝门。电凝钩解剖肝固有动脉、左右肝动脉显露左肝动脉，递外科夹夹闭，超声刀离断左肝动脉（图 1-13） 显露门静脉左支，R1 臂用机器人持针器，绕门静脉左支，2-0 丝线长 10cm 结扎或外科夹夹闭（图 1-14） 机器人 1 号操作臂超声刀离断肝圆韧带、镰状韧带、左冠状韧带及部分右冠状韧带（图 1-15）

续表

<table>
<tr><th>手术步骤</th><th>护理配合</th></tr>
<tr><td></td><td>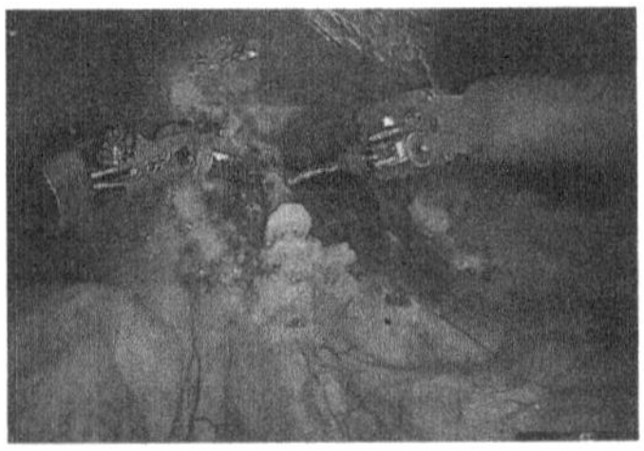
图 11-13　离断左肝动脉
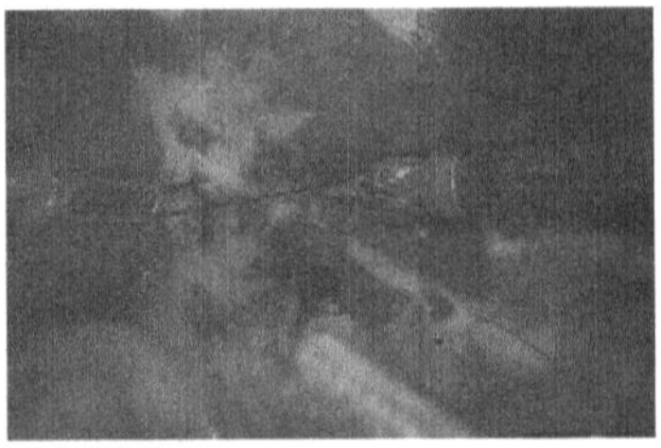
图 1-14　夹闭门静脉左支
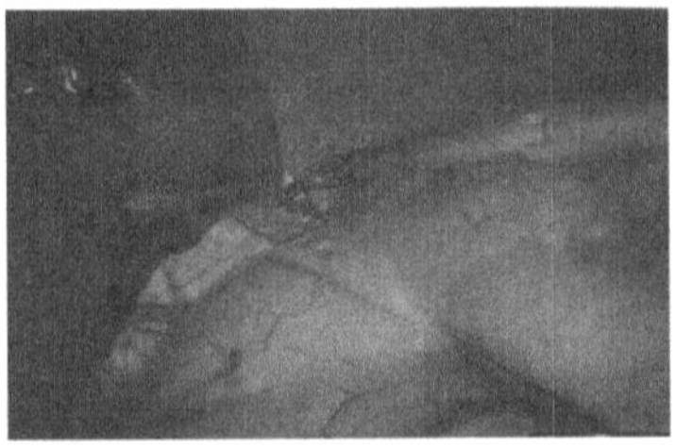
图 1-15　超声刀离断韧带</td></tr>
<tr><td>8. 第二肝门解剖</td><td>机器人 1 号操作臂电凝钩游离肝静脉周围组织，显露左肝静脉，2-0 丝线长 10cm 结扎，也可用 8 号硅胶尿管预阻断，待肝实质离断至第二肝门时将左肝静脉与肝实质一并用切割器离断（图 1-16）
采用模式化半肝切除方法，可根据左半肝缺血线划定肝实质离断切面（图 1-17）
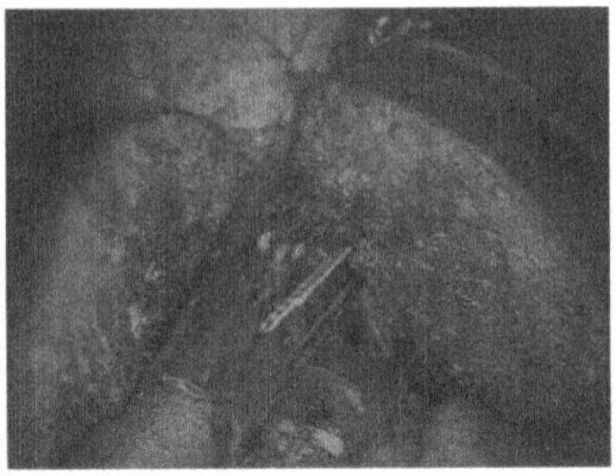
图 1-16　电凝钩离断组织
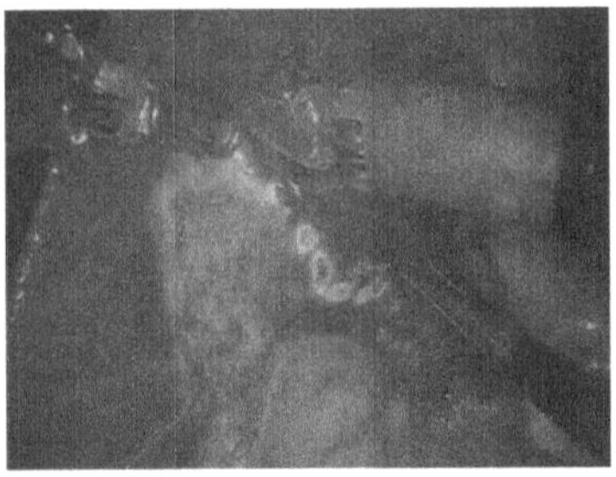
图 1-17　肝实质离断切面</td></tr>
</table>

续表

手术步骤	护理配合
	也可采用荧光显影技术进行标定左半肝切除线（图 1–18） 用超声刀离断肝脏，血管用外科夹夹闭离断（图 1–19） 或血管枪离断左肝蒂及左肝静脉，取物袋将标本放好于助手孔 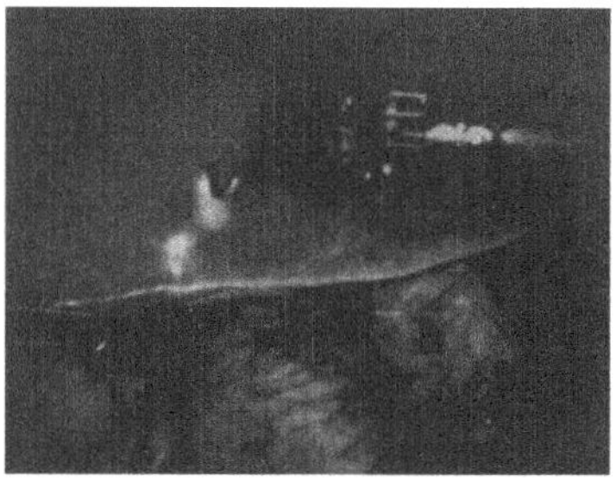 图 1–18　荧光显影标定肝切除线 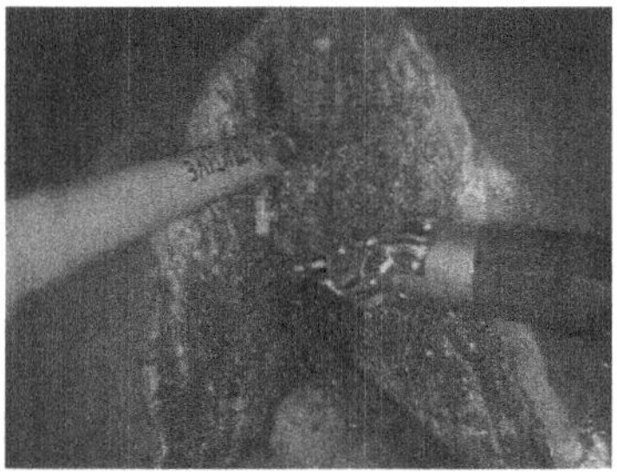 图 1–19　夹闭断离血管
9. 肝断面止血	肝脏断面用电刀喷凝止血，对于活动性动脉出血或肝静脉出血，5–0PL 长 10cm 缝合止血。确认无出血及胆漏断面放止血纱布。清点所有小方纱，确定数目无误（图 1–20） 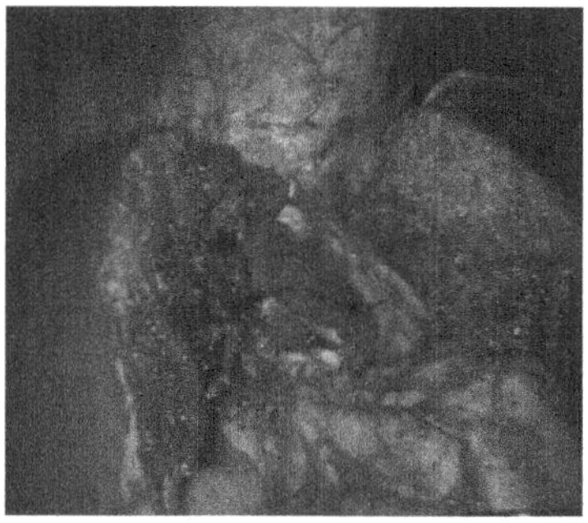 图 1–20　肝脏断面
10. 冲洗腹腔、放置引流管	使用温生理盐水反复冲洗肝脏断面，仔细检查确认无活动性出血及消化道漏后，在肝断面下方放置 1 根引流管，经 Trocar 孔引出并妥善固定，采用 $\Delta 9\times 24$ 针 2–0 丝线固定于皮肤。密切观察引流液的量、颜色等
11. 撤离机器人	协助助手按规范顺序将所有机器人手臂取出，随后撤出穿刺器，妥善收好机器人手臂 器械护士及时收回机器耗材并检查完整性，将电刀、拉钩等器械整理备用；巡回护士按流程进行撤机操作，先将连接电刀模式由喷凝调节为电凝，再关气腹、依次撤去机器设备，调整手术床体位，开启无影灯。操作过程中注意动作轻柔，避免碰撞仪器设备

续表

手术步骤	护理配合
12. 取出标本	严格遵循手术隔离技术要求，选择合适大小的取物袋，轻柔套取标本，根据手术实际情况，于辅助孔或经副操作孔另作一小切口缓慢取出标本，注意避免标本污染及切口种植转移风险
13. 逐层关闭切口、Trocar 孔及小切口	按照层次，先用 2-0 可吸收缝线关闭小切口及缝合皮下组织，再用 3-0 可吸收线缝合皮肤，注意保持皮肤对合良好。对于 Trocar 孔先用鱼骨线关闭内层组织，再用 3-0 可吸收线缝合皮肤

（四）术中护理要点

1. 超远程机器人操作不仅对医师有严格要求，还需要手术护士的高度配合。实时监测信号延迟（理想＜ 200ms）与带宽稳定性。还要提高异地协作效率，主刀与现场团队沟通可能存在信息差。还需准备备用网络、电源及传统手术器械（预防远程系统崩溃）。因超远程手术的特殊性，需更密切关注生命体征波动，一旦出现异常，迅速告知远程手术医师及现场助手，配合采取相应措施。

2. 巡回护士密切关注超远程机器人手术系统及配套设备（如冷光源、摄像系统、气腹机等）的运行状态。手术前协助连接、调试设备，确保功能正常，术中若设备出现故障或异常提示，迅速联系工程师，按应急预案处理，保障手术顺利进行。

3. 洗手护士熟悉手术流程和器械使用顺序，提前准备好所需器械，精准、快速传递。关注手术进展，提前预判并准备下一阶段器械。移除器械时，严格按规范操作，与主刀医师确认器械状态后安全拔出，检查器械完整性。及时收回、整理器械，避免堆积和碰撞损坏。对术中使用的特殊器械，如机器人专用操作臂配件等，要轻拿轻放，避免损坏。

4. 明确各自职责。与远程手术医师、现场助手及其他团队成员要紧密配合，巡回护士及时传达现场情况，如患者生命体征变化、设备状态等，保障手术操作连贯。

5. 信息传达准确无误：与远程手术团队必须保持清晰、顺畅的有效沟通。准确传达患者信息，确保指令传达准确无误，避免因沟通不畅引发手术风险 ，保障手术顺利进行。

6. 确保设备运行状态良好，以保证医师能精准操作。

7. 术中遵医嘱静脉打入吲哚菁绿，可荧光显影半肝切除线，显示缺血区域和正常肝脏之间的界限。

8. 手术中如果出血多，巡回护士要特别关注及患者生命体征变化。

9. 阻断肝门时，应准确记录阻断时间并给予时间提醒，一般单次阻断不超过

15～20min，如需二次阻断，中间应间隔3～5min。提前准备好止血耗材，止血缝线，肝实质离断后主动将电刀改为喷凝模式。

10. 肝血流阻断期间，巡回护士要密切观察手术进展，做好输血准备。

六、术后精准护理

（一）一般护理

1. 生命体征监测　术后24h内给予生命体征监测，密切观察血压、脉搏、呼吸、体温等生命体征变化，每30分钟记录一次，若患者出现血压波动较大、心率过快或过慢、呼吸急促或困难、发热等情况应及时告知医师，配合医师采取相应措施。

2. 术后活动

（1）按照从床上坐起—床边站起—扶床行走—外出散步顺序循序渐进进行功能锻炼（图1-21）。

首先摇高床头取半卧位，30s左右时间。然后坐在床旁双腿下垂，适应30s至1min。其次在床旁站立，2～3min。以上活动均无不适，则由家属协助沿床行走，仅限于室内活动，3～4次/日，每次10～30min。如果一切顺利，2d后可以到病室外散步，3～4次/日，30分/次，注意保暖并确保有人陪同。

（2）注意事项

1）下床时请遵循三部曲，醒后平卧30s，坐位30s，站立30s，切忌一跃而下。

2）下床活动时，若有头晕、双足无力、胸闷、心悸等不适，应立即坐下休息。

3）步态不稳、下肢无力的患者，切记不要自行下床，护理人员将陪伴与协助您。

4）注意环境安全，若发现地面有潮湿处，及时通知工作人员处理。

5）在走廊行走或在厕所起身时，患者使用墙壁上的扶手以协助活动。

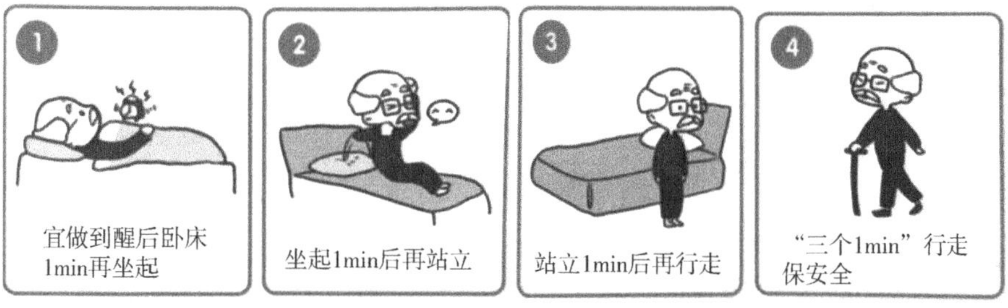
1
宜做到醒后卧床
1min再坐起
2
坐起1min后再站立
3
站立1min后再行走
4
“三个1min”行走
保安全

图1-21　术后活动示意图

3. 饮食护理　患者肠蠕动功能恢复及肛门排气后，遵循从流质饮食—半流质饮食—软食—普通饮食的过渡原则，嘱患者进食高热量、高维生素、优质蛋白质、低脂饮食。对于禁食、胃肠功能未完全恢复者，给予肠外高营养，以利于切口愈合及身体康复。

（二）专科护理

1. 肢体功能锻炼　术后肢体运动训练对术后早期康复非常必要，这些运动包括卧位、坐位、站立、行走时躯体的翻身，上肢、下肢的活动，胸廓运动，咳嗽，吞咽等。

术后第 1 天，患者的运动适宜在床上进行。先卧床四肢训练，首先手掌运动，练习屈伸，握拳—放松—握拳，再在床上练习上下肢运动，抬、放、屈、伸、蹬运动，练习自主翻身，抬臀运动，再慢慢练习坐的动作。在卧床期间定期使用双下肢空气泵，减少下肢深静脉血栓形成的可能性。

2. 肠道功能训练　由于术前禁食、禁饮水或采用肠外营养和存在有水、电解质紊乱等情况，术后患者的肠道功能可能发生紊乱，对这部分患者术后在排除不能进食的禁忌后，应从少量饮水和流质饮食开始试餐，餐后 30min 进行按摩腹部，有利于肠道功能的恢复。

3. 伤口及引流管护理

（1）密切观察切口有无出血、渗血、渗液及红、肿、热、痛等征象；如短时间内有大量渗血，应及时通知医师处理。无菌手术切口，一般无须换药，若切口敷料被血液或渗液渗湿应及时更换，换药时严格无菌操作，以防切口感染。术后 7 ～ 10d 拆线或拆除皮肤缝合器。

（2）正确连接引流装置，严密观察各引流管引流液的颜色、性状和量，做好记录。向患者讲解管道的重要性，使患者有主动保护管道的意识。各引流管出皮肤处做好标记并妥善固定，活动、翻身时防止引流管打折、受压、扭曲、脱出等。引流袋位置应保持低于切口水平，定期更换引流袋，更换引流袋时严格无菌操作。保持引流管通畅，按时挤压引流管，避免因引流不畅而造成感染。

（三）症状的护理

1. 疼痛　术后疼痛的精准护理需要结合个体疼痛评估，早期采用多模式镇痛干预，以减轻患者痛苦、促进术后恢复并降低并发症风险。

（1）疼痛评估与监测：采用数字评分法（NRS）、面部表情疼痛量表等工具，从疼痛的部位、性质、程度、发作频率、持续时间等方面进行全面评估。术后定时评估疼痛情况，根据病情变化和治疗措施调整随时进行评估，以便及时调整护理方案。

（2）疼痛控制护理

1）药物镇痛：遵医嘱按时给予镇痛药物，如非甾体抗炎药、阿片类药物等。注意观察药物的疗效和不良反应，如有无恶心、呕吐、头晕、呼吸抑制等。

2）局部冷敷：在术后早期，可根据患者情况对伤口周围进行适当冷敷，以减轻局部充血和肿胀，缓解疼痛。但要注意避免冻伤皮肤。

3）支持疗法：倾听其感受，给予心理安慰和鼓励，向患者及其家属讲解疼痛的原因、机制和缓解方法以及如何正确表达疼痛和配合护理。指导正确的活动方式和幅度，防止因活动不当导致疼痛加剧。

2. 呕吐

（1）密切观察呕吐的次数、量、颜色、性质等，注意有无水、电解质紊乱及酸碱平衡失调的表现，如乏力、口渴、心慌、抽搐等，及时准确记录，为医师调整治疗方案提供依据。

（2）患者呕吐时，应立即将其头偏向一侧，防止呕吐物误吸导致窒息或吸入性肺炎。呕吐结束后，及时协助患者清理口腔，用温水或淡盐水漱口，保持口腔清洁。遵医嘱使用止吐药物，如昂丹司琼、甲氧氯普胺等，观察药物的疗效及不良反应。同时，注意观察患者有无因使用其他药物，如镇痛药、抗生素等导致的胃肠道反应而引起呕吐，如有需要，及时与医师沟通调整用药。

3. 便秘　部分患者可发生便秘，与手术创伤、麻醉药物、活动减少、饮食改变等因素相关。精准护理需结合风险评估、多维度干预和个体化管理。帮助患者养成定时排便的习惯，一般建议在早餐后30min尝试排便，以建立排便反射。遵医嘱使用缓泻剂或润肠通便药物，如乳果糖口服液、聚乙二醇电解质散等，以帮助患者排便。对于严重便秘者，可根据情况使用开塞露纳肛，但应避免长期依赖。

（四）术后并发症的观察与护理

在偏远地区医疗资源有限的情况下，需通过早期识别症状、针对性干预降低风险。

1. 腹腔出血

（1）腹腔出血原因

1）血管性活动性出血：肝脏切除范围越大，原有肝功能越差，发生术后并发症的可能性越大，术后早期观察及护理至关重要。肝脏手术后监护的重点之一是患者血流动力学变化，腹腔内有无活动性出血。肝切除术后在肝下或膈下放置的腹腔内引流管，一般均有淡血性液体引出，液量应逐日减少，一般3～5d后可拔除。术后的腹水、渗出液均表现为大量的血性引流液，血色淡，无血凝块。引流管内和引流管周围发现有血凝块时，应提示是活动性出血，且多是动脉性，往往不能自止。

2）凝血功能障碍：凝血功能障碍多为去纤维蛋白综合征引起，后者又多为弥散性血管内凝血（DIC）引起。发生去纤维蛋白综合征的常见情况是手术时间长，创伤大，出血多，大量输血（一般＞4000ml），患者曾行体外循环或体外静脉－

静脉转流术，严重感染，内毒素破坏等。发生去纤维蛋白综合征的患者表现为伤口渗血不止，创面出血，甚至广泛皮下出血。出血时间、凝血时间、凝血酶原时间、部分凝血活酶时间均延长，血小板减少，纤维蛋白原减少。

（2）病情观察及处理

1）密切监测生命体征，包括心率、血压、呼吸、体温等，每 15 ～ 30 分钟测量一次，若出现心率加快、血压下降、呼吸急促等休克表现，应立即通知医师。

2）观察腹腔引流液的量、颜色和性状，若引流液呈鲜红色且每小时超过 100ml，提示可能有腹腔内出血。

3）注意观察患者有无腹痛、腹胀、面色苍白、出冷汗等症状，若患者出现烦躁不安、意识模糊，可能是出血导致休克，需紧急处理。

4）遵医嘱使用止血药物，观察用药后的效果及不良反应。

5）做好输血准备，根据患者的血红蛋白、血细胞比容等指标，必要时遵医嘱给予输血治疗，维持患者的血容量和血液携氧能力。

6）若患者出现休克症状，应迅速建立多条静脉通路，快速补充晶体液和胶体液，纠正休克；观察手术切口有无渗血、渗液，保持切口敷料清洁干燥，如有污染及时更换；妥善固定腹腔引流管，避免扭曲、受压和折叠，保持引流通畅。严格遵守无菌操作原则，防止逆行感染。记录引流液的量、颜色和性状，若引流液突然减少或增多，且颜色异常，要及时报告医师。

2. *胆漏*　胆漏是指肝切除术后胆汁从切口处渗漏，常见于术后肝胆管吻合不良或胆道系统损伤。胆漏可引起腹腔感染和胆汁性腹膜炎，要高度重视。若引流液呈黄绿色并且量较大，可能提示胆漏的发生。

（1）重点观察腹腔引流液的量、颜色、性状，若引流液呈黄绿色、胆汁样，且引流量逐渐增多，提示可能存在胆漏。若出现发热、寒战等感染症状，可能提示胆漏引发了腹腔感染。

（2）观察患者有无腹痛、腹胀、恶心、呕吐等症状，以及腹部体征的变化，如有无压痛、反跳痛、肌紧张等腹膜炎表现。

3. *CO_2 气腹并发症的观察与护理*　超远程机器人肝癌切除术中需建立二氧化碳（CO_2）气腹以创造手术空间，但术后因 CO_2 残留或吸收异常引发并发症。

（1）高碳酸血症与呼吸循环抑制：患者若出现呼吸急促（＞ 24 次 / 分）、胸闷、烦躁不安，或嗜睡、意识模糊，需警惕 CO_2 蓄积导致的高碳酸血症，严重时可伴血压下降、心率增快（＞ 100 次 / 分），甚至心律失常。术后监测动脉血气分析，若 $PaCO_2$ ＞ 45mmHg 且持续升高，提示 CO_2 排出不足。

1）主要护理措施：监测血氧饱和度（SpO_2），若＜ 95%，给予鼻导管吸氧（4 ～ 6L/min），必要时面罩吸氧；鼓励患者深呼吸（腹式呼吸训练），促进 CO_2 排出。

2）体位调整：取半卧位或斜坡卧位（床头抬高30°～45°），扩大胸腔容积，改善通气效率，协助患者翻身拍背，预防痰液淤积。

3）动态监测：每1～2小时记录呼吸频率、心率及血压，若出现意识障碍或生命体征急剧恶化，立即联系远程专家评估是否需机械通气。

（2）肩颈痛（碳酸血症性肩痛）：术后12～72h出现单侧或双侧肩颈部放射性疼痛，多因CO_2气体积聚于膈下刺激膈神经所致，活动时加重，平卧位缓解。

肩颈痛的缓解策略：告知患者肩痛为术后常见现象（通常3～5d自行缓解），减轻焦虑情绪，避免因疼痛拒绝活动。采用物理疗法，局部热敷（温度40～45℃，避开手术切口），2～3次/日，每次15～20min，促进CO_2吸收；指导患者做肩部旋转、扩胸运动，缓解肌肉紧张。疼痛明显者，遵医嘱口服非甾体抗炎药，注意观察胃肠道反应。

（3）腹腔内气体相关并发症

1）腹胀与腹痛：CO_2残留可引起持续性腹胀、轻微腹痛，若伴腹肌紧张、压痛反跳痛，需排除气腹针或套管穿刺导致的腹腔内损伤。

2）皮下气肿：观察胸腹壁、颈部皮肤是否出现捻发感（按压有“沙沙”声），严重时可蔓延至面部，多因气腹压力过高或穿刺孔漏气所致。

3）腹胀管理：暂禁食至肠鸣音恢复，逐步过渡到流质饮食；顺时针按摩腹部（避开切口），促进肠道蠕动；必要时遵医嘱使用开塞露或胃肠减压，缓解腹胀。

4）皮下气肿观察：轻度气肿无须特殊处理，可自行吸收，若气肿范围扩大或伴呼吸困难，需立即检查切口及穿刺孔是否漏气，必要时重新缝合或压迫包扎。

4. 肝性脑病　肝性脑病是严重肝病引起的中枢神经系统功能失调，需通过细致观察及时发现异常，并采取针对性护理措施。

（1）病情观察：聚焦意识、行为与体征变化。密切观察患者是否出现嗜睡、烦躁、定向力障碍，或从清醒转为昏迷。行为与语言异常，观察语言逻辑是否混乱（如答非所问、重复话语）、书写能力是否下降（如写字歪扭、笔画错误）等。

（2）护理措施

1）限制蛋白质摄入：急性期暂禁蛋白质，清醒后逐步恢复至20～40g/d，优先选择植物蛋白（如豆腐）或少量鱼肉，避免动物蛋白（产氨多）；补充能量：以碳水化合物为主（如米汤、藕粉），必要时静脉输注葡萄糖，防止低血糖加重脑损伤。

2）保持大便通畅：口服乳果糖（促进氨排出）或灌肠（禁用肥皂水，以免碱性环境促进氨吸收），避免便秘导致氨重吸收增加。加床挡、约束带，移除床头柜等危险物品，避免坠床或撞伤，禁用镇静剂。遵医嘱静脉滴注精氨酸、谷氨酸钠，注意观察药物不良反应（如精氨酸滴速过快可致低血压）。

3）纠正电解质紊乱：监测血钾、血钠，避免低钾性碱中毒（可促进氨透过血脑屏障），必要时补钾。

5. 血栓　超远程机器人肝癌切除术后，患者因手术创伤、长时间卧床及血液高凝状态，易发生静脉血栓（以下简称“血栓”），尤其以下肢深静脉血栓（DVT）最为常见。在偏远地区医疗条件有限的情况下，需通过早期识别、精准干预降低血栓风险。

（1）肢体局部体征：肿胀与疼痛。观察下肢（尤其单侧）是否出现肿胀、压痛，皮肤温度升高或颜色改变（如发红、发绀），部分患者可表现为“凹陷性水肿”（按压后皮肤凹陷不易恢复）。Homans 征阳性：嘱患者伸直膝关节并背屈踝关节，若出现小腿后方疼痛，提示可能存在深静脉血栓。

（2）肺栓塞（PE）预警：若患者突发胸痛、呼吸困难、咯血、血氧饱和度骤降，需立即警惕血栓脱落引发肺栓塞，这是致死性并发症，需紧急处理。

血栓进展监测：定期触诊肢体动脉搏动（如足背动脉），若搏动减弱或消失，提示血栓可能累及动脉，需结合血管超声明确诊断。

（3）护理措施

1）基础预防：术后 24 ～ 48h，在生命体征平稳前提下，协助患者床上主动屈伸下肢（如踝泵运动：勾足、伸足各保持 5s，10 次 / 组，每小时 1 组），逐步过渡到床边站立、行走，避免长时间屈膝卧床。卧床时抬高下肢 15° ～ 30°，避免腘窝下垫枕，禁止长时间下肢下垂或盘腿，减少静脉血流淤滞。

2）弹力袜 / 气压治疗：对高危患者（如高龄、肥胖、凝血功能异常），术后早期穿戴医用弹力袜（需尺寸合适），或使用间歇充气加压装置（IPCD），通过周期性充气压迫促进静脉回流。肢体按摩与热敷：由远端向近端轻柔按摩下肢肌肉（避开肿胀部位），每日 2 ～ 3 次；无出血风险者可配合温水热敷（温度 40 ～ 45℃），改善局部血液循环。

3）药物预防

①抗凝药物使用：遵医嘱皮下注射低分子肝素，或口服利伐沙班等新型抗凝药，注意监测凝血功能，避免剂量不足或出血风险。

②并发症观察：用药期间注意有无牙龈出血、皮下瘀斑、黑粪等出血迹象，若出现需及时报告医师调整方案。

（五）出院指导

远程机器人肝癌切除术患者出院后需长期关注康复、预防复发，并适应居家自我管理。针对偏远地区医疗资源有限的特点，出院指导需强调可操作性、持续性及应急处理能力。

1. 复查与随访　根据医师的建议，安排定期复查，包括血常规、肝肾功能、肿瘤标志物及影像学检查（如 CT、MRI）等，以监测治疗效果和病情进展。复查的具体时间和频率应根据患者的具体情况和医师的建议来确定。如果有任何疑问或不适，应及时与医师沟通，寻求专业建议。

2. 日常护理与监测

（1）饮水量与尿量监测：保持充足饮水，有助于药物代谢和体内毒素排出。同时，记录每日尿量，确保尿量充足，若尿量明显减少或出现颜色异常，应及时就医。

（2）伤口护理：保持伤口清洁干燥，避免感染。如果伤口出现红肿、渗出等情况，应及时就医。

（3）疼痛管理：对于疼痛不适的患者，应遵医嘱合理使用镇痛药物，同时可通过深呼吸、放松训练等非药物手段缓解疼痛。

3. 饮食与营养

（1）均衡膳食：多摄入富含蛋白质、维生素和矿物质的食物，如瘦肉、鱼、禽类、豆制品、新鲜蔬菜和水果。避免油腻、辛辣、刺激性食物的摄入，以免加重肝脏负担。

（2）分餐制：采用少食多餐的方式，减轻胃肠负担。避免过饱或暴饮暴食。

4. 生活与休息

（1）充分休息：保证充足的睡眠，避免过度劳累。逐步恢复日常活动，但应避免剧烈运动，以免加重病情。

（2）避免烟酒：彻底戒烟，限制酒精摄入。烟草和酒精对肝脏有害，应尽量避免。

5. 心理干预

（1）积极面对病情：保持乐观的心态，积极面对病情和治疗过程。与家人、朋友及医护人员保持良好的沟通，分享自己的感受和困惑。

（2）寻求心理支持：必要时，可寻求专业的心理支持，如心理咨询或加入病友支持团体，共同面对挑战。

6. 药物管理

（1）遵医嘱用药：严格按照医嘱服用药物，不要自行增减剂量或更换药物。了解药物的名称、用法、用量和服药时间。

（2）药物副作用观察：注意观察药物的副作用，如恶心、呕吐、食欲缺乏等。如果出现严重副作用或不适，应及时就医。

7. 并发症预防与处理

（1）预防感染：注意个人卫生，保持室内空气流通，避免前往人群密集场所，减少感染风险。

（2）出血预防：避免剧烈运动和碰撞，以免导致出血。如果出现出血情况，应立即就医。

（3）其他并发症处理：如出现发热、寒战等症状，应及时就医，以便医师及时诊断和治疗。

8. 应急与远程医疗

（1）紧急情况处理：告知患者及其家属出现呕血、黑粪、剧烈腹痛、呼吸困难等症状时，立即就近就医，并通过远程医疗平台联系主刀医师。

（2）远程随访配合：定期参与线上复诊，通过视频、电话或健康监测设备上传生命体征数据，接受远程指导。

参考文献

顾成磊 , 李立安 , 王宁 , 等 . 5G 远程机器人辅助腹腔镜全子宫切除术首例报道 [J]. 中国微创外科杂志 , 2023, 23(8): 610-615.

李松岩 , 闻巍 , 戴飞翔 , 等 . 超远程手术机器人辅助直肠癌根治术临床初步研究 [J]. 中国实用外科杂志 , 2024, 44(3): 308-311. DOI: 10.19538/j.cjps.issn1005-2208.2024.03.15.

李文迪 , 王美丽 , 刘彩云 , 等 . 加速康复外科模式下机器人辅助肝切除术的短期疗效及安全性 [J]. 中华普通外科杂志 , 2024, 39(11): 865-867.

梁霄 , 沈泽锋 , 凡豫新 , 等 . 5G 超远程机器人肝切除术的临床实践初探 [J]. 中华外科杂志 , 2025, 63(6): 508-514.

刘荣 , 赵国栋 , 孙玉宁 , 等 .5G 远程机器人手术动物实验研究 [J]. 中华腔镜外科杂志 (电子版), 2019, 12(1): 45-48.

张旭 , 李宏召 , 王野 . 远程外科面临的机遇与挑战 [J]. 中华外科杂志 , 2024, 62(1): 27-30.DOI: 10.3760/cma.j.cn112139-20231102-00209.

张泽平 , 李祖曦 , 乔吉灵 , 等 . 5G 远程机器人手术应用现状及前景 [J]. 中国实用外科杂志 , 2024, 44(7): 836-838, 840.

张忠涛 , 郑民华 , 杜晓辉 . 中华医学会外科学分会结直肠外科学组 5G 远程控制机器人辅助结直肠癌手术中国专家共识 (2025 版)[J]. 中华消化外科杂志 , 2015, 12(11): 1305-1310.

郑涵 , 张军伟 , 张婷 , 等 . 增强现实导航在腹腔镜和机器人辅助肝脏手术中的应用现状 [J]. 中华外科杂志 , 2023, 61(5): 431-436.

第2章

肝脏肿瘤切除日间手术

第一节　概　述

日间手术（ambulatory surgery）源于20世纪70～80年代的英国，当时英国社会医疗资源严重不足，医疗服务的供需矛盾非常突出，医疗机构面临着效率提高的强大压力，而在医疗技术方面，随着外科微创化的发展和麻醉、护理技术的不断进步，日间手术应运而生。因为日间手术提供的医疗技术服务质量高，住院时间短，医疗费用少的优点，赢得了患者的满意和医疗、保险机构的青睐，随后美国、加拿大、英国等国家相继推广日间手术。我国从20世纪80年代开始探索日间手术模式，并逐渐成为改善医疗服务的重要举措，目前日间诊疗形式有日间手术、日间化疗、日间介入、日间血液透析，以及眼科日间手术等。

日间手术是基于微创外科、现代麻醉与复苏技术和全程、系统的整体护理发展为前提，并将加速康复外科（enhanced recovery after surgery，ERAS）理念引入其中，采用一系列有循证医学证据的围手术期优化的医疗技术和护理服务，并建立以信息化为支撑的院前、院中和院后全链条式科学的流程设计，以减少围手术期患者的应激反应，维持内环境稳定，从生理、心理、社会医学模式角度加快患者的康复，以缩短患者住院时间，降低医疗成本；同时提高医疗资源的有效利用。因此，与普通住院手术相比，日间手术模式有着更高的医疗技术和护理质量及患者安全的要求。随着ERAS理念的不断提升和优化，未来会有更多、更复杂的手术可以通过日间手术模式实现，而日间手术也是ERAS追求的目标。

一、肝脏日间手术

肝脏日间手术是指患者在一个工作日内完成住院、手术及出院的一种手术模式。通常患者在手术当日早上入院，经过一系列术前准备后进行手术，术后在医院观察数小时至一天，如无明显异常即可出院回家康复。主要适用于一些病情相对简单、手术风险较低的肝脏疾病，如肝囊肿开窗引流术、肝脏良性肿瘤切除术、肝穿刺活检术等。患者无须长时间住院，节省了时间和精力，能快速恢复正常生活和工作，便携高效。缩短了患者住院时间，提高了医院病床周转率，使更多患者能够受益于有限的医疗资源。减少了住院期间的费用，减轻了患者的经济负担。

二、肝脏日间手术与门诊手术的区别

日间手术并非等同于门诊手术，肝脏日间手术作为介于门诊、住院手术之间的诊疗模式，其诊疗方式更加灵活，也产生了与门诊诊疗、住院手术的上下有机连接。主要有如下几方面的区别。

1. 手术范畴不同：门诊手术通常仅限于常规短小、简单的手术，日间手术则是在微创外科和麻醉技术发展中，将传统需要住院的中、小择期手术转向日间模式，即日间手术的范畴不包含或大于传统的门诊手术范围。

2. 麻醉要求不同：传统的门诊手术中，主要以术者实施局部麻醉为主，麻醉医师参与较少；而日间手术需要麻醉医师的参与，各种麻醉方法、监测手段等在日间手术中发挥着必不可少的重要作用。

3. 日间手术的术前准备、术后恢复要求更高，以及严格的出院评估和随访观察。

第二节　日间手术的精准护理

肝脏外科手术在开展之初由于腹部切口创伤较大，创面渗血及术后肝功能异常波动，围手术期恢复时间较长等问题，较少与日间手术联系起来。相比之下，腹腔镜胆囊切除术的日间诊疗更为肝胆外科医师所熟悉。随着日间手术在国内的蓬勃发展，日间肝脏切除手术理念的日趋革新，规范的管理流程及更加快速的围手术期恢复使得“肝脏日间手术”成为可能。在保障患者医疗质量与安全的前提下，实现部分符合要求的肝脏手术进行日间手术，无疑是在减少患者痛苦的同时，实现医疗资源的高效率运转。

肝脏日间手术在缩短住院时间、降低医疗成本方面有显著优势，但随之而来的挑战也不容忽视，如患者的心理适应、手术风险的精准评估等，这些都要求拥有一套成熟的模式化日间手术评估体系，内容应涵盖患者入组的评估、院前检查、手术策略、围手术期管理、术后跟踪随访等方方面面。一套安全有效的日间手术评估体系为肝脏日间手术实践提供经验。在院内治疗期间，统一管理的日间手术病房及基于加速康复外科（ERAS）理念为核心保障接受日间手术患者术后早期的恢复，但仅仅依赖传统的“保证在院期间治疗”的医疗模式已经无法满足患者的诊疗需求。因此，形成从“入院前”到“出院后”的全流程化制度化信息化管理是保障患者获得良好预后的关键（图 2-1）。

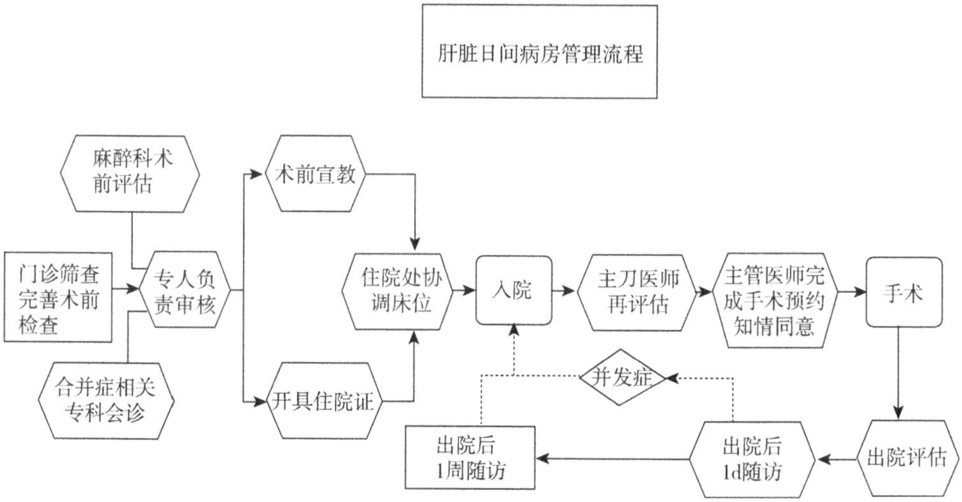

图 2-1　肝脏日间手术全流程

一、适应证与禁忌证

（一）适应证

日间肝脏手术能否成功完成，其核心在于患者和病种的选择。由于肝切除手术本身的复杂性及术式的多样性，并不是所有肝切除手术都适合进行日间手术。经过实践，肝脏日间手术原则上应在微创手术中选择，同时应满足：

1. 术中实际操作时间小于 1h。
2. 术中出血量低（手术不涉及大的血管、胆管，术后不需要留置引流管）。
3. 不阻断第一肝门或阻断第一肝门 1 次的手术方式。

依据开展手术实际情况，将机器人 / 腹腔镜肝左外叶切除术、部分机器人 / 腹腔镜肝脏肿瘤切除术（不涉及主要肝蒂及肝静脉）、腹腔镜 / 经皮超声引导下肝肿瘤射频消融术、腹腔镜下肝囊肿开窗引流术四类手术列入日间手术目录。其中机器人 / 腹腔镜肝左外叶切除术、部分机器人 / 腹腔镜肝脏肿瘤切除术（不涉及主要肝蒂及肝静脉）两种术式属于四级手术范畴。

（二）禁忌证

1. *严重的肝肾功能障碍*　如肝硬化失代偿期，有明显的肝功能异常，胆红素、转氨酶显著升高，白蛋白水平低下，伴有腹水、肝性脑病等并发症；或肾功能严重受损，肌酐、尿素氮等指标明显异常，无法耐受手术及术后恢复。

2. *严重的心血管疾病*　如未控制的高血压；不稳定型心绞痛、急性心肌梗死、严重心律失常，心功能Ⅲ级及以上等，手术风险高。

3. 凝血功能障碍　患者存在凝血酶原时间延长、活化部分凝血活酶时间延长、血小板计数过低等情况，易导致术中、术后出血风险增加，影响手术安全及术后恢复。

4. 急性感染或全身性感染　如伴有发热、寒战等症状的急性胆囊炎、胆管炎，或全身性的败血症等，此时手术会加重感染，引发感染性休克等严重并发症。

5. 恶性肿瘤晚期　患者身体状况差，肿瘤广泛转移，手术无法达到根治目的，且会对患者身体造成较大创伤，影响生活质量及生存期。

6. 精神障碍或无法配合手术　患者存在精神疾病或认知障碍，无法配合手术前的准备、手术过程及术后的康复治疗。

二、院前准备

日间手术的患者需要完成当日住院，当日手术，24h 内出院。因此术前准备有一部分工作需要在院外完成。这部分工作相当重要，甚至直接决定手术是否能按时进行，因此，建立互信的沟通渠道非常重要，设置专人在预约手术日前一天电话与患者联系，确认第 2 天是否能前来手术，以及具体的入院时间。真正从预约入院开始减少患者的等待时间，实现日间手术系统整体的高效运转。在拿到结果之后，返回门诊进行麻醉评估，进而预约手术时间。

（一）一般评估

详见第 1 章第二节中的一般评估。

（二）专科评估

1. 腹部触诊及叩诊　通过触诊来检查肝脏的大小、质地、边缘、表面是否光滑，有无压痛、肿块等。正常肝脏质地柔软，边缘整齐，无压痛。如果肝脏肿大、质地变硬、有结节或压痛，可能提示肝脏存在病变。通过叩诊来判断肝脏的大小和位置，以及有无叩击痛。肝区叩击痛阳性可能提示肝脏有炎症或其他病变。

2. 肝脏功能评估

Child-Pugh 分级：是一种用于评估肝硬化患者肝脏储备功能的临床工具，通过血清胆红素、白蛋白、凝血酶原时间、腹水和肝性脑病五项指标评分（总分 5 ～ 15 分），将肝功能分为 A 级（5 ～ 6 分）、B 级（7 ～ 9 分）、C 级（10 ～ 15 分）三级，分数越高提示肝功能越差，手术风险及预后不良风险越高。

3. 实验室检查

（1）肝功能检查：包括血清谷丙转氨酶（ALT）、谷草转氨酶（AST）、异常凝血酶原（DCP）、总胆红素、直接胆红素、间接胆红素、白蛋白、球蛋白、凝血酶原时间等指标。这些指标可以反映肝脏的合成、代谢、解毒和排泄功能，帮助了解肝脏损伤的程度。

（2）肿瘤标志物检查：甲胎蛋白（AFP）是诊断肝癌的重要标志物之一，对于肝脏占位性病变的患者，检测AFP有助于判断是否为肝癌。此外，癌胚抗原（CEA）、糖类抗原19-9（CA19-9）等肿瘤标志物也可能有助于评估肝脏肿瘤的性质。

4. 影像学检查

（1）B型超声波检查

1）常规超声：能清晰显示肝脏的形态、大小、结构，确定有无囊肿、血管瘤、肿瘤等病变，还可测量病变大小、位置及与周围组织关系，为手术提供关键信息。

2）超声造影：通过静脉注射造影剂，观察肝脏病变在不同时相的血流灌注情况，有助于鉴别病变的良恶性，对小肝癌的诊断具有重要意义。

（2）计算机体层摄影（CT）

1）平扫CT：可初步了解肝脏的形态、结构及有无明显的病变，如肿瘤、结石等。对于一些密度差异较大的病变，平扫即可发现。

2）增强CT：经静脉注射造影剂后进行扫描，能更清晰地显示肝脏病变的细节，通过观察病变在动脉期、门静脉期和延迟期的强化特点，准确判断病变的性质、血供情况及与周围血管的关系，为手术方案的制订提供重要依据。

（3）磁共振成像（MRI）

1）常规MRI：对肝脏软组织的分辨力高，能多方位、多序列成像，更全面地观察肝脏病变的形态、结构。对于一些在CT上难以明确诊断的病变，如肝血管瘤与小肝癌的鉴别，MRI具有独特的优势。

2）磁共振胆胰管造影（MRCP）：无须注射造影剂，可清晰显示肝内外胆管的形态、结构，对于合并胆管病变的患者，有助于了解胆管的受累情况，为手术提供参考。

（4）数字减影血管造影（DSA）：通过将造影剂注入血管，利用计算机技术去除骨骼和软组织等背景图像，清晰显示肝脏血管的形态、分布及病变的血供情况。主要用于肝脏肿瘤的介入治疗前评估，可准确显示肿瘤的供血动脉，为栓塞治疗提供精确的解剖信息。

5. 吲哚菁绿（ICG）清除试验　是一种安全、微创、快速的肝脏储备功能评估方法，通过静脉注射ICG染料并测量其在血液中的清除率，反映肝脏的血供、肝细胞摄取及排泄功能。可用于评估肝脏功能，特别是在肝切除手术前，帮助医师判断患者肝脏能否耐受手术，预测术后发生肝衰竭的风险，也可用于监测肝脏疾病的进展及治疗效果，如在肝硬化、肝炎等疾病中，ICG清除率下降常提示肝脏功能受损。

（三）心理评估及干预

除病灶性质及术式范围外，患者的一般情况、心理状况等同样对于完成日间手术至关重要。门诊医师需要通过量表快速高效的进行评估。常用量表包括 Child-Pugh 评分，ECOG（Eastern Cooperative Oncology Group）评分，PG-SGA（Patient-Generated Subjective Global Assessment）评分，KPS（Karnofsky Performance Status）评分等。执行的标准中，执行日间手术的患者需满足 Child-Pugh 评分 5 ～ 6 分，其中肝性脑病一项必须为 1 分；ECOG 评分达到 0 ～ 1 分，或者肿瘤患者的 KPS 评分达到 90 分以上；PG-SGA 评分达到 A 级。同时满足上述条件的患者，可以纳入日间肝脏手术的队列。

在完成初步筛选之后，需要在门诊完成进一步的术前准备工作。首先，门诊医师需要对患者进行日间肝脏切除手术的宣教，向患者详细介绍日间肝脏切除手术的流程，大体的手术方式，手术时间及术后的康复历程。大部分患者很可能是第一次接触这个概念，门诊医师要重点介绍日间手术的可行性、安全性，以及快速康复理念对于减轻患者痛苦，节约医疗费用的重要作用，同时常规开展肝脏日间手术的医院应给予相应的政策支持，如在科室设立专门的日间病房或者在手术室设立日间手术室，相关科室提供配套的评估服务。

术前心理干预措施如下。

（1）术前宣教：通过多种宣教方式（如图文手册、短视频等）向患者及其家属详细讲解手术流程、麻醉方式、术后注意事项（如疼痛管理、饮食恢复等），减少患者对未知的恐惧。

（2）心理疏导：主动与患者沟通，倾听其担忧（如手术安全性、术后恢复），耐心解答疑问，强调日间手术"短平快"的优势（如住院时间短、恢复快），增强信心。

（3）放松训练：指导患者术前进行深呼吸训练、渐进式肌肉放松，或听轻音乐，帮助缓解紧张情绪。

三、术前准备

详见第 1 章第二节中的术前准备。

四、术中精准护理——腹腔镜右半肝切除

（一）手术床与仪器位置

1. 手术床位于手术间中央。

2. 仪器位置：腹腔镜仪器、气腹机（图 2-2）位于手术床头侧，ERBE 高频电刀（含百科钳、氩气工作平台）（图 2-3）、超声刀仪器（图 2-4）手术床右侧，

超声仪器、负压吸引装置位于手术床左侧，腹腔镜切肝器械台位于手术床右侧下方，开腹器械手术台位于手术床尾侧（图 2-5）。

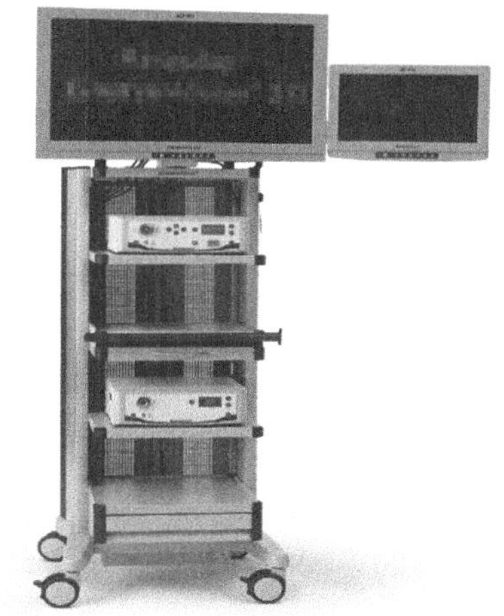

图 2-2　腹腔镜仪器、气腹机

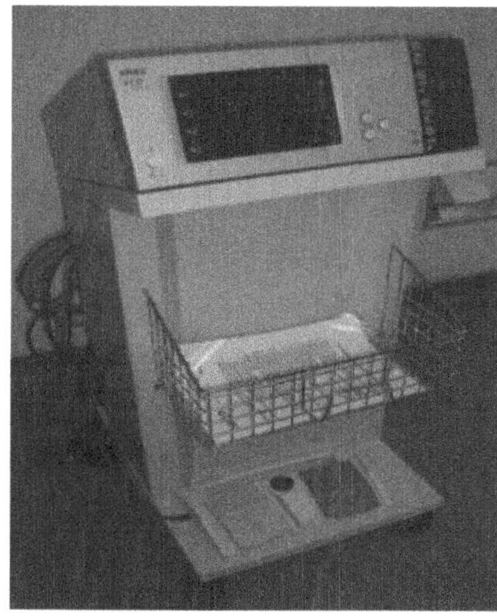

图 2-3　ERBE 高频电刀

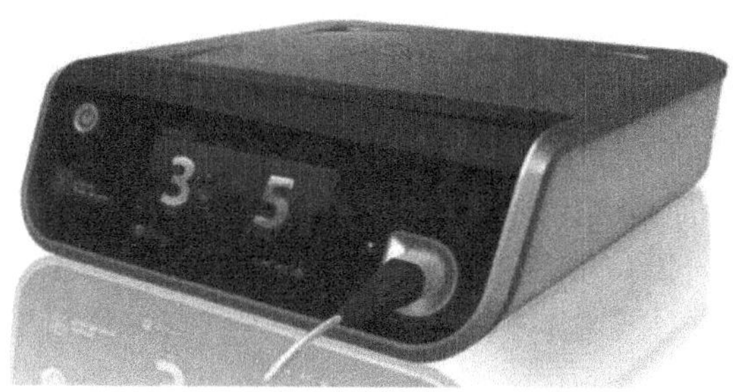

图 2-4　超声刀仪器

3. 手术用物

（1）敷料主包 + 副包 + 手术衣 + 大单 + 中单 + 碗盘。

（2）一次性物品、纱布、小纺纱、输血器、吸引器皮管、消毒纱球、各号手套、导尿包、尿管、负极板、11 号刀片、4 号丝线、7 号丝线、粗乳胶。

（3）高值耗材：长超声刀头，各号 p-l 线，金、紫、绿外科夹，止血材料，引流管，关腹线，取物袋，连发钛夹。

（4）特殊器械：超声刀线，金、紫、绿外科夹钳，氩气，百克双极（图 2-6）。

（二）手术体位与皮肤消毒范围

1. 患者采取平卧，两腿分开位（或小截石位），头高足低，右侧抬高（图 2-7）。

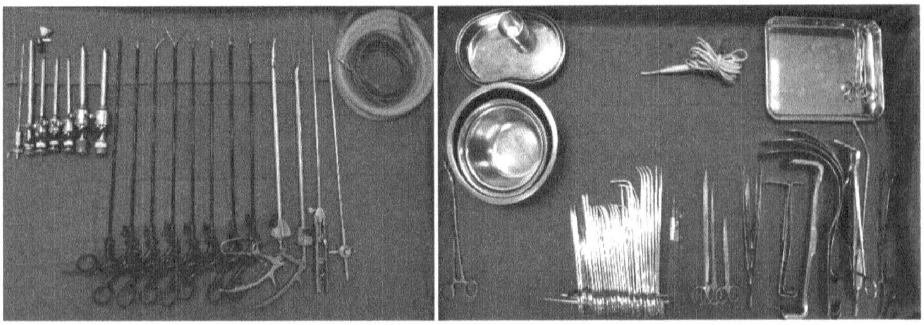

图 2-5　切肝器械台

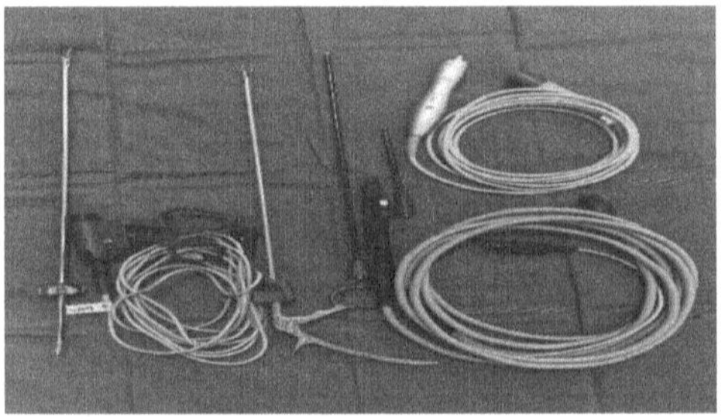

图 2-6　特殊器械

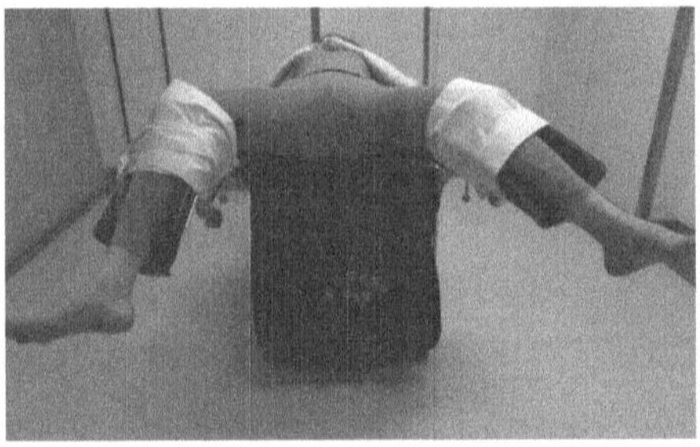

图 2-7　截石位

2. 皮肤消毒范围：消毒范围上至两乳头连线，下至耻骨联合，两侧至腋中线。

3. 消毒铺巾：中单、治疗巾、大单。中单 5 块以切口为中心，切口两侧各铺一块中单（图 2-8）；治疗巾 4 块依次铺置（图 2-9）切口下方、对侧、上方、近侧；大单 3 块依次从上至下，齐切口至头侧、切口下至左足、切口至右足；切口至下肢分别铺一块中单，齐切口至双腿之间铺一中单；头架再横拉一块单层大单。

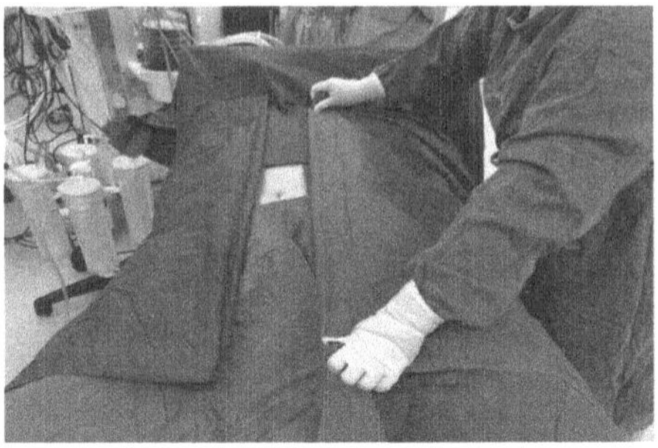

图 2-8　铺巾在切口位置

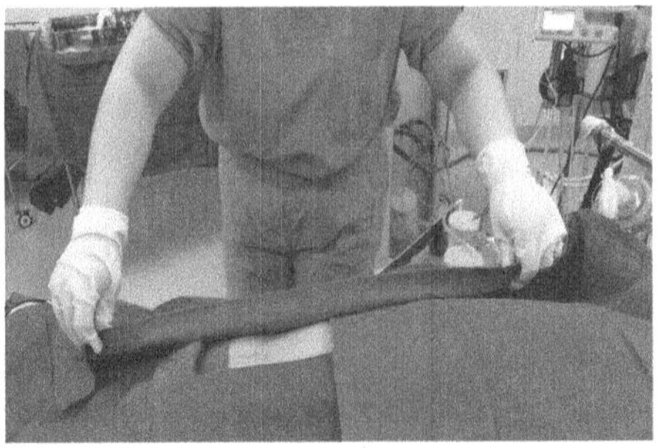

图 2-9　消毒铺巾

（三）手术步骤与护理配合

见表 2-1。

表 2-1　手术步骤与护理配合

手术步骤	护理配合
1. 手术入路	采用 4 孔法或 5 孔法操作，观察孔多位于脐周，建立气腹后，操作孔位置以拟切除的病灶位置决定。病灶与左操作孔、右操作孔位置间遵循等腰三角形原则，利于手术操作，镜孔与操作孔间距 8cm 以上，主操孔应尽可能接近病变部位，取左侧锁骨中线肋缘下
2. 线路固定	递气腹管、单极线、百科钳、吸引器皮管、超声刀线、机器人 30° 镜头
3. 建立气腹	递 11 号刀、纱布、布巾钳 2 把、气腹针，气腹压控制在 14mmHg
4. 建立观察孔	5 孔法操作，C（camera，镜头）位于脐右侧（10mm Trocar），A（assitant 助手）位于脐上，R1 位于锁骨中线内侧，剑突与脐中间水平（12mm Trocar），R2 位于右侧腋前线肋缘下，R3 Trocar 置于左侧肋缘下结肠旁沟（12mm Trocar）（图 2-10） 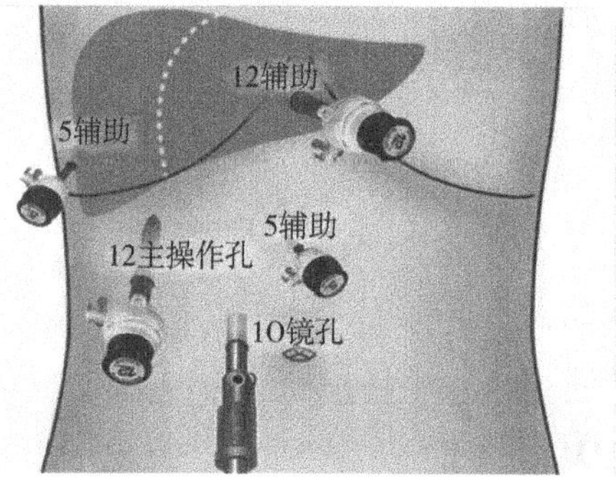 **图 2-10　观察孔位置**
5. 腹腔探查	递助手 30° 镜头探查腹腔、盆腔、肝脏、系膜表面、膈肌有无淋巴结转移病灶
6. 胆囊切除	递主刀电凝钩和抓钳，解剖胆囊三角，游离胆囊管、胆囊动脉，分别递可吸收夹夹闭胆囊管，hem-o-lok 夹闭胆囊动脉，递剪刀剪断胆囊管（图 2-11）。电钩将胆囊从胆囊床剥离 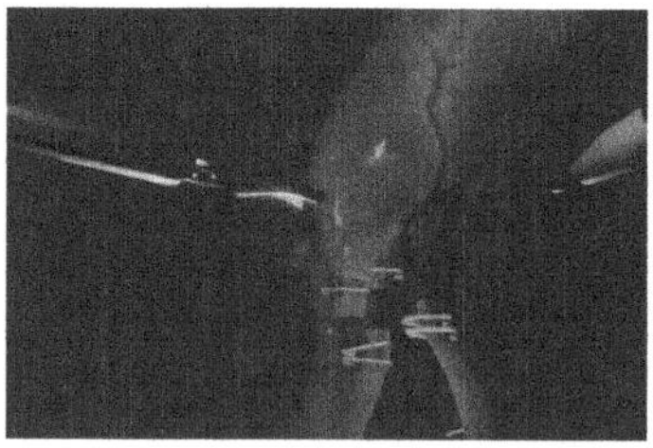 **图 2-11　可吸收夹夹闭胆囊管胆管动脉**

续表

手术步骤	护理配合
7. 第一肝门解剖及右肝入肝血流阻断	递主刀右手超声刀，左手无创钳；递助手右手吸引器，左手百科钳。超声刀解剖肝门，显露右肝动脉，递外科夹夹闭，超声刀离断右肝动脉。显露门静脉右支、右侧肝管，递主刀持针器，2–0 号 10 cm丝线或外科夹夹闭
8. 肝周韧带游离时	递主刀超声刀离断肝圆韧带、镰状韧带、右冠状韧带、右三角韧带、肝肾韧带（图 2–12） 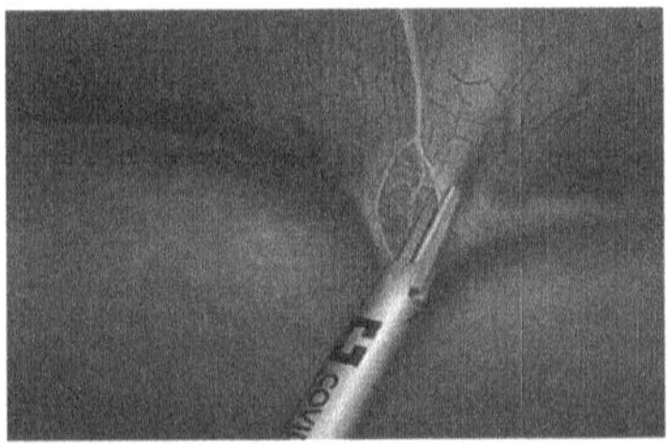 图 2–12　超声刀离断韧带
9. 第二肝门解剖	递主刀电凝钩游离肝静脉周围组织，显露右肝静脉（图 2–13），2–0 号 10cm 丝线结扎，也可用 8 号硅胶尿管预阻断，待肝实质离断至第二肝门时将右肝静脉与肝实质一并用切割器电动枪 PSSEE60A 离断 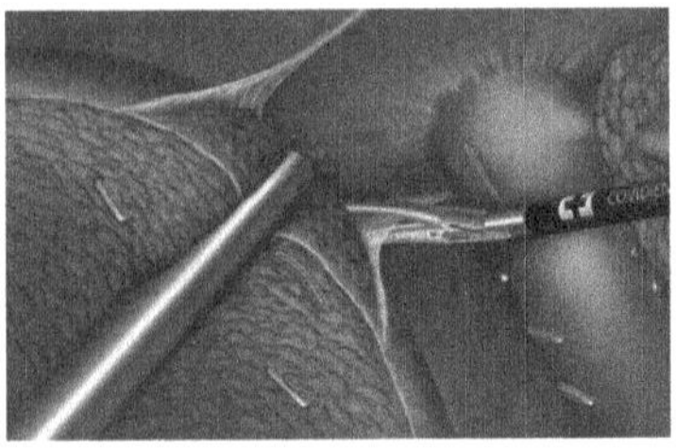 图 2–13　显露右肝静脉离断
10. 肝实质离断	递电凝钩进行标志线(图 2–14),也可根据右半肝缺血线划定肝实质离断切面，也可采用荧光显影技术进行标定右半肝切除线。递超声刀离断肝脏和血管，随后递外科夹夹闭离断（图 2–15）。递取物袋将标本放于助手孔 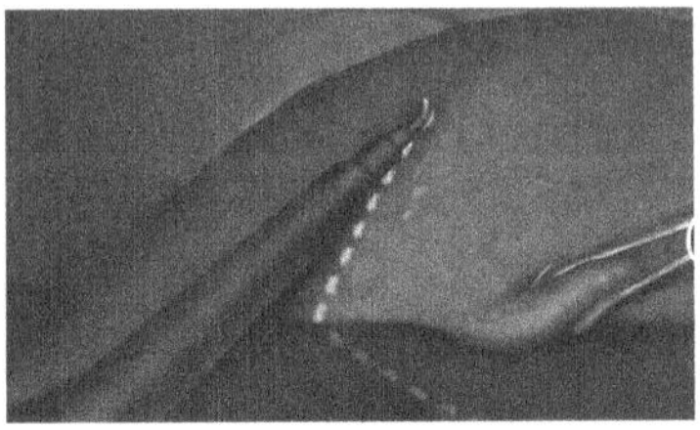 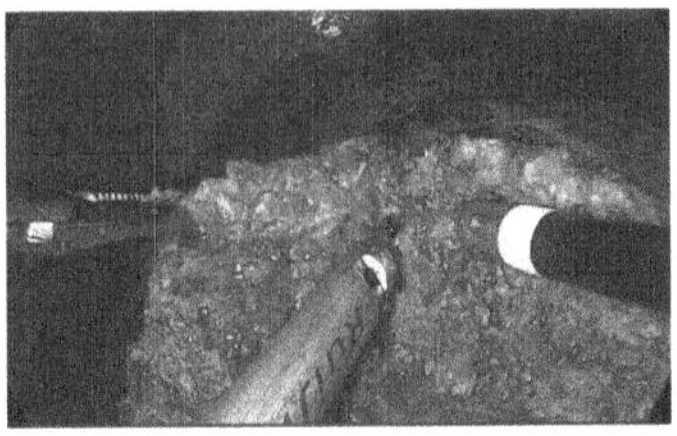 图 2–14　电凝钩进行标志线　　图 2–15　离断右肝蒂及右肝静脉

续表

手术步骤	护理配合
11. 肝断面止血	递电钩或氩气对肝脏断面喷凝止血，对于活动性动脉出血或肝静脉出血，10cm 5-0PL 缝合止血。确认无出血及胆漏断面放止血纱布，取出所有止血小方纱，清点数目
12. 取出标本	递取物袋取标本，严格遵循无瘤技术，于辅助孔或操作孔另做一小切口取出
13. 冲洗腹腔、放置引流管	使用生理盐水反复冲洗肝脏断面，检查无活动性出血及消化道漏后，于肝断面下放置引流管 1 根，从 Trocar 孔引出，Δ9×24 针 2-0 号丝线固定于皮肤
14. 逐层关闭切口，Trocar 孔及小切口	递艾丽斯牵拉切口，用 2-0 八根针关闭小切口及缝合皮下组织，用 Vic3-0 号快吸收线缝合皮肤。Trocar 孔用鱼骨线针关闭内层，Vic3-0 号快吸收线缝合皮肤

（四）术中精准配合要点

1. 切肝手术缺血线不明显，可采用术中吲哚菁绿荧光显影技术。术中遵医嘱静脉注入吲哚菁绿，显影为肿瘤，荧光显影可见半肝切除线显示缺血区域和正常肝脏之间的界限。

2. 切肝手术出血量多、限制输液容易引起循环血量不足，血压下降及心率增快。巡回护士密切关注液体的速度及患者生命体征。

3. 术中随时可能会血管破裂，无论是“缝”还是“扎”，手术用物的传递做到准确快速。进入腹腔的小纱布做到心中有数，缝针每次使用过后，要检查完整性，防止遗留体腔。

4. 阻断肝门时，应准确记录阻断时间，一般单次阻断不超过 15 ～ 20min，及时提醒医师阻断时间，如需二次阻断，中间应间隔 3 ～ 5min。要求与术者密切配合。提前准备好止血耗材、止血缝线，肝实质离断后巡回护士主动将电刀改为喷凝模式。肝血流阻断期间，巡回护士禁止远离手术台，要密切观察手术进展，及时提供所需物品，做好输血准备。

5. 对于手术时间长、消瘦、术中出血量大的患者使用温毯及时给予保温。

6. 遵医嘱使用控制低中心静脉压技术，建立静脉通路后控制液体滴速，配合麻醉医师应用麻醉相关药物和（或）技术使患者中心静脉压维持在 ≤ 5cmH_2O，同时维持收缩压 ≥ 90mmHg，或平均动脉压 ＞ 60mmHg 的以减少围手术期出血量。

7. 术中应注意保护患者尺神经，防止术中挤压患者上肢，造成患者尺神经损伤。体位为头高足低右侧抬高时，为防止患者上身下滑，在患者胸前使用约束带加固，约束带下方垫海绵垫。

8. 注意术前评估患者双侧髋关节功能状态，是否实施过髋关节相关手术，两腿分开不宜超过 90°，以站立一人为宜，避免会阴部组织过度牵拉，检查患者腿板折叠处皮肤，防止患者夹伤。

9. 检查患者眼睑处于闭合状态，对于不能闭合者，行手术敷料辅助闭合，防止暴露性结膜炎的发生。

10. 有序摆放手术所用仪器，整理相关线路，禁止线路穿插架桥，防止因踩踏线路造成人员和仪器的损伤。

11. 腹腔镜光源使用时开启，切勿提前开启，保护光源灯泡的使用寿命。

12. 术中若需使用 CUSA 时应避免与其他金属器械碰撞，手柄在工作间隙，需用无菌生理盐水持续间断冲洗管道，以免破碎组织及血块附着管壁难以去除并堵塞刀头，保证管道通畅，术后使用灭菌注射用水冲洗管道。

13. 术中注意观察患者皮下气肿情况，轻度者为穿刺器周围皮肤肿胀，按压时有捻发感或握雪感，重度者为皮肤肿胀明显，范围大，沿胸腹壁上下蔓延，上达颈部、头面部，下达会阴及下肢（男性可出现阴囊气肿），轻度者 12 ～ 24h 可自行吸收，重度者暂缓拔除气管插管，继续观察。

14. 手术结束时，仔细清点所使用的腔镜器械的小帽、螺丝、缝针、纱布、小方纱，并检查其完整性。

五、术后护理

（一）一般护理

详见第 1 章第二节中的一般护理。

（二）专科护理

1. 肢体运动训练　术后肢体运动训练对术后早期康复非常必要，这些运动包括卧位、坐位、站立、行走时躯体的翻身，上肢、下肢的活动，胸廓运动，咳嗽，吞咽等，预防血栓。

2. 伤口及引流管护理

（1）密切观察切口有无出血、渗血、渗液及红、肿、热、痛等征象；如短时间内有大量渗血，应及时联系主管医师或随访医师指导就近医院处理。无菌手术切口，一般无须换药，若切口敷料被血液或渗液渗湿应及时更换，换药时严格无菌操作，以防切口感染。术后 7 ～ 10d 拆线或拆除皮肤缝合器。

（2）如留置腹腔引流管，正确连接引流装置，各引流管出皮肤处做好标记并妥善固定，活动、翻身时防止引流管打折、受压、扭曲、脱出等。引流袋位置应保持低于切口水平，定期更换引流袋，更换引流袋时严格无菌操作。保持引流管通畅，按时挤压引流管，避免因引流不畅而造成感染，严密观察各引流管引流液的颜色、性状和量，做好记录。向患者讲解管道的重要性，使患者有主动保护管道的意识。

3. 饮食护理

（1）早期经口进食：术后2h即可半坐位饮水，术后4～6h进少量流食（米汤），促进胃肠道功能的恢复，同时可以使用维生素C喷雾喷口腔1次/小时，促进胃肠道的蠕动。

（2）个体化膳食：逐步过渡到半流质饮食（清粥），乃至普通饮食。饮食应低脂少油，减少动物脂肪、动物内脏的摄入，进食优质蛋白，选择富含维生素和高热量的食物。烹调方式以炖、煨、烩为宜，清淡易消化。

4. 心理干预　肝脏日间手术患者因手术应激、环境变化等易产生焦虑、恐惧等心理反应，科学的心理干预可帮助患者缓解负面情绪，更好地配合治疗。日间手术患者的心理干预需贯穿术前、术中、术后全流程，以“信息透明化、情感支持化、干预个性化”为原则，帮助患者以良好心态配合治疗，加速康复。

（1）及时反馈手术结果：术后第一时间告知患者手术顺利完成，展示积极的检查指标，消除其对手术效果的担忧。

（2）疼痛管理与心理结合：讲解术后疼痛的正常性，指导通过放松技巧（如冥想、听音乐）缓解疼痛，避免因疼痛加剧焦虑。

（3）家庭支持引导：鼓励家属给予患者情感关怀，协助其完成术后护理，让患者感受到支持。

（4）特殊心理问题应对：如对“快速出院”的焦虑。部分患者可能因担心“出院太早恢复不好”而焦虑，需详细说明出院标准，并告知术后随访计划，消除后顾之忧。若患者出现明显抑郁、失眠等症状，可建议通过医院心理科会诊，或借助正念疗法、认知行为疗法等专业干预手段。

六、症状精准护理

（一）疼痛

日间手术术后疼痛护理需结合加速康复外科（ERAS）理念，通过多模式镇痛、预防性干预及个性化管理，确保患者在短时间内安全出院并有效控制疼痛。

“少痛”的目标除了减少患者术后的疼痛外，减少术后因疼痛引起的各种机体应激反应和损害也是这一目标极其重要的内容。

1. 疼痛评估　术后定时采用数字评分法（NRS）或面部表情疼痛评分法（FPS-R）等评估患者疼痛程度、性质、部位及发作规律，详细记录并及时向医师汇报。

2. 环境管理　保持病房安静、整洁、温度适宜，为患者营造舒适的休息环境，减少不良刺激，有助于缓解患者因环境不适引起的疼痛加剧。

3. 体位护理　协助患者取舒适体位，一般取半卧位，可减轻腹部张力，缓解伤口疼痛。在翻身或移动患者时，动作要轻柔，避免牵拉伤口。

4. 疼痛干预

（1）对于轻度疼痛患者，可通过播放音乐、视频等方式分散其注意力。

（2）对于中度疼痛患者，可遵医嘱给予非甾体抗炎药等镇痛药物，并观察用药效果及不良反应。

（3）对于重度疼痛患者，及时报告医师，可考虑使用阿片类药物等进行镇痛，同时加强对患者生命体征的监测。

（二）呕吐

呕吐是术后患者常见的并发症，对患者的康复和生活质量产生不利影响。针对术后呕吐，精准护理至关重要。

及时清理呕吐物，保持患者口腔、鼻腔清洁，避免感染。遵医嘱给予药物治疗，如止吐药、胃肠道动力药等，缓解呕吐症状。调整床头高度，避免平卧，以减轻胃肠道负担。患者术后呕吐可能导致焦虑、恐惧等负面情绪，护士应加强与患者的沟通，了解患者需求，给予心理支持。可按摩内关穴，位于前臂前区，腕掌侧远端横纹上 2 寸，掌长肌腱与桡侧腕屈肌腱之间。也可按摩足三里穴，位于小腿外侧，犊鼻下 3 寸，犊鼻与解溪连线上。可调节脾胃、降逆止呕。

七、术后并发症的观察与护理

（一）感染

出院后如表现为腹痛、发热、白细胞增加，腹腔引流液浑浊等。告知患者一旦怀疑感染，第一时间联系手术医师或医院随访团队，提供症状细节（如体温、切口外观、分泌物性质等），切勿自行用药或拖延。

（二）腹腔出血

1. 生命体征监测　密切监测患者的血压、心率、呼吸、体温等生命体征，每次 15 ～ 30min，若出现血压下降、心率加快、呼吸急促，观察患者有无腹痛、腹胀、腹部压痛及反跳痛等症状，若患者出现腹部疼痛加剧、腹胀进行性加重，应警惕腹腔出血的可能。需立即报告医师。

2. 伤口护理　仔细观察手术切口有无渗血、渗液，若伤口敷料有鲜血渗出，且渗出量逐渐增多，应及时更换敷料，并进一步检查伤口情况。

八、出院标准

出院前，应由主管医师及护理团队对患者的情况进行全面的评估。出院前需复查血常规、凝血四项及血生化，并将主要观察指标如血红蛋白（HGB）、白细胞（WBC）计数、白蛋白 （ALB）、总胆红素（TBIL）、直接胆红素（DBIL）、谷丙转氨酶（ALT）、谷草转氨酶（AST）值等与术前指标进行对比。因进行肝切除术，术后 24h 内 ALT、AST 乃至胆红素轻度升高视为正常。

严格的出院评估是安全完成日间手术的保证，必要时可终止日间手术转入住院流程。手术次日上午应对患者情况进行全面评估，经评估后患者达到出院标准予以出院，评估出院标准：①能够独立活动，经口进食无不适；②口服非甾类镇痛药可明显缓解疼痛；③体温正常；④伤口无渗血、渗液；⑤能正常联系，且家中有人陪护。可以采用 EQ-5D（EuroQol Five Dimensions）量表对患者出院时自我感知的生活质量进行快速评定。

九、出院指导

（一）复查

根据医师的建议，安排定期复查，包括血常规、肝肾功能、肿瘤标志物及影像学检查（如 CT、MRI）等，以监测治疗效果和病情进展。复查的具体时间和频率应根据患者的具体情况和医师的建议来确定。如果有任何疑问或不适，应及时与医师沟通，寻求专业建议。

（二）日常护理与监测

1. *饮水量与尿量监测*　保持充足饮水，有助于药物代谢和体内毒素排出。

2. *伤口护理*　保持伤口清洁干燥，避免感染。如果伤口出现红肿、渗出等情况，应及时就医。

3. *疼痛管理*　对于疼痛不适的患者，应遵医嘱合理使用镇痛药物，同时可通过深呼吸、放松训练等非药物手段缓解疼痛。

（三）饮食与营养

1. *均衡膳食*　多摄入富含蛋白质、维生素和矿物质的食物，如瘦肉、鱼、禽类、豆制品、新鲜蔬菜和水果。避免油腻、辛辣、刺激性食物的摄入，以免加重肝脏负担。

2. *分餐制*　采用少食多餐的方式，减轻胃肠负担。避免过饱或暴饮暴食。避免烟酒彻底戒烟，限制酒精摄入。烟草和酒精对肝脏有害，应尽量避免。

（四）生活与休息

充分休息，保证充足的睡眠，避免过度劳累。逐步恢复日常活动，但应避免剧烈运动，以免加重病情。

（五）积极面对病情

保持乐观的心态，积极面对病情和治疗过程。与家人、朋友及医护人员保持良好的沟通，分享自己的感受和困惑。必要时，可寻求专业的心理支持，如心理咨询或加入病友支持团体。

（六）药物管理

1. 遵医嘱用药　严格按照医嘱服用药物，不要自行增减剂量或更换药物。了解药物的名称、用法、用量和服药时间。注意观察药物的副作用，如恶心、呕吐、食欲缺乏等。如果出现严重副作用或不适，应及时就医。

2. 并发症预防与处理

（1）感染预防：注意个人卫生，保持室内空气流通，避免前往人群密集场所，减少感染风险。

（2）出血预防：避免剧烈运动和碰撞，以免导致出血。如果出现出血情况，应立即就医。

（3）其他并发症处理：如出现发热、寒战等症状，应及时就医，以便医师及时诊断和治疗。

十、术后随访

术后随访的时间安排需要根据手术类型、患者的风险级别及术后的恢复情况来个性化进行。典型的随访流程一般分为 4 个时期：

（一）术后第 1 天

出院后的 24h 内随访方式通常为电话随访。随访目标主要是确认患者是否出现急性术后并发症，如出血、剧烈腹痛、恶心呕吐等。评估患者的基本恢复情况，检查术后伤口是否正常，是否有感染征兆，并提供饮食、用药等基本术后护理建议。

（二）术后 1 周

初次复诊随访。通过评估患者的术后恢复情况，包括肝功能、伤口愈合、并发症等监测并发症的早期迹象，如感染、胆漏、出血等情况。门诊复诊者还可以通过实验室检查（肝功能、凝血功能等）评估肝脏恢复状况。

（三）术后 1 个月

中期随访。随访方式主要是通过门诊随访或电话和视频随访，随访目标是为了评估患者术后 1 个月的恢复情况，尤其是肝脏功能、术后并发症的控制情况，并对患者的饮食、运动、生活习惯进行指导，确保患者能够顺利恢复正常生活。影像学复查是为了再次进行腹部超声或其他影像学检查，排除肝脏残余病变或其他并发症。最后通过生活质量评估询问患者术后生活质量的恢复情况，关注是否有情绪波动或心理问题，必要时提供心理支持。

（四）术后随访

长期随访一般通过门诊随访，结合远程随访的方式，3 个月及 6 个月定时随访。

随访目的是为了评估长期肝功能恢复、可能的术后并发症（如肝硬化、肝衰竭等）。早期发现可能的肝脏肿瘤复发或新发病变。根据患者情况制订长期管理计划，减少慢性肝病进展风险。

参考文献

戴燕，张雨晨，马洪升．四川大学华西医院日间手术护理规范 [J]. 华西医学，2017, 32(11): 1693-1695.

李松岩，闻巍，戴飞翔，等．超远程手术机器人辅助直肠癌根治术临床初步研究 [J]. 中国实用外科杂志，2024, 44(3): 308-311. DOI: 10.19538/j.cjps.issn1005-2208.2024.03.15.

刘荣，赵国栋，孙玉宁，等．5G 远程机器人手术动物实验研 究 [J]. 中华腔镜外科杂志（电子版），2019, 12(1): 45-48.

娄洁琼，侯旭敏，郑悦，等．胸外科四级手术日间化研究与探索 [J]. 中国卫生质量管理，2024, 31(5): 29-32.

孙博，刘雷，王东光．国内日间手术发展进程、存在问题与对策建议 [J]. 中国卫生质量管理，2018, 25(5): 17-20.

张忠涛，郑民华，杜晓辉．中华医学会外科学分会结直肠外科学组 5G 远程控制机器人辅助结直肠癌手术中国专家共识 (2025 版)[J]. 中华实用外科杂志，2025, 45(2): 121-127.

Zhou J, Ye D, Zhang S, et al.The impact of Karnofsky performancestatus on prognosis of patients with hepatocellular carcinoma in liver transplantation[J]. BMC Gastroenterol, 2024 Feb 26, 24(1): 85. doi: 10.1186/s12876-024-03161-7.

第 3 章

单孔机器人胰腺体尾部肿瘤切除术

第一节　概　述

单孔机器人即达·芬奇单孔手术机器人，是胰腺肿瘤手术的临床新技术，是一种用于微创手术的高端医疗设备，通过一个小切口（通常为 3 ～ 4cm）置入手术工具，由医师利用主从操控系统控制微创手术器械，完成各类手术（图 3–1）。创伤小恢复快：仅需一个小切口，对患者身体创伤小，术后疼痛轻，出血量少，恢复时间大幅缩短，住院时间也相应减少，机器人手术创口经脐部天然褶皱遮盖，术后近乎无痕。技术提升空间：尽管单孔机器人技术已经取得了很大的进展，但仍需要不断优化和改进，以进一步提高手术的安全性和有效性。成本问题：单孔机器人的研发、生产和维护成本较高，这可能会限制其在一些医疗机构的普及和应用。人才培养：操作单孔机器人需要医师具备专门的技能和经验，因此需要加强相关人才的培养。

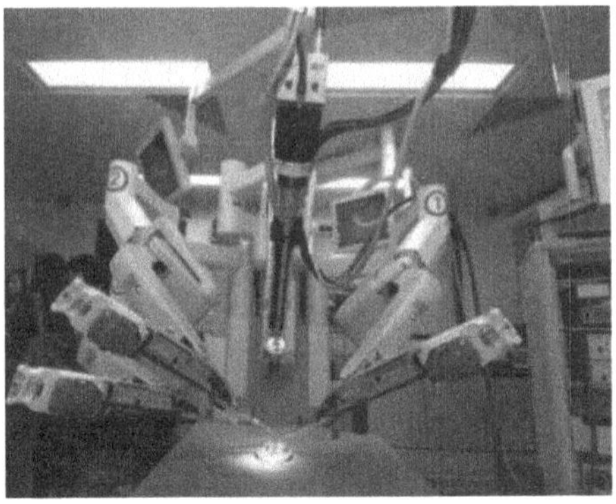

图 3–1　单孔机器人手术

一、技术原理

手术操作过程中，达·芬奇单孔机器人的工作原理基于先进的传感器技术和计算机算法。医师在控制台的操作，其手臂、手腕和手指的动作都会被传感器精准捕捉，并实时传输到计算机中。计算机通过复杂的算法对这些动作数据进行分析和处理，然后将其同步翻译为机器手臂的运动指令。机器手臂前端的手术器械便会模拟医师的技术动作，以极高的精度和稳定性完成各种手术操作，就仿佛医师的双手直接进入患者体内进行手术一般。

二、达·芬奇单孔机器人在胰腺手术中的技术优势

（一）微创与快速康复

胰腺位置深在，毗邻十二指肠、胆总管、脾动静脉等重要结构，传统开腹胰腺手术需在腹部做 20 ～ 30cm 长切口，对腹壁肌肉及神经损伤大，术后疼痛剧烈、恢复缓慢，易引发切口感染、裂开等并发症。达·芬奇单孔机器人仅通过脐部 2 ～ 3cm 的微小切口，就能将手术器械和高清摄像头送入腹腔。这一技术大幅减少了对腹壁组织的破坏，显著降低术后疼痛程度，患者术后 24h 内即可下床活动，肠道功能恢复时间较传统手术缩短 1 ～ 2d，住院时间平均减少 3 ～ 5d。对于老年患者或伴有心肺功能障碍的人群，微创优势更能降低手术创伤对全身功能的影响，提升手术耐受性。

（二）突破操作空间局限

胰腺周围解剖结构复杂，血管神经纵横交错，传统腹腔镜手术器械在狭小空间内操作灵活性受限，尤其是在胰头与门静脉、肠系膜上静脉之间等“手术死角”，难以完成精细操作。达·芬奇单孔机器人的 7 自由度可转腕手术器械，能够实现 360° 旋转，犹如在腹腔内拥有灵活的“机械手腕”。在胰十二指肠切除术这类高难度手术中，机械臂可在狭窄的间隙内精准分离胰腺钩突与肠系膜上动脉，完成传统手术难以企及的精细操作，大大降低了术中血管破裂出血的风险。

（三）超高清视野助力精准操作

胰腺手术对解剖层次的精准识别至关重要，胰腺导管直径仅 2 ～ 3mm，主胰管与胆总管汇合处的解剖变异常见。达·芬奇单孔机器人的 3D 高清成像系统，可将手术视野放大 10 ～ 15 倍，为术者提供犹如“身临其境”的立体视觉效果。在胰体尾切除术中，医师通过高清视野能清晰分辨胰腺与脾动静脉的细微间隙，精确结扎血管分支，在处理胰管断端时，可准确判断胰管直径与走行，确保胰肠吻合或胰胃吻合的精准性，有效降低术后胰瘘发生率，而胰瘘一旦发生，可能引发腹腔感染、出血等严重并发症。

（四）震颤过滤保障精细操作

胰腺手术涉及众多精细操作，如血管吻合、胰管缝合等，医师手部的细微抖动都可能影响手术效果。达·芬奇单孔机器人的震颤过滤系统，能实时自动消除医师手部的生理性震颤，将器械操作精度控制在亚毫米级。在胰腺肿瘤剜除术中，

机械臂可稳定、精准地沿肿瘤包膜进行分离，最大限度保留正常胰腺组织，保护患者内分泌和外分泌功能，降低术后糖尿病、消化不良等并发症的发生风险。

（五）人机协同优化手术流程

达·芬奇单孔机器人的医师控制台采用人体工学设计，使主刀医师能够在舒适坐姿下完成长时间复杂手术操作，有效缓解疲劳，保持高度集中的注意力。手术过程中，医师通过控制台上的操作手柄发出指令，系统可实现 1 ∶ 1 或比例缩放的动作映射，操作直观便捷。此外，内置的语音交互系统和多画面显示功能，便于主刀医师与助手、麻醉团队实时沟通，并同步查看术中超声影像、患者生命体征等信息，实现多模态信息整合，优化手术决策，提升手术效率与安全性（图 3-2）。

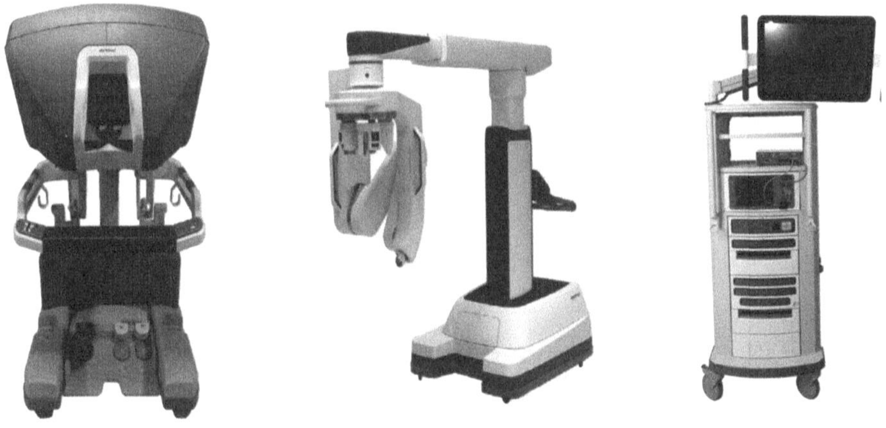

图 3-2　达·芬奇单孔系统（SP 系统）医师控制台、手术平台、影像处理平台

三、适应证与禁忌证

（一）适应证

患者一般情况良好，心肺功能等重要脏器功能能耐受，全身麻醉及手术创伤，且体型适中，不是过于肥胖，有利于单孔手术操作及器械的置入与操作，具体患者是否适合单孔机器人胰体尾肿瘤切除术，需综合多方面因素评估后决定。

1. *肿瘤性疾病*　包括胰体尾部的良性肿瘤，如胰腺囊腺瘤、神经内分泌瘤等，以及低度恶性或早期恶性肿瘤，这些肿瘤边界相对清楚，较少侵犯周围组织和血管，利于单孔机器人手术完整切除；一般对于直径小于 5cm 的胰体尾肿瘤较为适合，较小的肿瘤在单孔操作下更便于游离、切除及处理周围组织，降低手术难度与风险。

2. *炎症性疾病*　如慢性胰腺炎导致胰体尾部组织严重受损、坏死，非手术治疗无效者。

3. *胰腺囊性病变*　如胰腺假性囊肿等，若囊肿较大，压迫周围组织或有破裂风险等。

（二）禁忌证

1. *肿瘤过大* 胰体尾肿瘤直径大于5cm，可能与周围组织、血管关系复杂，单孔操作空间有限，难以完整切除肿瘤和进行有效淋巴结清扫。

2. *恶性肿瘤晚期* 如胰体尾癌已发生远处转移，或侵犯肠系膜上动脉、腹腔干等重要血管，手术无法达到根治目的，一般不考虑单孔机器人手术。

3. *肿瘤位置特殊* 肿瘤紧邻或侵犯胰头、十二指肠等重要结构，手术操作难度大，单孔机器人手术难以完成复杂的解剖和切除。

4. *严重心肺功能障碍* 无法耐受长时间的全身麻醉和手术创伤，如严重的慢性阻塞性肺疾病、未控制的冠心病、心功能不全等。

5. *凝血功能障碍* 存在凝血因子缺乏、血小板减少等导致凝血功能异常，手术中易出现出血不止，增加手术风险。

6. *过度肥胖* 体重指数过高，腹壁脂肪厚，会增加单孔手术穿刺难度，影响手术视野和操作空间。

7. *腹部手术史* 既往有多次腹部手术史，腹腔内粘连严重，会增加手术分离难度，易损伤周围组织器官，不适合单孔机器人手术。

第二节 单孔机器人辅助胰体尾切除的精准护理

胰腺体尾部肿瘤是指发生在胰腺体部和尾部的肿瘤，分为良性肿瘤和恶性肿瘤。常见的良性肿瘤主要有胰腺囊肿、胰岛细胞瘤等，这类肿瘤生长缓慢，边界清楚，通常不会发生转移，一般通过手术切除可治愈。常见的恶性肿瘤主要是胰腺癌、胰腺神经内分泌癌等，胰腺癌恶性程度高，预后差，早期症状不典型，发现时往往已处于中晚期。

一、流行病学

胰腺体尾部肿瘤的发病率因肿瘤类型而异。一般来说，胰腺癌中胰体尾癌的占比相对胰头癌要低，占胰腺癌的30%～40%。男性患胰体尾部肿瘤的风险略高于女性，但对于不同类型的肿瘤有所差异。胰体尾部肿瘤可发生于任何年龄，但大多数发生在中老年人中。

二、致病因素

长期大量吸烟是胰体尾部肿瘤的重要危险因素，吸烟者胰腺肿瘤发生率是非吸烟者的2～3倍，过量饮酒也会增加发病风险；长期摄入高脂肪、高糖饮食，以及咖啡饮用过量等，可能都与胰体尾部肿瘤的发生有关。慢性胰腺炎患者，反复炎症刺激导致胰腺组织纤维化，增加患病风险。糖尿病患者，尤其是存在胰岛素抵抗和高胰岛素血症时，胰腺肿瘤发生率升高 1.5 ～ 2 倍，幽门螺杆菌感染也可能与胰体尾部肿瘤的发生有一定关联；遗传因素中 *BRCA2*、*CDKN2A* 等基因突变可显著增加患病风险，有家族遗传病史的人群发病年龄可能较早，且可能合并其他器官肿瘤。

三、临床表现

（一）胰腺良性肿瘤症状

1. 常见症状　腹部不适或疼痛，部分患者会感到上腹部隐痛、胀痛或闷痛，疼痛程度一般较轻，没有明显规律，可能偶尔发作，也可能在进食后稍有加重，但通常不会进行性加剧。比如胰腺囊性肿瘤患者，有时会在劳累或进食油腻食物后，出现上腹部的闷胀不适。

2. 特殊症状　压迫症状，当肿瘤生长到一定大小，可能压迫周围组织和器官。压迫胆管可引起黄疸，表现为皮肤和巩膜黄染、小便发黄；压迫胃肠道可导致肠梗阻，出现腹痛、腹胀、呕吐、停止排气排便等症状；压迫血管可能影响血液循环，如压迫脾静脉可导致脾大、脾功能亢进等。内分泌症状，功能性胰岛细胞瘤会分泌过多激素，引起相应症状。如胰岛素瘤可导致低血糖，患者出现心慌、手抖、出汗、饥饿感，甚至昏迷；胃泌素瘤可引起胃酸分泌过多，导致反复的消化道溃疡，出现上腹部规律性疼痛、反酸、胃灼热等症状。

（二）胰腺恶性肿瘤症状

1. 早期症状　多为隐痛、钝痛或胀痛，常位于上腹部或脐周，疼痛可能会在进食后加重，也可能在夜间更为明显，部分患者的疼痛会向腰背部放射。可出现食欲缺乏、恶心、呕吐等症状，由于肿瘤影响胰腺的消化液分泌及胃肠道的正常功能，患者还可能伴有腹胀、腹泻，对脂肪类食物的消化能力下降，粪便可呈油脂状。会在短期内出现不明原因的乏力、体重减轻，主要是因为肿瘤细胞消耗大量营养物质，以及患者食欲缺乏、消化吸收功能障碍所致。

2. 中晚期症状　随着肿瘤的生长，肿瘤进入中晚期可压迫或侵犯胆管，胆汁排泄受阻，会出现黄疸，表现为皮肤和巩膜黄染、尿色深黄、大便颜色变浅甚至呈陶土样。部分患者可在腹部触及肿块，肿块质地较硬，表面不光滑，活动度差，通常伴有压痛。肿瘤细胞侵犯腹膜或引起门静脉高压等，可导致腹水形成，患者会出现腹部膨隆、腹胀，严重时可影响呼吸和循环功能。若发生肝转移，可出现肝区疼痛、肝大、黄疸、腹水等；肺转移可出现咳嗽、咯血、胸痛、呼吸困难等；骨转移则可能引起骨痛、病理性骨折等。

四、治疗原则

胰腺体尾部肿瘤的治疗原则主要依据肿瘤的性质、分期及患者的身体状况等来确定。

（一）非手术治疗

1. *化学治疗* 可在术前使用新辅助化疗，使肿瘤缩小，提高手术切除率；术后辅助化疗能消灭残留的癌细胞，降低复发风险；对于无法手术的晚期患者，化疗可作为主要的治疗手段，以延长生存期。常用的化疗药物有吉西他滨、氟尿嘧啶等。

2. *放射治疗* 一般作为辅助治疗手段，可在术前或术后与化疗联合应用，提高局部控制率。对于不能手术的患者，也可进行姑息性放疗，缓解疼痛等症状。

3. *靶向治疗与免疫治疗* 对于特定基因突变的胰腺体尾部恶性肿瘤，如存在*NTRK*基因融合的患者，可使用相应的靶向药物。免疫治疗药物如帕博利珠单抗等，在部分晚期患者中也有一定的应用，可通过激活自身免疫系统来攻击肿瘤细胞，但目前适用人群有限。

4. *内镜治疗* 如有黄疸、梗阻或者出血等情况的患者，可以通过经皮经肝内支架引流（PTBS）、经皮经肝胆管引流术（PTCD）、消化道支架置入术、血管栓塞治疗等介入治疗来缓解黄疸、止血、解除或减轻梗阻。

5. *综合治疗与支持治疗* 对于大多数胰腺体尾部肿瘤患者，尤其是恶性肿瘤患者，常采用多学科综合治疗模式，包括外科医师、肿瘤内科医师、放疗科医师等共同制订个体化的治疗方案。同时，要注重支持治疗，如营养支持，通过肠内或肠外营养，改善患者营养状况，提高对治疗的耐受性；疼痛管理，使用合适的镇痛药物缓解患者疼痛，提高生活质量。

（二）手术治疗

1. *胰体尾切除术* 标准胰体尾切除术：适用于肿瘤位于胰体尾部，且未侵犯周围重要血管和组织的情况。手术切除范围包括胰体尾部、脾脏及周围的淋巴结组织。

2. *保留脾脏的胰体尾切除术* 对于一些良性或低度恶性肿瘤，为了保留脾脏的免疫功能，可采用保留脾脏的胰体尾切除术。根据保留脾脏血管的方式不同，又可分为保留脾动静脉的胰体尾切除术和脾动静脉结扎、远端脾静脉与左肾静脉端侧吻合的胰体尾切除术。

3. *联合脏器切除术* 胰体尾 + 脾切除术适用于胰体尾肿瘤侵犯脾脏及脾动、静脉时患者。当胰体尾部肿瘤侵犯周围脏器，如胃、结肠、左肾上腺、左肾等时，为了达到根治性切除的目的，需要联合切除受累的脏器。这种手术方式难度较大，风险较高，术后并发症发生率也相对较高。

4. 腹腔镜胰体尾切除术　随着腹腔镜技术的发展，腹腔镜胰体尾切除术已逐渐成为一种常用的手术方式。与传统开腹手术相比，腹腔镜手术具有创伤小、恢复快、住院时间短等优点。但该手术对手术医师的技术要求较高，需要在熟练掌握腹腔镜操作技术的基础上进行。

5. 单孔机器人胰体尾肿瘤切除术　单孔机器人胰体尾肿瘤切除术是一种高难度的微创手术，通过单一腹部切口完成操作，具有创伤小、恢复快等优势。单孔机器人即单孔手术机器人，是胰腺肿瘤手术的临床新技术，是一种用于微创手术的高端医疗设备，通过一个小切口（通常为 3 ～ 4cm）置入手术工具，由医师利用主从操控系统控制微创手术器械，完成各类手术。

6 机器人荣氏中段肿瘤切除术　传统观念认为，主胰管损伤后无法修复及重建，只能通过胰腺的局段切除及消化道重建去处理主胰管缺损。“荣氏”机器人胰腺中段手术在多例机器人胰腺肿瘤局部剜除手术中主胰管管壁部分缺损修补成功的基础上，创新性地提出了“采用桥梁对拢理论进行胰腺良性疾病新术式的临床探索性研究”。“荣氏”机器人胰腺中段手术是该创新性理论下的一个主要术式：即对因良性或低度恶性的胰腺颈体部疾病切除后缺损的胰腺进行整形修复术，还原正常解剖生理，恢复主胰管的连续性。“荣氏”胰腺中段手术有胰管架桥旷置式手术、主胰管修复手术、胰腺端端吻合（对合）手术。

五、术前评估

术前准备是确保患者手术成功和患者安全的重要环节。护士需要对患者进行全面询问，记录其全身和胰腺病史、用药情况、过敏史等信息。同时，还需要对患者进行全面的评估，包括求医的主要动机、手术期望值、经济状况、职业背景、日常生活等。

（一）一般评估

1. 病史评估　了解患者有无胰腺炎、糖尿病、心血管等疾病，有无使用抗凝药物等；有无恶心、呕吐、黄疸、体重下降等情况。

2. 身体评估　检查生命体征，评估患者的基本身体状况。进行全面的体格检查，询问本次发病症状，如疼痛的部位、性质、程度、发作频率，指导患者熟悉疼痛评估量表，疼痛评分采用数字、脸谱相结合的方式，使患者更直观地了解疼痛程度，重点检查腹部有无压痛、反跳痛、肿块，肝脾是否肿大，有无腹水等体征。

3. 心肺功能评估、营养评估及心理评估　详见第 1 章第二节。

4. 内分泌及外分泌功能评估　检查空腹及餐后血糖、糖化血红蛋白，了解胰腺内分泌功能，判断是否存在糖尿病或血糖调节异常。检测血、尿淀粉酶及脂肪酶水平，评估胰腺外分泌功能，若外分泌功能受损，术后消化功能会受到影响，需调整饮食或补充消化酶。

5. 实验室检查　了解患者有无贫血、感染；查看肝肾功能、血糖、血脂、电解质等指标是否正常；评估患者的凝血状态；肿瘤标志物如 CA19-9、CEA 等。根据患者的病情，进行相关检查，如心电图、胸部 X 线片、超声心动图、腹部超声等。

6. 术后并发症的风险性评估　见表 3-1。手术严重度评分（Physiological and Operative Severity Score for the enUmeration of Mortality and Morbidity POSSUM）是计数死亡率和发病率的生理学和手术严重性评分的简称。评分系统首由 Copeland 等建立，通过多变量分析对 35 个影响术后可能的不良因素进行检测，最终选出 12 个术前独立性预后因素，按其程度分为 1、2、4、8 分，以 8 分为最严重，为了使预测更为精确，加上 6 项手术因素，经前瞻性 6 个月的试行，证实这一评分系统对普外科手术结果较为准确。死亡率（R1）预测：lnR1/（1–R1）= –7.04+（0.13× 生理学评分）+（0.16× 手术严重度评分）。并发症率（R2）预测：lnR2/（1–R2）= –5.91+（0.16× 生理学评分）+（0.19× 手术严重度总分）。

表 3-1　手术严重度评分

项目	生理学分数			
	1	2	4	8
年龄（岁）	≤ 60	61 ～ 70	≥ 71	
心脏体征及胸部 X 线片所见	无衰竭	服用强心药、利尿药及降压药	周围水肿，口服华法林，临界心脏增大	颈静脉压升高，心脏增大
呼吸系统及胸部 X 线片所见	无气促	运动时气促轻度	限制性呼吸困难中度	休息时呼吸困难，肺纤维化或肺实变
收缩压（mmHg）	110 ～ 130	100 ～ 109 或 131 ～ 170	90 ～ 99 或≥ 171	＜ 89
脉搏（次 / 分）	50 ～ 80	81 ～ 140 或 40 ～ 49	101 ～ 120	＞ 121 或 ≤ 39
Glasgow 昏迷指数	15	12 ～ 14	9 ～ 11	≤ 8
血红蛋白（g/L）	130 ～ 160	115 ～ 129 或 161 ～ 170	101 ～ 114 或 171 ～ 180	≤ 9.9 或 ＞ 18.1

续表

项目	生理学分数			
	1	2	4	8
白细胞计数（$\times 10^{12}$/L）	4 ~ 10	3.1 ~ 4.0 或 10.1 ~ 20.0	≤ 3.0 或≥ 20.1	
尿素氮（mmol/L）	≤ 7.5	7.6 ~ 10.1	10.1 ~ 15.0	≥ 15.1
血清钠（mmol/L）	> 136	131 ~ 135	126 ~ 130	≤ 125
血清钾（mmol/L）	3.5 ~ 5.0	3.2 ~ 3.4 或 5.1 ~ 5.3	2.9 ~ 3.1 或 5.4 ~ 5.9	≤ 2.8 或≥ 6.0
心电图	正常		心房颤动（心率 60 ~ 90 次 / 分）	异常心律，Q 波或 ST/T 波异常
生理学分数	0 分（您已选择 0 个必选项，还有 12 个必选项未选）			

项目	手术严重度分数			
	1	2	4	8
手术大小分级	一级（小术）	二级（中手术）	三级（大手术）	四级（超大手术）
手术次数（次数）	1	2	> 2	
总失血量（ml）	≤ 100	101 ~ 500	501 ~ 999	≥ 1000
创口污染	无	切口伤（刺伤）	少量污染或组织坏死	大量污染或组织坏死
恶性程度	无	仅原发灶	淋巴结转移	远处转移
手术时机	择期手术		发病至手术时间 < 48h	发病至手术时间 < 6h
手术严重度分数	（您已选择 0 个必选项，还有 6 个必选项未选）			
死亡率（R1）预测 0				
并发症率（R2）预测 0				

（二）专科评估

1. 胰腺病变评估　借助 CT、MRI 等影像技术，精准判断病变位置、大小、形态 。若病变边界不清、与周围血管关系密切，手术难度和风险会显著增加。如胰体尾癌侵犯脾动静脉，会影响手术切除范围与血管重建策略。另外，通过细针穿刺活检获取病理诊断，明确病变性质，是良性肿瘤（如胰腺囊腺瘤），还是恶性肿瘤（如胰腺癌），不同性质决定手术方式和预后。

2. 毗邻结构评估　重点查看胰体尾与脾动静脉、肠系膜上动静脉、腹腔干等重要血管的关系，确认是否存在血管受侵、包绕。同时，评估与周围脏器，如脾脏、胃、结肠等的粘连或侵犯情况，这对手术中能否完整切除病灶、是否需联合脏器切除意义重大。

3. 内分泌及外分泌功能评估　检查空腹及餐后血糖、糖化血红蛋白，了解胰腺内分泌功能，判断是否存在糖尿病或血糖调节异常。检测血、尿淀粉酶及脂肪酶水平，评估胰腺外分泌功能，若外分泌功能受损，术后消化功能会受影响，需调整饮食或补充消化酶。

（三）术前指导

1. 向患者介绍单孔机器人胰体尾切除术的手术方式及优势，简单讲解手术流程，包括麻醉方式、手术大概时长，术中患者处于麻醉状态。

2. 胃肠道准备、皮肤准备、呼吸功能训练、踝泵运动等。

3. 饮食指导：嘱咐患者术前 1 ～ 2d 清淡饮食，术前 8h 禁食、4h 禁水，防止术中呕吐引起窒息或误吸。

4. 特殊情况告知：如有药物、食物过敏史或特殊疾病史（如心脏病、糖尿病等），应提前告知医护人员，以便制订合适的手术方案。

5. 保证术前的睡眠，入睡困难可遵医嘱给予催眠药口服。

6. 心理疏导：根据测评结果提供相应的心理支持和安慰，予以足够的关心与鼓励，以口头或书面形式和患者及其家属进行充分沟通，介绍病情、手术必要性及围手术期快速康复的相关知识，提高患者的手术适应性和最大程度改善预后。向患者及其家属介绍术前准备的内容、配合方法、治疗过程、手术过程、麻醉方式及手术室的环境，对术后可能出现的情况做好解释，以解除患者思想顾虑，鼓励其树立战胜疾病的信心。

7. 签署知情同意书：在充分告知手术相关信息后，让患者或其家属签署手术知情同意书，确保其了解手术的利弊及可能出现的并发症等。

六、术中护理

（一）手术台与仪器位置

机器人辅助胰体尾切除术的手术间布局设计旨在优化手术流程，确保手术团队能够高效协作，同时保障患者的安全和舒适（图 3-3）。

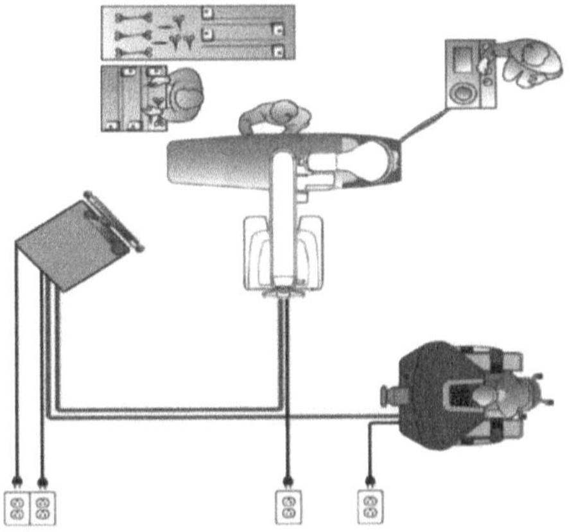

图 3-3　手术室仪器摆放示意图

1. 手术床位置：手术床是整个手术的中心，患者的体位调整和手术操作均围绕其进行。手术床应稳固且高度可调，以便于手术团队的操作和患者的舒适。

2. 镜像系统与电外科设备摆放：手术床的右侧面摆放镜像系统和电外科设备，该布局方便主刀医师在操作时能够清晰地看到手术部位的实时影像，同时方便随时取用电外科设备，如高频电刀、电凝器等。

3. 主刀操作台位置：选择应确保主刀医师能够清晰地看到手术部位的影像，同时能够舒适地操作机器人。

4. 助手位置：助手位于患者的两腿之间，使得助手能够方便地协助主刀医师进行手术操作，如传递器械、调整患者体位等。同时，助手也能够及时观察到手术部位的状况，为手术提供必要的支持。

5. 器械护士位置：器械护士位于患者脚侧，负责管理和传递手术器械。该位置的选择应确保器械护士能够迅速、准确地为手术助手提供所需的器械和物品，同时避免干扰手术操作。

6. 机器人移动机械臂台车位置：机器人移动机械臂台车位于患者上腹部左侧，机器人的机械臂能够顺利地进入手术区域内，进行精确的手术操作。同时，台车的位置也应便于手术团队对机器人进行调试和维护。

7. 在整个手术过程中，手术间的布局应保持整洁、有序，避免不必要的物品堆积和人员流动。手术团队应密切配合，确保手术的顺利进行。此外，手术间的温度和湿度也应控制在适宜范围内，为患者提供舒适的手术环境。

8. 手术台布局及手术器械：手术台的摆放位置应既便于医护人员全面观察手术进程，又需顾及患者的舒适度。此外，手术室的环境因素，如灯光的亮度与角度、温度的适宜性等，也需得到充分关注，以创造一个既舒适又安全的手术环境。

9. 特殊用品：机器人设备、气腹机、超声刀、单双极电刀、负压吸引器、超声刀手柄线、机器人手臂无菌套、机器人无菌手臂（图 3-4 ～图 3-6）。

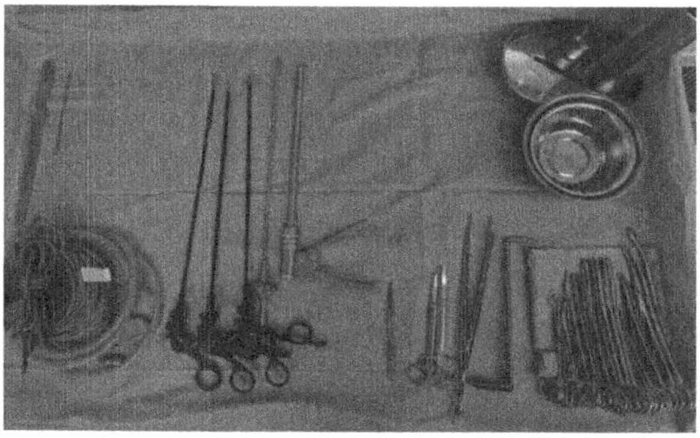

图 3-4　机器人胰腺体尾切除术基本器械台

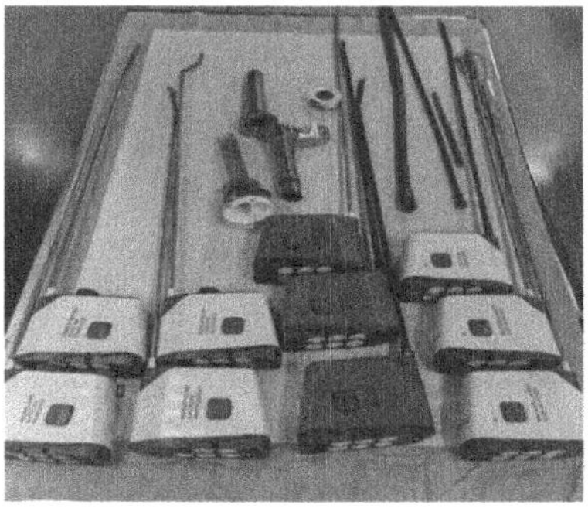

图 3-5　机器人手臂器械

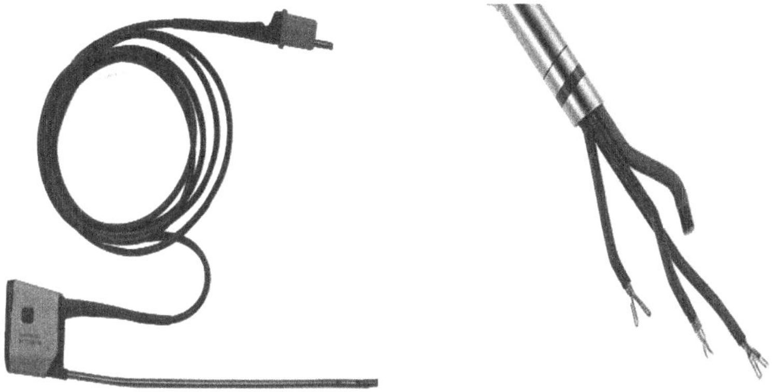

图 3-6　单孔机器人镜头与连接器

（二）手术体位与皮肤准备

1. 体位　平卧位，两腿分开位或截石位，头高足低 30° ～ 40°，左侧脾区垫高。

2. 皮肤消毒范围　上至乳房下缘，下至大腿中上 1/3 处，两侧至腋中线。

3. 消毒铺巾　中单、治疗巾、大单。中单 5 块以切口为中心，切口两侧各铺一块中单；治疗巾 4 块依次切口下方、对侧、上方、近侧；大单 3 块依次从上至下，齐切口至头侧、切口下至左足、切口至右足；切口至下肢分别铺一块中单，齐切口至双腿之间铺一中单；头架再横拉一块单层大单。

（三）单孔机械臂无菌套操作

患者麻醉后安装无菌器械套以及镜头套和手臂套，无菌套按照无菌要求及操作指南逐步安装并使机器人识别处于无菌备用状态。

1. 手术平台的准备与器械套取用　巡回护士操作手术平台，选择机械臂展开功能，为安装做准备，器械护士遵循无菌操作原则取用器械套。器械套打开后呈现 3 点、6 点、9 点方向分布，其中 3 点方向存在一个凹槽，且该凹槽位于器械护士的右手方向，器械护士手握器械套走向手术平台，将器械套与平台上的黑色凹槽对准，当听见“咔嗒”一声时，代表器械套初步安装完毕。

2. 机械臂倾斜与器械套外壳处理　巡回护士操作手术平台屏幕上的展开键，使器械臂倾斜 45°，器械护士撕下器械套上白色的胶圈，双手分别扶住 3 点及 9 点方向，轻微晃动取下器械套的外壳，此过程中务必严格注意保持无菌操作。

器械套安装与固定：器械护士找到器械套上两个小手指示标识位置（操作过程中不得触摸小手指示标识外的器械套区域，以维持无菌状态），巡回护士拉住器械套上白色的勾环与器械护士协同向后安装，当安装至 90° 时巡回护士松手，转而拉住器械套下方的拉环继续向后安装，找到磁扣位置并将其安装到臂件的磁性槽中，之后巡回护士手提拉环将磁扣安装到指定位置并向外反折粘贴。器械护士撕开白色胶条，将其粘贴至黑色区域内，安装过程中要确保器械套充分与机器融合，预留好合适空间，既不能过松也不能过紧。

3. 镜头相关部件安装　将镜头孔拉出，直至听见“咔嗒”声，实现镜头孔固定。接着安装镜头对接孔，同以听见“咔嗒”声为标准，确保对接充分，避免出现过松或过紧情况。

4.. 器械套再次固定与器械臂调整　器械护士撕下白色胶条，进一步固定器械套，使其充分贴合并完成粘贴操作，按动器械臂上方，将器械臂由向外垂直的 45° 调整为垂直 90°，随后依次安装器械臂孔，取下器械臂孔的保护罩，根据机器上的操作提示，使器械臂依次向下垂直。双手手提器械臂套，保证对接口处无多余套子，并用两手拇指将转接头压进器械托架。待圆盘转动且听到提示音时，表明系统已识别无菌转接头。

按照上述步骤依次安装其他机械臂，最后依据机器提示将手臂回收至无菌状态（图 3-7 ～图 3-23）。

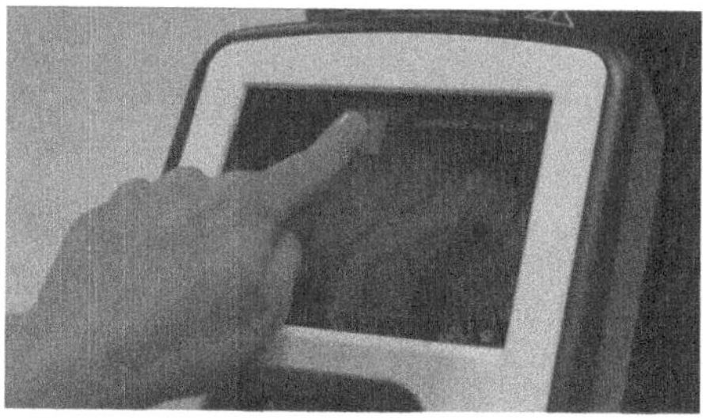

图 3-7　手术平台

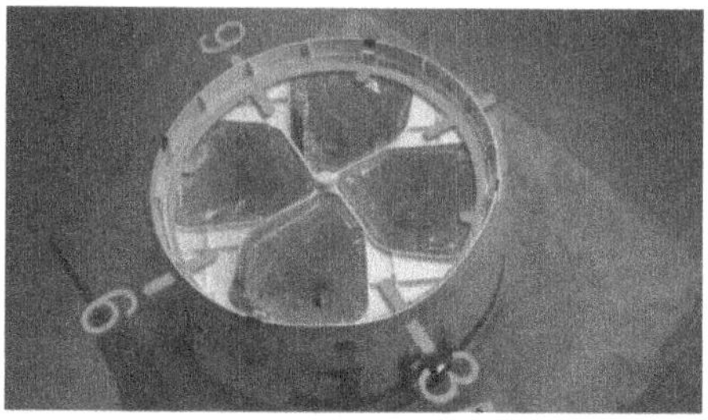

图 3-8　器械套

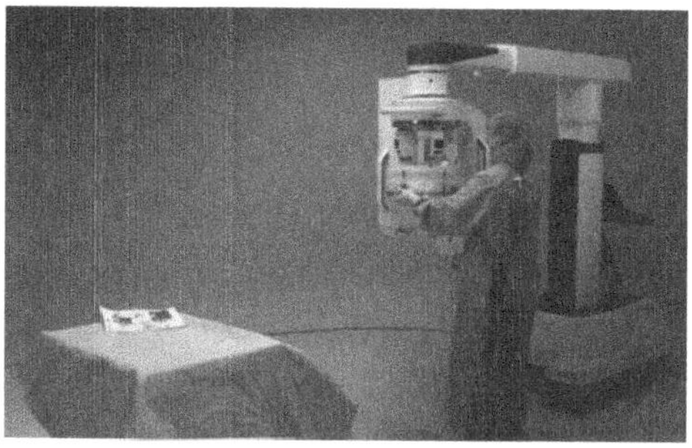

图 3-9　器械套初步安装后

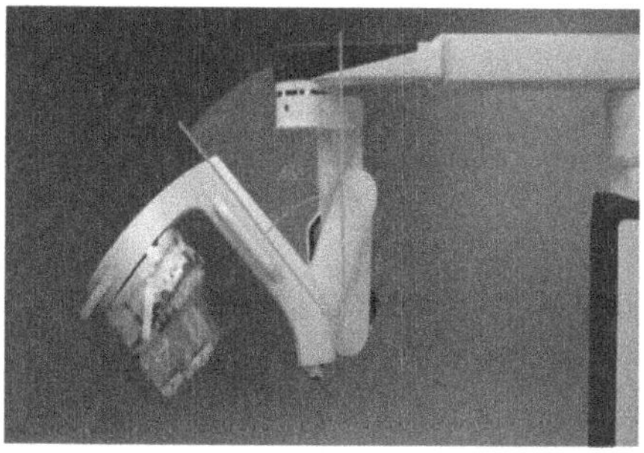

图 3-10　器械臂倾斜 45°

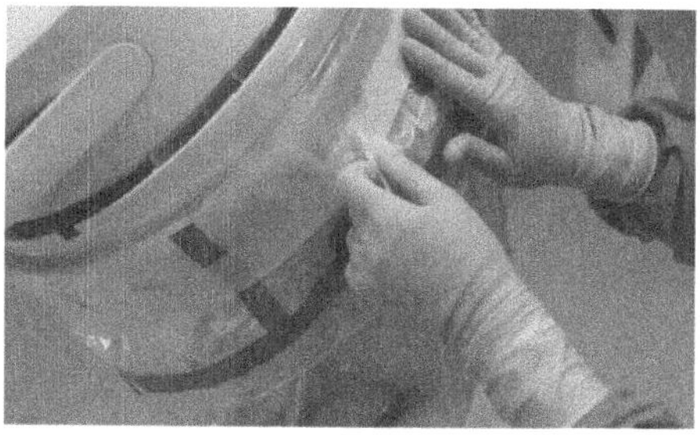

图 3-11　套上胶圈

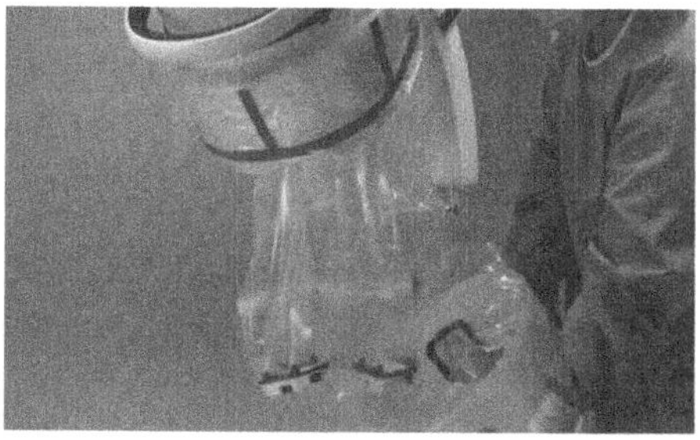

图 3-12　取下器械套的外壳

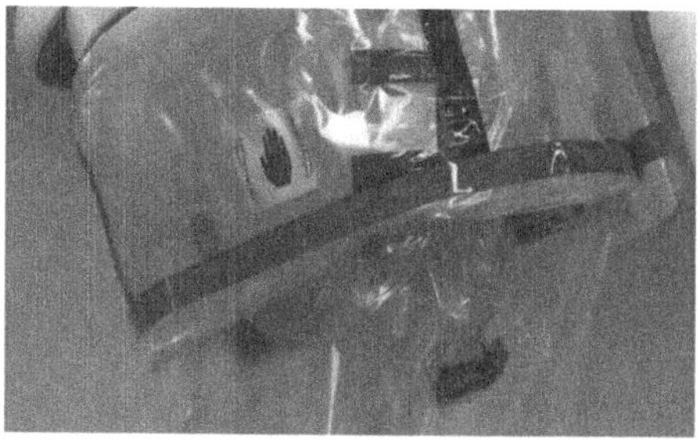

图 3-13　无菌状态

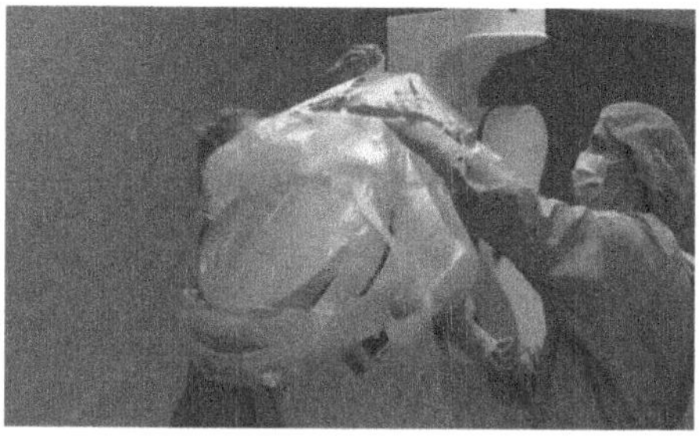

图 3-14　共同安装

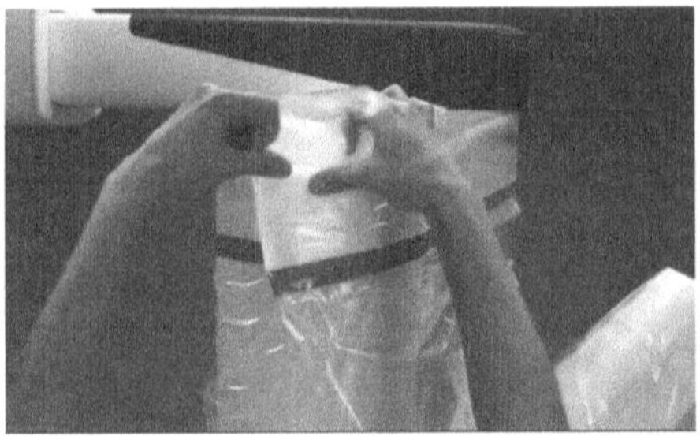

图 3-15 反折粘贴

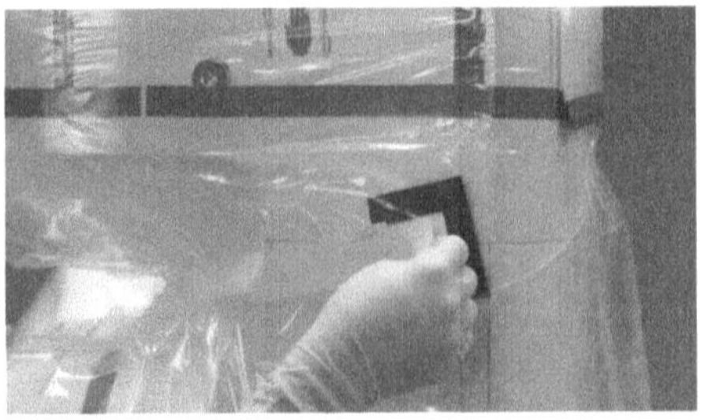

图 3-16 粘贴至黑色区域内

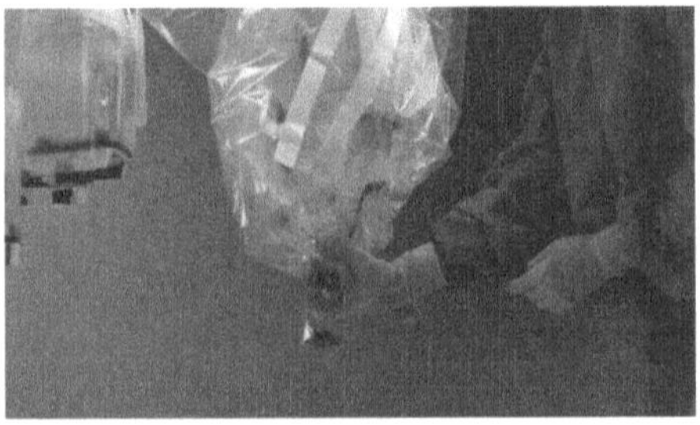

图 3-17 镜头孔固定

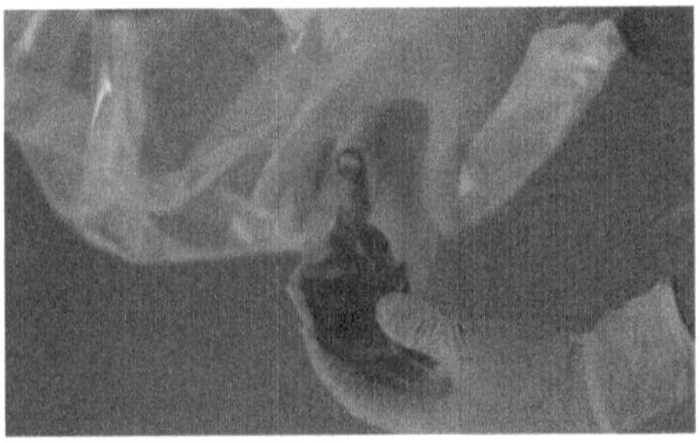

图 3-18 安装镜头对接孔

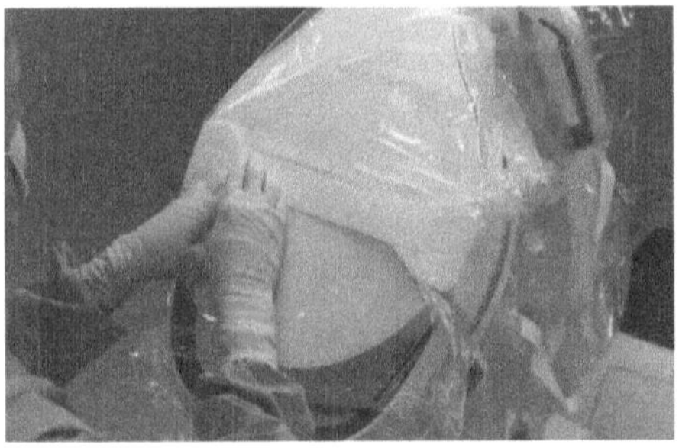

图 3-19 固定器械套

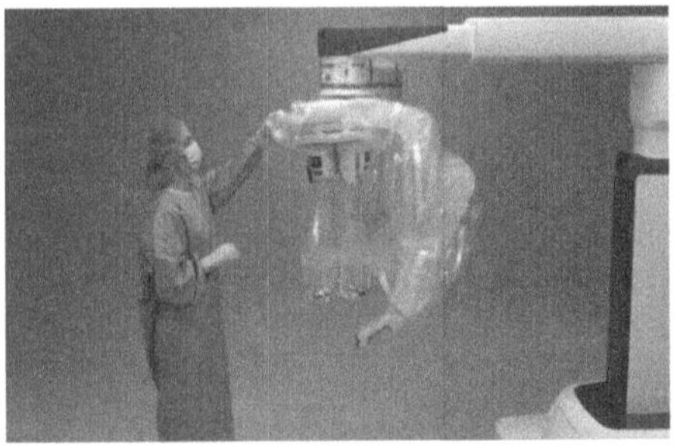

图 3-20 器械臂孔及无菌转接头安装

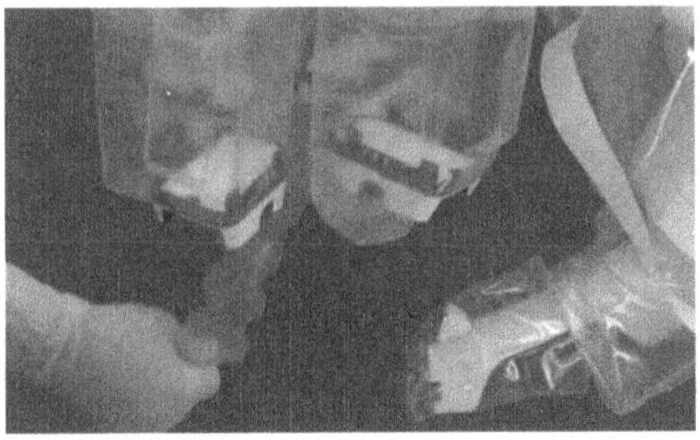

图 3-21 识别无菌转接头

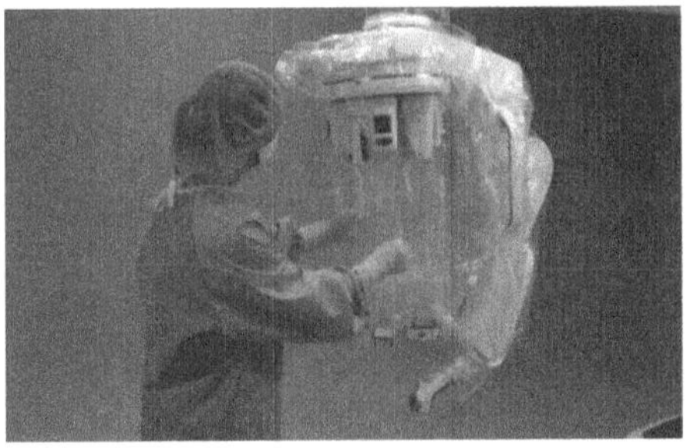

图 3-22 安装其他机械臂

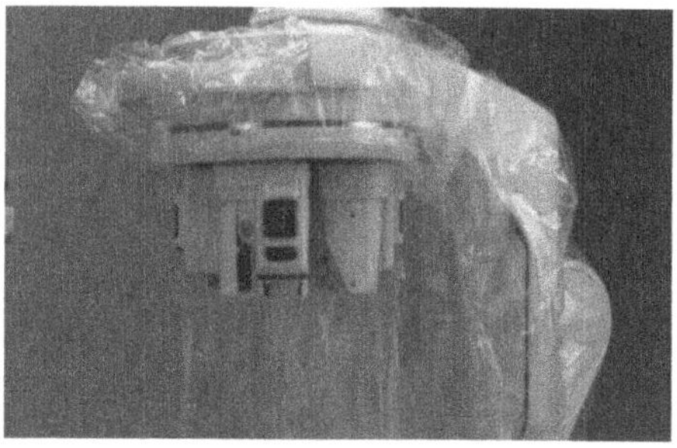

图 3-23　手臂回收至无菌状态

安装器械套注意事项：安装器械套时，要精准把控松紧度，避免出现过松或过紧情况。过松可能导致器械套移位，影响无菌效果及手术操作稳定性；过紧则可能损坏器械套或影响机械臂正常活动。器械护士与巡回护士配合过程中，必须严格遵守无菌操作原则。安装器械套时，确保金属接触面与患者手术平台充分贴合，避免存在过多冗余的器械套。若有过多器械套堆积或未贴合，可能干扰机械臂的运动精度，影响手术操作的准确性和流畅性。

（四）手术步骤及精准护理配合

见表 3-2。

表 3-2　手术步骤及精准护理配合

手术步骤	护理配合
1. 手术入路	选定腹部为单孔机器人建立一个 27mm 的切口（图 3-24），距离手术区域最近边界大于 10cm，最远距离小于 25cm，在这个范围内机器人会发挥到最大的限度，根据需要放置非机器人附件端口，位置距离定位点＞ 7cm 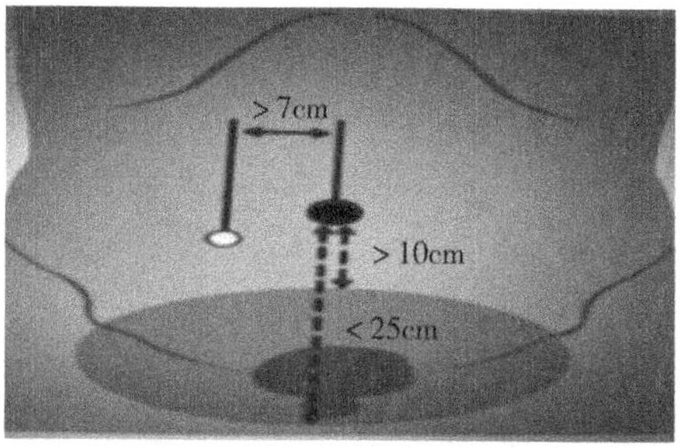 图 3-24　建立手术切口位置
2. 消毒铺巾	按腹腔镜手术方法消毒下腹部和会阴，并铺置无菌治疗巾，严格遵循无菌操作规范，避免污染

续表

手术步骤	护理配合
3. 连接管道	按照机器人操作规范，依次将无菌套准确套于机器人相应部位，确保无褶皱、无破损，维持无菌状态。仔细检查各类管道（如气腹管、摄像系统连接线、能量器械管道等）是否完好无损、接口是否匹配，有无堵塞、弯折。连接过程中，准确对应接口，轻轻插入并旋转固定，确保连接紧密，无松动、漏气、漏电等情况
4. 建立气腹及观察孔	①根据手术区域建立操作孔，距离操作孔最近边界大于 10cm，最远边界小于 25cm；单孔机器人主操作孔切口为 27mm。准备好 11 号手术刀片、巾钳等打孔器械，传递时注意器械尖端朝向规范，避免刺伤 ②气腹针建立气腹，调节气腹压为 12 ～ 14mmHg，以提供清晰手术视野和操作空间
5. 探查腹腔	通过机器人高清摄像头，全面探查腹腔内有无腹壁粘连，有无肿瘤转移，良性或交界性肿瘤明确是否能保留脾动静脉。护理人员密切观察患者生命体征，随时按需准确传递探查所需器械，如无齿镊、探查钳等
6. 打开胃结肠韧带，显露胰腺各段	①上提胃壁；②超声刀离断胃结肠韧带，双极止血，备好中大号或大号外科夹离断网膜内较粗血管再用双极电凝止血（图 3-25） 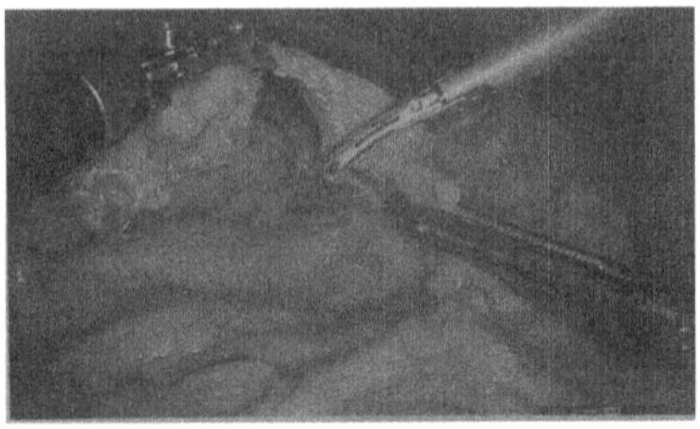 图 3-25　离断结肠韧带
7. 游离胰腺、脾动静脉结扎	①电钩或超声刀打通胰腺后方隧道；②双侧游离静脉分支超声刀离断，较粗血管缝扎或结扎。备好缝线和外科夹（图 3-26） 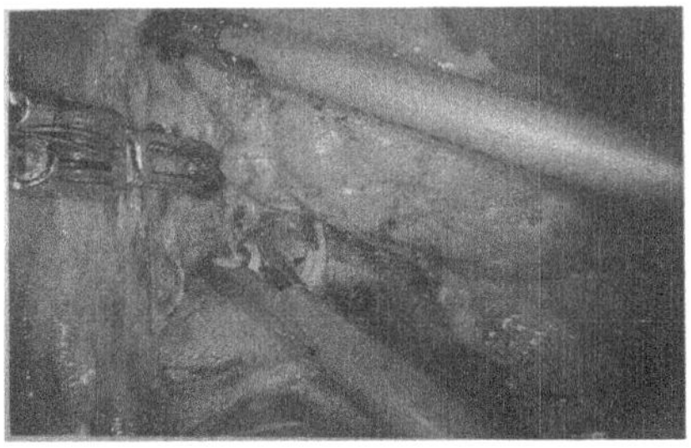 图 3-26　打通胰腺后隧道

续表

手术步骤	护理配合
8. 胰腺颈部离断	①备好超声刀或直线切割闭合器；②明确主胰管位置后，给予缝扎或外科夹闭；③缝合胰腺颈部断面。若出现出血等紧急情况，迅速配合医师进行止血操作，准备好止血布、缝合线等急救（图 3-27） 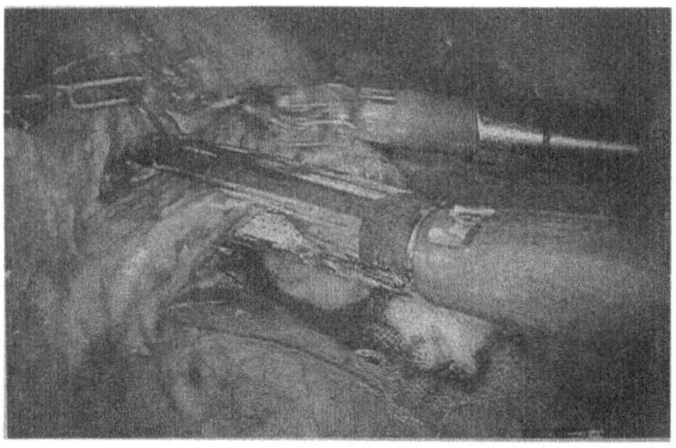 图 3-27　胰腺颈部断面止血缝合
9. 处理手术创面	①仔细检查手术创面，彻底止血。对于小出血点可用双极电凝止血，较大血管出血，需缝针止血；②检查有无胰液有无渗漏，若发现胰瘘可能，可放置引流管（图 3-28） 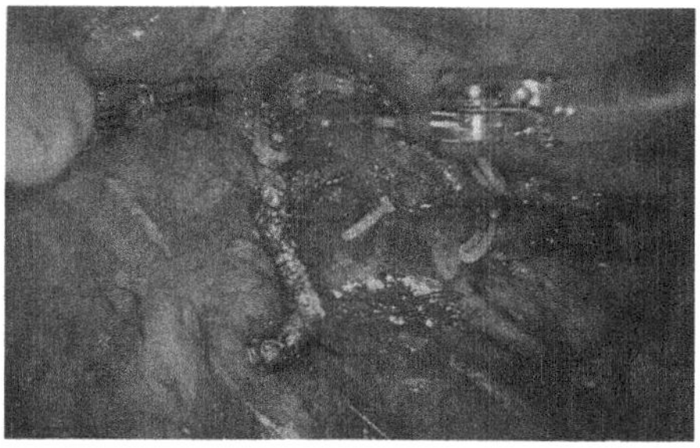 图 3-28　放置引流管
10. 标本取出	将切除的胰体尾标本置入内镜下取物袋内，经单孔通道完整取出。标本取出过程中，护理人员注意保护切口，避免标本污染切口，妥善放置标本并做好标记
11. 清点及关腹	排出腹腔内二氧化碳气体，拔除穿刺套管，缝合穿刺孔，移开床旁机械臂系统。仔细清点手术器械、纱布等物品数量，确保无遗留，协助医师进行缝合操作，密切观察患者腹部情况及生命体征

（五）术中精准护理要点

1. 配合单孔机器人手术护理人员，应熟悉单孔机器人手术相关知识，了解单孔机器人手术系统的基本原理、器械组成、操作流程及注意事项，明白不同手术的特点和需求。经专业培训并考核通过后上岗。提前检查机器人设备是否处于备用状态，机器人辅助手术要求高精尖的技术支持和严格的设备准备，护理人员需在术前详细检查机器人设备的完整性、功能状态及电池电量等，确保所有部件和功能均处于最佳备用状态。此外，还应检查相关的手术器械和附件是否齐全，以应对术中可能出现的各种情况，保障手术正常安全开展。

2. 术中密切关注单孔机器人系统的运行状态，包括气腹压力（维持在 12 ～ 14mmHg ）是否稳定、摄像系统图像是否清晰、机械臂活动是否正常等。若出现设备报警或故障，立即通知设备技术人员，协助排查和解决问题。

3. 单孔机器人器械臂具有独特的结构和连接方式。护士需熟悉各部件的安装与拆卸，确保在手术开始前，机械臂及配套耗材（如一次性无菌保护套、特殊的可转腕手术器械等）准备齐全且完好无损。不同型号的机器人，其器械臂的适配耗材可能存在差异，要精准核对，避免错用。

4. 手术过程中，密切关注器械臂的活动范围和灵活性。由于单孔操作空间相对集中，器械臂之间可能存在相互干扰的风险。一旦发现机械臂活动受限或出现卡顿等异常，需及时提醒手术医师，配合医师调整机械臂角度，确保镜头与操作器械协同视野清晰，避免“筷子效应”导致操作受阻。并配合技术人员排查原因，尽快解决以保障手术顺利进行。机械臂安装注意事项：安装前仔细检查机械臂各部件是否齐全、有无损坏或故障，确保摄像头、器械臂等关键部件功能正常。严格遵循无菌原则，对机械臂进行无菌覆盖，防止手术区域感染。覆盖过程中注意避免无菌单破损或移位，确保各关节活动部位不受限制。按照设备操作手册，准确连接机械臂与手术床及机器人主机，确保连接牢固。根据患者体位和手术部位，精确调整机械臂的位置和角度，保证其活动范围不受限且能灵活到达手术区域，同时避免机械臂之间及与其他设备相互干扰。安装完成后，进行机械臂的校准和功能测试。检查机械臂的运动精度、灵活性及器械的开合、抓取等功能是否正常，确保手术中能准确执行操作指令。

5. 单孔机器人的高清 3D 成像系统是手术精准操作的关键。护士要协助医师调整图像参数，如亮度、对比度、焦距等，确保手术视野始终清晰、立体。同时，注意观察图像传输过程中是否存在信号中断、画面失真等情况。若出现此类问题，快速判断是摄像头端、传输线路还是显示终端的故障，及时联系相关技术人员处理。

6. 能量器械（如超声刀、电凝钩等）在单孔机器人手术中起着重要的切割和止血作用。护士需掌握能量器械的工作原理和性能特点，严格按照操作规范连接和调试。术中密切关注能量输出情况，当能量器械出现功率不稳定、异常发热等情况时，立即暂停使用，通知医师并协助更换备用器械，同时对故障器械进行妥善标记和处理，以便后续检修。

7. 在手术操作过程中，护士要根据医师的操作进程，精准传递适合的精细器械，如显微血管钳、精细剪刀等，以便医师在分离和处理血管神经时能更准确、轻柔地操作。

8. 手术进入血管游离阶段或结扎或切断操作时，护士需提前备好止血材料和血管缝合线等，一旦出现意外出血情况，能迅速递交进行止血处理。对于可能损伤神经导致术后消化功能或内分泌功能异常的操作区域，护士要提醒手术团队成员注意操作的精准度和轻柔度，如在处理胰体尾与腹腔神经丛粘连时。

9. 胰管的处理是胰体尾切除术的关键环节之一，关系到术后是否会发生胰瘘等严重并发症。护士要熟悉胰管不同的处理方式，密切观察手术视野中胰管断端的情况，如有无胰液渗漏、断端是否整齐等，并及时反馈给医师。若出现胰液渗漏较多等异常情况，协助医师迅速采取相应措施，如准备生物蛋白胶封堵、调整胰管处理方式等。

10. 注意推入和移开床旁机械臂系统时不要污染及注意安全。床旁机械臂系统是机器人手术的关键组成部分，其操作需非常谨慎。在推入和移开机械臂系统时，护理人员应注意避免污染手术区域，确保手术环境的无菌状态。

11. 体位安置与调整：患者体位应确保处于头高足低的适当角度，通常根据手术需求调整手术床的角度。使用软垫或支撑物确保患者的舒适性和稳定性，避免在手术过程中发生滑落或不适。密切关注患者的体位变化，随时根据手术进展和医师的要求进行调整。手术结束后，需将患者安置为平卧位，并妥善固定好身体各部位，防止因体位变动而发生坠床等意外情况。

12. 术后协助医师拆卸机械臂，小心操作避免损坏部件。按照规定流程对器械进行清洗、消毒和保养，将机械臂各部件妥善存放，以备下次使用。同时，对机器人系统进行全面检查和维护，及时记录设备运行情况及出现的问题，通知专业技术人员进行处理。

七、术后护理

（一）一般护理

详见第1章第二节中的术后精准护理部分。

（二）专科护理

1. *管路的护理*　胰腺癌患者术后引流管的护理对于患者的康复和健康至关重要。术后一般留置胃管、尿管、腹腔引流管、T管、胰管、空肠造瘘管，向患者及其家属说明各种引流管的目的和重要性，强化医疗安全意识。

（1）妥善固定管路（图3-29），防止其脱落，在翻身和搬运过程中，先将别针松开，增加患者活动度。

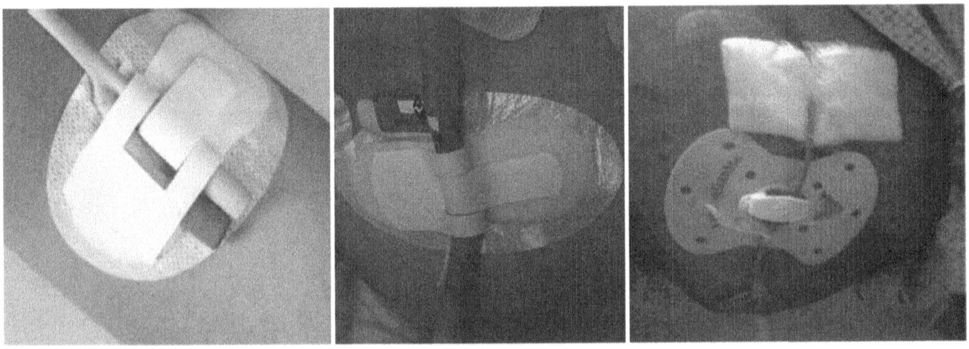

图 3-29　管路固定方法

（2）保持引流管通畅，防止阻塞、扭曲和折叠。检查引流管各连接处，确定其连接紧密，防止逆行感染。

（3）密切观察引流液的颜色、性状和量，并准确记录（图 3-30）。引流液的测量方法见图 3-31。

2. 术后伤口的护理

（1）定期评估患者的伤口，观察伤口有无渗液、红肿、感染等情况的变化。

（2）严格无菌操作，落实医院的消毒和手术创面护理的相关规范，保持伤口的清洁和干燥，避免感染的发生。

3. 静脉液体输注及药物应用管理

（1）术后静脉液体管理：对于胰腺肿瘤患者具有至关重要的意义。规范的静脉液体管理，既可以有助于缓解患者的不适症状，还能增加患者的依从性，降低术后并发症的发生率，提高治疗效果。

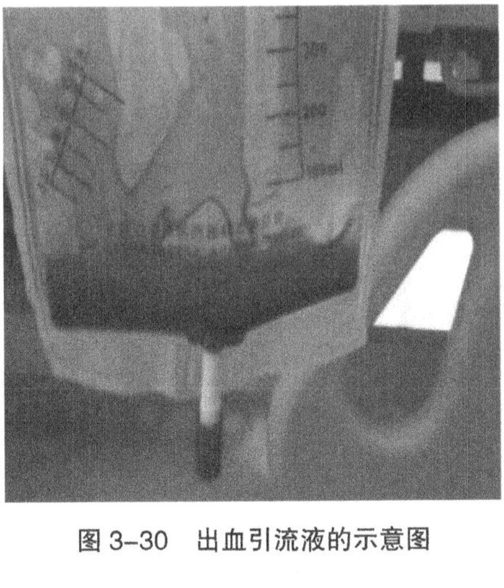

图 3-30　出血引流液的示意图

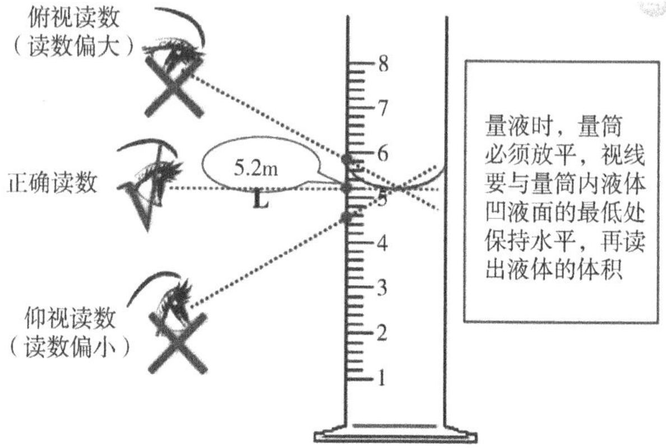

图 3-31　引流液的测量方法

（2）术后用药原则，优先止血、消炎、保胃、止吐及胰酶抑制剂的药物，继而保肝、静脉补液等治疗。根据患者实际情况，调整用药顺序及滴注时间，若出现电解质紊乱，优先积极纠正电解质。生长抑素等药物需 24h 维持静脉滴注以抑制胰腺外分泌功能。

（3）术后定期监测血糖，包括空腹血糖、餐后血糖等，根据血糖值调整胰岛素用量或降糖方案。胰腺手术患者多伴随糖尿病，需要严格控制血糖，胰岛素剂量应根据患者的实际血糖水平和医师的医嘱进行调整，防止伤口迁延不愈或感染发生。

4. *饮食护理*　胰腺手术后饮食护理同样至关重要。因大多数胰腺手术患者术后进食不当，造成胰漏发生率极高，所以护理人员需要指导患者及其家属安全进食。

（1）如患者无营养不良，禁食早期给予低热量即可，医嘱所开具的补液能量会低于患者能量需求量，这样可以避免手术当天和术后第 1 天患者的应激反应，增加机体的负担，引起代谢异常。

（2）避免过早进食，术后 1 周内全胃肠道外营养支持，并按 TPN 护理常规护理。从进流质、半流质，逐渐过渡到普食。饮食应富含营养、高维生素、高热量、高蛋白，进食过程中观察有无胃排空障碍，如出现腹痛、腹胀等不适应及时协助处理。

5. *心理护理*　胰腺手术患者术后的心理管理是非常重要的，术后引起病理生理改变，易出现多种严重的并发症，因此患者的心理压力大。对术后可能出现的情况做好解释，以解除患者思想顾虑，鼓励其树立战胜疾病的信心，保证充足的睡眠及充分的镇痛效果。

（三）症状的精准护理

1. *疼痛的护理*　胰腺患者术后疼痛的原因多种多样，包括手术切口、炎症刺激、肠粘连、出血等因素。合理的疼痛管理可以提高患者的生活质量和手术恢复效果。护理人员要评估患者的疼痛程度和特点，结合患者的个体差异和手术类型，术后CT排查无异常后，采用适当的疼痛管理措施，协助麻醉师、疼痛专业医师、外科医师共同参与实施。充分考虑患者的自身情况、手术种类及镇痛药物，辅以心理疏导。采用多模式、预防、按时镇痛，以非甾体抗感染药物为主，在镇痛的同时需密切注意对患者呼吸、血压、胃肠功能等的影响。

2. 呕吐的护理　呕吐是术后患者常见的并发症，对患者的康复和生活质量产生不利影响。针对术后呕吐，精准护理至关重要。

（1）及时清理呕吐物，保持患者口腔、鼻腔清洁，避免感染。

（2）遵医嘱给予药物治疗，如止吐药、胃肠道动力药等，缓解呕吐症状。

（3）调整床头高度，避免平卧，以减轻胃肠道负担。

（4）患者术后呕吐可能导致焦虑、恐惧等负面情绪，护士应加强与患者的沟通，了解患者需求，给予心理支持。

（5）指导患者进行放松训练，如深呼吸，减轻焦虑情绪。

3. 睡眠障碍的护理　术后患者失眠的原因多种多样，包括病理生理变化、康复锻炼、手术原因、心理因素及药物治疗等。护理人员要评估患者的睡眠状态制订相应的护理措施。

（1）营造良好的睡眠环境，保持病房安静、舒适，控制光线、温度和湿度，确保床铺整洁、舒适。

（2）规律作息时间，确保患者按时入睡、起床，避免白天过度睡眠，规律锻炼，但要避免过于激烈的运动。

（3）改善睡眠质量，减轻患者疼痛和不适感，缓解焦虑、抑郁等情绪，避免刺激性饮食和饮料摄入。

（4）加强患者与家人、朋友的沟通，鼓励家属参与护理过程，提供心理支持和康复指导。

（5）医护人员定期评估患者睡眠状况，针对患者个体化制订护理方案，及时调整护理策略。

4. 腹胀的精准护理　术后一定程度上导致肠蠕动功能减弱，从而引发腹胀。

（1）护士及时评估，指导患者合理膳食。

（2）鼓励患者养成规律排便习惯，训练肠道功能。

（3）中医中运用推拿调整气血及内脏功能，腹部穴位推拿，促进胃肠蠕动。

（4）术后患者在病情允许的情况下，应尽早下床活动，促进肠道蠕动。

（5）必要时遵医嘱给予乳果糖口服溶液或使用甘油灌肠剂灌肠等方法，保持大便通畅。

（四）术后并发症的护理

尽管机器人手术相对安全，但仍存在一定的手术风险。患者术后并发症的监测与处理是术后护理中至关重要之一。护理人员应密切观察患者的生命体征、意识状态、伤口情况等，术后 24 ～ 48h，要重点监测有无出血、胰漏、腹腔感染、肺部感染及下肢深静脉血栓等。

1. *术后 CO_2 气腹的观察和护理* 机器人手术需建立气腹为手术操作提供足够空间，常见二氧化碳气腹，气腹后往往会引起各种并发症，如高碳酸血症、皮下气肿、肩部疼痛、气胸和纵隔气肿、气体栓塞、酸碱平衡失调等，常见的术后并发症主要有高碳酸血症、肩部疼痛及皮下气肿等。

（1）高碳酸血症：术中气腹通常使用二氧化碳气体，若吸收过多，可导致血液中二氧化碳含量升高，引起高碳酸血症，患者可能出现呼吸急促、呼吸困难、乏力等症状。

护理措施如下。

1）密切监测病情，监测生命体征与血气分析：实时监测呼吸频率、节律、血氧饱和度及血压，定期复查动脉血气，观察二氧化碳分压、pH 变化，判断是否出现酸中毒。观察意识状态，若患者出现嗜睡、烦躁、意识模糊等，可能是高碳酸血症加重的表现，需及时通知医师。

2）改善通气功能：术后清醒患者取半卧位或斜坡卧位，减少腹部压力对膈肌的压迫，利于肺部扩张。昏迷患者头偏向一侧，防止舌后坠阻塞气道。

3）指导有效呼吸：鼓励患者做深慢呼吸、腹式呼吸或使用呼吸训练器，促进二氧化碳排出；咳嗽、咳痰时协助按压腹部伤口，减轻疼痛，避免因不敢呼吸导致通气不足。

4）辅助通气支持：若 $PaCO_2$ 持续升高且伴有严重酸中毒，遵医嘱给予面罩吸氧或无创呼吸机辅助通气，必要时气管插管。

5）纠正酸碱失衡：根据血气结果，若出现严重代谢性酸中毒，遵医嘱静脉输注碳酸氢钠等药物，同时注意电解质平衡。

（2）肩部疼痛：护理措施主因二氧化碳气腹后，残留于腹腔内的二氧化碳刺激膈神经，神经反射引起肩部牵涉痛，一般在术后 1 ～ 2d 出现，可持续数天。双侧肩部酸痛，活动时疼痛可能加重，一般可在数天内自行缓解。

1）促进腹腔气体排出 ：术后 24h 内取半卧位或斜坡卧位，利用重力使气体向盆腔聚集，减少对膈肌的刺激；清醒患者尽早下床缓慢走动（3 ～ 4 次 / 日，每次 10min），加速气体通过呼吸排出。

2）热敷与物理辅助：若肩部疼痛因气体刺激引起，可在术后 24h 后用温毛巾（40 ～ 45℃）热敷肩背部，每次 15 ～ 20min，加速局部血液循环，缓解肌肉痉挛（注意避开伤口）。

3）缓解疼痛与对症处理：①药物镇痛。评估疼痛程度（如 NRS 评分≥4分）时，遵医嘱口服非甾体抗炎药，或肌内注射镇痛药，减轻神经炎症反应。②中医辅助疗法。可通过针灸、按摩肩井穴、天宗穴等穴位，缓解肩部肌肉紧张。③采用超短波理疗，促进炎症吸收。

（3）皮下气肿护理措施：主因手术中气体通过穿刺孔进入皮下组织所致，常见于穿刺部位周围，也可蔓延至胸腹部、颈部甚至面部，气腹压力过高、穿刺技术不当、手术时间过长等都可能增加皮下气肿的发生风险。

皮下气肿表现皮下可触及握雪感或捻发音，一般小范围的皮下气肿无明显不适，严重时可影响呼吸运动。

1）密切观察气肿范围与症状 ：评估气肿程度，每日查看皮下气肿的部位，用记号笔标记范围，观察是否扩大或消退；触摸皮下组织，判断捻发音（握雪感）的轻重，若气肿范围迅速扩大至颜面部、胸部，或患者出现呼吸困难、胸痛、声音嘶哑等，可能提示合并气胸或纵隔气肿，需立即通知医师处理。

2）促进气体吸收与排出：小范围皮下气肿多在 2 ～ 3d 自行吸收；若气肿局限于腹部，可轻柔按摩气肿部位（避开伤口），帮助气体向体表迁移，避免用力挤压；若气肿严重（如颈部、胸部广泛气肿），可配合医师用细针穿刺排气。

术后 24h 内取平卧位或半卧位，避免穿刺部位受压；病情允许时鼓励患者尽早下床活动（如缓慢走动），通过身体活动促进皮下气体扩散。

2. 腹腔出血的护理　机器人胰体尾切除术后出血是较为凶险的并发症，可能与术中血管处理不彻底、凝血功能异常、术后活动不当等因素相关，腹腔感染导致血管壁侵蚀、剧烈咳嗽活动引发腹压骤升、过早进食刺激胃肠蠕动等因素均会加重出血的风险。

（1）严密监测生命体征：术后 24 ～ 48h 每 30 分钟监测心率、血压、血氧饱和度，若出现心率增快（较基础值升高＞ 20 次 / 分）、收缩压下降＞ 20mmHg，立即通知医师立即处理。

（2）及时倾听患者主诉，如主诉腹痛，触诊腹部膨隆、压痛反跳痛，出现剧烈腹痛伴腹肌紧张，则提示腹腔内大出血刺激腹膜，需严密监测患者尿量观察患者神志、皮肤温度及色泽，警惕休克前兆。

（3）观察腹腔引流管：应密切观察各种引流管的情况，当发现患者的引流液异常时，提示有出血倾向，严密观察出血的速度。记录引流液颜色、量及性状，术后 24 h 内引流量通常＜ 200ml，呈淡血性或淡黄色；若引流量突然增多（＞ 300ml/24h）且颜色鲜红，提示活动性出血。

（4）观察胃管引流液是否含血，每日排便时检查粪便颜色，如黑粪提示消化道出血。

（5）预防胰漏及控制感染：胰液漏可腐蚀血管引发出血，需密切观察引流液淀粉酶水平（＞3倍血清值提示胰漏），应遵医嘱使用生长抑素抑制胰液分泌，腹腔感染是出血的重要诱因，术后监测体温，保持引流管通畅，遵医嘱使用抗生素。

（6）备好各种抢救药品及仪器，开放两条以上的静脉通路，维持血容量循环，根据病情做好介入止血或二次手术的准备。

（7）出血时患者易出现恐惧、焦虑，护士需冷静操作，解释处理措施，减轻其心理负担。

3. 胰漏的护理　胰漏是胰腺切除术后严重和最常见的并发症，发生率为5%～25%，致死率为20%～50%，其发生主要与吻合口张力、吻合技术等有关。

（1）早期监测与识别：根据引流液的颜色判断胰漏的早期发生情况，术后24～48h引流液呈淡血性，若转为清亮或淡黄色、量突然增多（＞100ml/8h），提示胰漏可能，淀粉酶检测。术后第1、3、5天常规送检引流液淀粉酶，＞3倍血清值（正常值＜100U/L）可确诊。根据腹腔引流液的颜色对胰漏进行分等级并预判胰漏的严重程度，采取不同的处置方法。

（2）症状评估：若出现持续性左上腹疼痛并向腰背部放射，可能为胰液刺激腹膜，体温＞38.5℃、白细胞计数升高，需警惕胰漏合并腹腔感染。

（3）胰漏发生后应给予禁食、持续胃肠减压，使用生长抑素等药物静脉滴注维持24h以抑制胰腺外分泌功能。

（4）保持水和电解质平稳，给予肠外营养支持，遵医嘱使用抗生素。

（5）给予腹腔冲洗冲洗等对症治疗，保持充分、有效的引流是治疗胰漏的一个重要的前提，使用双套管负压引流，保持负压0.02～0.04MPa，避免引流管折叠或堵塞，可用生理盐水每次50ml低压冲洗，应尽可能保持引流通畅，定时挤压，避免引流管折叠、受压和扭曲，观察引流液的颜色、性状和量并定时记录，一旦发现患者引流管引出浑浊液体，应立即报告医师进行处理。

4. 腹腔感染的护理　常表现为腹痛、发热、白细胞增加，腹腔引流液浑浊等。临床工作中护士应积极做好预防工作，术前对患者进行全面评估。

（1）术后应密切观察患者的一般状况及腹腔引流液变化，在发热期予以物理降温，如物理降温效果不佳，则遵医嘱使用药物处理等，严格遵医嘱定时定量输注抗生素，定时监测体温的变化。

（2）保持引流管通畅，详细记录引流液的情况，将引流液送培养检测的过程中严格进行无菌操作，重视院内感染的预防，减少院内感染的发生。

（五）出院指导

1. 复查与随访　根据医师的建议，安排定期复查，包括血常规、肝肾功能、肿瘤标志物及影像学检查（如CT、MRI）等，以监测治疗效果和病情进展。复查的具体时间和频率应根据患者的具体情况和医师的建议来确定。如果有任何疑问或不适，应及时与医师沟通，寻求专业建议。

2. 日常护理与监测

（1）饮水量与尿量监测：保持充足饮水，有助于药物代谢和体内毒素排出。同时，记录每日尿量，确保尿量充足，若尿量明显减少或出现颜色异常，应及时就医。

（2）伤口护理：保持伤口清洁干燥，避免感染。如果伤口出现红肿、渗出等情况，应及时就医。

（3）疼痛管理：对于疼痛不适的患者，应遵医嘱合理使用镇痛药物，同时可通过深呼吸、放松训练等非药物手段缓解疼痛。

3. 饮食与营养

（1）均衡膳食：多摄入富含蛋白质、维生素和矿物质的食物，如瘦肉、鱼、禽类、豆制品、新鲜蔬菜和水果。避免油腻、辛辣、刺激性食物的摄入，以免加重肝脏负担。

（2）分餐制：采用少食多餐的方式，减轻胃肠负担。避免过饱或暴饮暴食。

4. 生活与休息

（1）充分休息：保证充足的睡眠，避免过度劳累。逐步恢复日常活动，但应避免剧烈运动，以免加重病情。

（2）避免烟酒：彻底戒烟，限制酒精摄入。烟草和酒精对肝脏有害，应尽量避免。

5. 心理调适

（1）积极面对病情：保持乐观的心态，积极面对病情和治疗过程。与家人、朋友及医护人员保持良好的沟通，分享自己的感受和困惑。

（2）寻求心理支持：必要时，可寻求专业的心理支持，如心理咨询或加入病友支持团体，共同面对挑战。

6. 药物管理

（1）遵医嘱用药：严格按照医嘱服用药物，不要自行增减剂量或更换药物。了解药物的名称、用法、用量和服药时间。

（2）药物副作用观察：注意观察药物的副作用，如恶心、呕吐、食欲缺乏等。如果出现严重副作用或不适，应及时就医。

7. 并发症预防与处理

（1）预防感染：注意个人卫生，保持室内空气流通，避免前往人群密集场所，减少感染风险。

（2）出血预防：避免剧烈运动和碰撞，以免导致出血。如果出现出血情况，应立即就医。

（3）其他并发症处理：如出现发热、寒战等症状，应及时就医，以便医师及时诊断和治疗。

参考文献

李国庆，陈华，孙备．胰体尾切除术后胰瘘防治研究进展 [J]. 中华普外科手术学杂志 (电子版), 2019, 13(4): 427-429.

刘荣．机器人肝胆胰手术操作指南 [J]. 临床肝胆病杂志，2019, 35(7): 1459-1471.

刘亚辉．胰腺微创手术中胰腺残端处理 [J]. 临床外科杂志，2021, 29(7): 616-618.

马凯，孙传东，张炳远，等．达芬奇机器人超凝缝合法在 Kimura 保脾胰体尾切除术中的应用 [J]. 中华腔镜外科杂志 (电子版), 2020, 13(2): 113-118.

徐凌翔，涂兵．术后胰瘘的临床诊治研究进展 [J]. 中国继续医学教育，2020, 12(2): 91-93.

徐晓武, 张人超, 牟一平. 腹腔镜根治性顺行模块化胰脾切除术治疗胰腺体尾部腺癌 12 例分析 [J]. 中华外科杂志，2018, 56(3): 212-216.

杨雯雯，田宏伟等．机器人辅助与传统腹腔镜胰体尾切除术治疗胰腺恶性肿瘤疗效比较的 Meta 分析 [J]. 中国普通外科杂志，2021, 30(9): 1047-1058.

张红林，程伏林．保脾和切脾的胰体尾良性和交界性肿瘤切除术临床疗效比较 [J]. 临床外科杂志，2018, 26(2): 124-126.

周育成，吴小三，牟一平，等．两种钉仓对腹腔镜远端胰腺切除术后胰瘘影响的随机对照研究 [J]. 腹腔镜外科杂志，2020, 25(9): 719-720.

Liao TK, Wang CJ, Su PJ et al. Laparoscopic splenic vessels and spleen preservation distal pancreatectomy via inferior-posterior splenic vein approach[J]. Surg Laparosc Endosc Percutan Tech, 2020, Oct, 30(5): 424-429.

第4章

机器人“荣氏”胰腺中段切除

第一节 概 述

“荣氏手术”是指机器人辅助下“荣氏”胰腺中段切除术，由肝胆外科专家刘荣教授及其团队开创，包括机器人胰腺中段切除、胰管成形、胰腺端－端吻合术，这种新型手术方式引起了国内外专家同道的广泛关注，此种手术不仅最大程度上保留了胰腺的器官及功能，同时也最大程度上做到了手术方式及方法上的微创。临床上胰腺导管内乳头状黏液性肿瘤（intraductal papillary mucinous neoplasm，IPMN），手术中率先开展了机器人辅助下的“荣氏”胰腺中段切除术。胰腺颈部及体部近端的良性肿瘤及低度恶性肿瘤，胰腺中段切除术也是临床上最常使用的手术之一。目前胰腺中段切除术大多采用胰肠吻合或胰胃吻合的方式来解决远端胰腺的外分泌问题，同时也改变了远端胰腺及胃肠道的正常生理状态。

一、手术原理

传统观念认为胰腺两端，切断后难以再接，胰腺颈部、胰体部近端病变切除后，在传统胰腺手术中，对于胰腺颈部、胰体部近端病变的处理，常因担心胰腺切断后难以良好吻合及术后并发症多，手术后易发生胰液与肠液或胃液混合形成腐蚀性消化液引发并发症。而采用较为复杂且有一定风险的胰肠吻合或胰胃吻合方式。

“荣氏”手术创新性地提出了通过特殊的缝合技术和方法，实现胰腺的端－端吻合。“荣氏手术”具体是通过轻度游离胰腺后方，在确定需要切除的胰腺中段病变部位后，对胰腺切缘进行特殊处理，使用可吸收缝线在切缘缝上两个圈线，这种圈线缝合方式能够均匀分散张力，使胰腺边缘的抗拉力提高 2.75 倍。放入支架进行完全对接缝合（图 4–1，图 4–2）。此种手术解决了缝合导致的血管扭曲问题，实现了胰腺的端－端吻合。以最大程度保留胰腺功能和减少并发症。为后续的端－端吻合提供了坚实的基础。

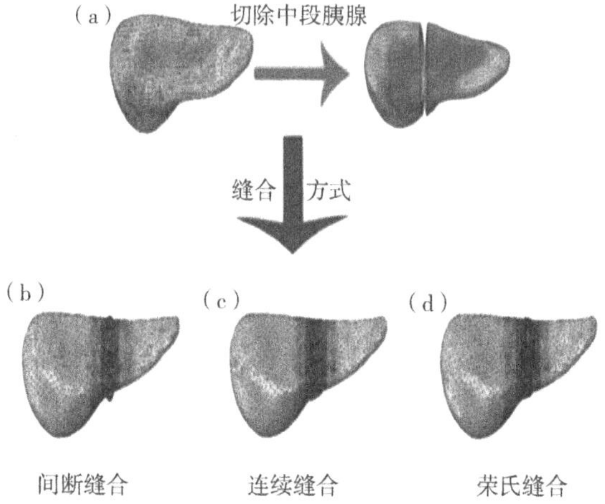

图 4-1 “荣氏”手术缝合示意图

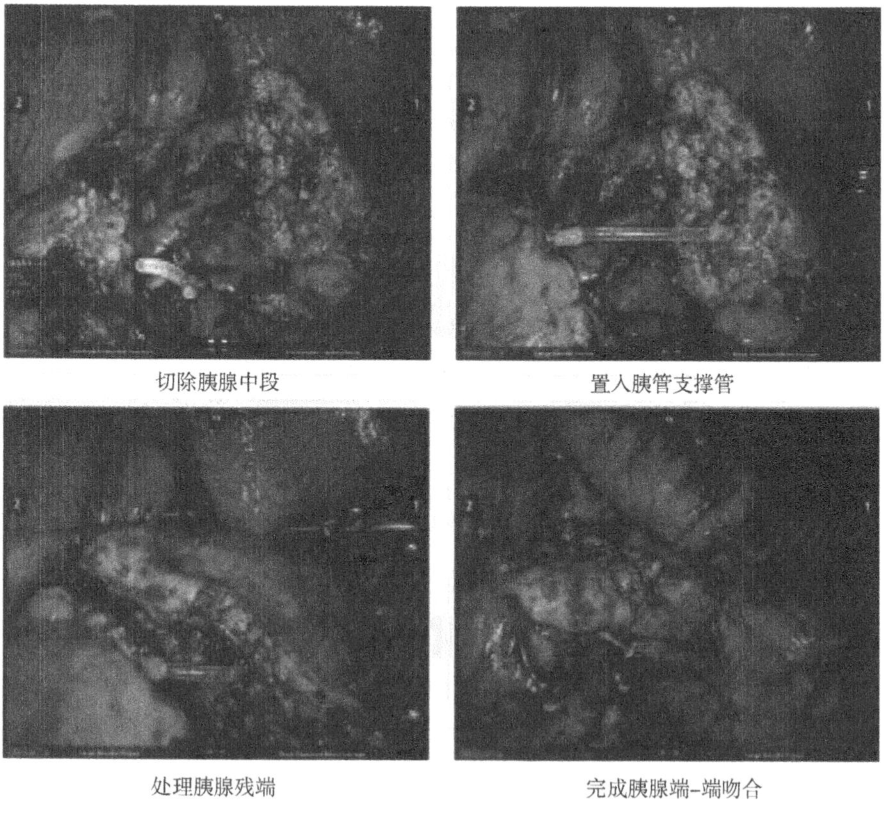

图 4-2 “荣氏”手术吻合示意图

在完成圈线缝合后，将合适的支架放入胰腺断端，起到支撑和引导作用，有助于保证胰管的通畅和准确对接。然后，采用精细的缝合技术将胰腺两端进行完全对接缝合，确保吻合口的严密性和稳定性，同时注意避免缝合导致的血管扭曲，以预防术后血栓形成。

机器人“荣氏”胰腺中段切除术，正是借助于达·芬奇机器人精细切除和精密缝合的优势，开展的胰腺中段切除、胰管成形及胰腺端－端吻合手术。胰腺尾侧断端与头侧断端吻合，避免与胃肠液直接接触，在一定程度上减少了出血和胰瘘的概率。通过置入胰管支撑管，使胰管端－端吻合过程更加方便，也有利于防止术后胰管狭窄。如果术后吻合口愈合不良，大量胰液仍可经胰管支撑管流入十二指肠腔内，从而减轻了胰瘘对腹腔脏器的损伤。减少了胰腺尾侧断端和胃肠道吻合这一步骤，缩短了手术时间，不仅减少了对胃肠道的骚扰及创伤，而且更符合正常的胰腺解剖及生理。机器人“荣氏”胰腺中段手术是最大限度地保留胰腺的外分泌生理功能，是极具临床应用价值、更加“微创”的微创手术。

二、手术效果与优势

（一）微创优势显著

借助机器人手术系统，具有创伤小、出血少的特点。手术切口小，术后疼痛轻，患者能够更快地恢复活动，住院时间也明显缩短。一般情况下，患者术后恢复情况良好，能在较短时间内出院，减少了患者的身体痛苦和住院费用。

（二）胰腺功能保留

通过这种独特的手术方式，最大程度地保留了胰腺的内、外分泌功能，减少了因胰腺组织大量切除或胰液引流方式改变而导致的糖尿病、消化不良等并发症的发生，提高了患者术后的生活质量。

三、手术适应证

胰腺颈体部良性肿瘤无法局部切除，如胰岛细胞瘤、浆液性或黏液性囊腺瘤等；低度恶性肿瘤，如胰腺实性假乳头状瘤等；深部实质内肿瘤，传统手术难以完整切除且易损伤周围组织；不易剔除的非肿瘤性囊性病变，如胰腺假性囊肿等；局限性胰管结石或狭窄，导致胰液引流不畅且非手术治疗无效者。

四、手术禁忌证

晚期胰腺癌伴有远处转移；严重的心肺功能障碍，无法耐受手术；凝血功能障碍或存在严重的出血倾向；胰腺广泛的炎症或纤维化，影响胰腺的游离和吻合；合并有其他严重的全身性疾病，如肝肾功能衰竭等，不适合进行手术者。

第二节　机器人"荣氏"胰腺中段切除的精准护理

胰腺导管内乳头状黏液性肿瘤（intraductal papillary mucinous neoplasm，IPMN）是一种起源于胰腺导管上皮的罕见肿瘤，属于胰腺囊性肿瘤类型。其特征是肿瘤细胞在胰腺导管内呈乳头状生长，并分泌大量黏液，导致导管扩张和黏液聚集。可发生于胰腺的主导管（主胰管型 IPMN）或分支胰管（分支胰管型 IPMN），也可能两者同时受累（混合型 IPMN），肿瘤细胞呈乳头状增生，覆盖导管内壁，分泌大量黏液，导致导管扩张（可呈囊状），严重时可能阻塞胰管，引发胰腺炎或胰腺实质萎缩。根据细胞异型性和恶性潜能，可分为良性（腺瘤）、交界性（交界性腺瘤）和恶性（原位癌或浸润性癌）。

一、流行病学

IPMN 是胰腺囊性肿瘤中较常见的类型，占胰腺囊性病变的 15% ～ 30%，年发病率为（0.3 ～ 1.3）/10 万人，随着影像学技术（如 CT、MRI）的普及，无症状 IPMN 的检出率显著增加，实际患病率可能高于传统统计数据。与其他胰腺囊性肿瘤的对比胰腺囊性肿瘤中，浆液性囊腺瘤（SCA）占 20% ～ 30%，黏液性囊腺瘤（MCN）占 10% ～ 15%，IPMN 占比最高。年龄好发于 50 ～ 70 岁中老年人群，平均诊断年龄约 65 岁，儿童及青少年罕见。恶性 IPMN（浸润性癌）的发病年龄通常比良性 IPMN 晚 5 ～ 10 年。传统认为男性略多于女性（男女比例约 1.5 ：1），散发性 IPMN 占绝大多数（约 90%），遗传性 IPMN 罕见，仅 5% ～ 10% 与家族综合征相关，吸烟可能增加 IPMN 发病风险（与胰腺导管上皮细胞基因突变相关），部分研究提示糖尿病患者 IPMN 患病率较高，但因果关系尚不明确。慢性胰腺炎长期胰管炎症可能促进 IPMN 发生，但仅少数 IPMN 患者有胰腺炎病史。

二、临床表现

（一）无症状表现

30% ～ 40% 的分支胰管型 IPMN 患者可无任何临床症状，仅在体检（如腹部超声、CT 或 MRI）时偶然发现胰腺囊性病变。

（二）消化系统症状

腹痛或腹部不适，50% ～ 70% 的患者可出现腹痛，表现为上腹部隐痛、胀痛或绞痛，可能与胰管梗阻、胰腺炎症或肿瘤牵拉周围组织有关。疼痛可间歇性发作，进食后可能加重，消化道功能异常，部分患者可出现食欲缺乏、恶心、呕吐、腹胀等症状，可能与肿瘤阻塞胰管导致胰腺分泌功能障碍或影响十二指肠蠕动有关。

（三）胰腺外分泌功能不全表现

脂肪泻与体重下降，当主胰管型 IPMN 导致胰管长期梗阻时，胰腺腺泡萎缩，外分泌功能减退，患者可出现脂肪泻（表现为大便次数增多、量多、有油脂光泽、恶臭）和体重下降。20% ～ 30% 的患者可合并糖尿病，可能与胰腺内分泌功能受损有关（胰岛细胞破坏或胰管梗阻影响胰岛素分泌）。

（四）黏液分泌相关症状

黏液从十二指肠乳头排出，主胰管型 IPMN 患者可能因肿瘤分泌大量黏液堵塞胰管，导致黏液经十二指肠乳头溢出，表现为十二指肠镜下乳头开口扩张、黏液流出，部分患者可出现梗阻性黄疸（因黏液或肿瘤堵塞胆总管下端）。反复发作的胰腺炎，黏液或肿瘤碎片堵塞胰管可诱发急性胰腺炎，表现为突发剧烈腹痛、血淀粉酶升高等，部分患者以反复发作的胰腺炎为首发症状。

（五）恶变相关表现

症状明显加重腹痛持续不缓解、体重快速下降发展。

1. *黄疸* 肿瘤侵犯胆总管下端导致梗阻性黄疸，表现为皮肤巩膜黄染、尿色加深、大便陶土色。

2. *腹部包块* 晚期可触及腹部肿块，多提示肿瘤已突破胰腺包膜。

3. *远处转移症状* 如肝转移导致肝区疼痛、腹水，肺转移出现咳嗽、咯血等。

三、治疗原则

（一）随访观察

无症状的分支胰管型 IPMN，且满足以下全部条件肿瘤直径≤ 3cm，无壁结节、实性成分或胰管扩张（主胰管直径≤ 5mm），无临床症状及肿瘤标志物升高（CA19-9 正常），影像学稳定（无动态增长），适用于低风险患者。

（二）手术切除

①主胰管型 IPMN：无论有无症状，均建议手术切除，因其恶变风险高（30% ～ 50%）。②分支胰管型 IPMN：符合以下任意一项者需手术，肿瘤直径＞ 3cm，出现临床症状（如腹痛、胰腺炎），影像学提示恶性特征（壁结节、实性成分、胰管显著扩张、淋巴结转移等），肿瘤生长迅速（随访中直径增大＞ 2mm/ 年），合并 CA19-9 升高（排除其他原因）。③混合型 IPMN：参照主胰管型原则，建议根治性手术治疗。

四、手术方式

（一）胰十二指肠切除术

胰十二指肠切除术是一种复杂的腹部外科手术，主要用于治疗胰腺、胆管、十二指肠和部分胃部的恶性或良性疾病。该手术需切除多个器官并重建消化道，对医师技术要求极高，术后管理也较为复杂。

（二）保留十二指肠的胰头切除术

保留十二指肠的胰头切除术（duodenum-preserving resection of the head of the pancreas，DPRHP）是一种针对胰头良性或低度恶性病变的功能性保留手术。与传统胰十二指肠切除术（Whipple 手术）相比，其核心优势是保留十二指肠及部分胃幽门功能，最大程度减少对消化道的干扰，从而改善术后消化功能和生活质量。

（三）胰体尾切除术

适用于肿瘤位于胰体尾部，且未侵犯周围重要血管和组织的情况。手术切除范围包括胰体尾部、脾脏及周围的淋巴结组织。

（四）腹腔镜胰十二指肠切除术

腹腔镜胰十二指肠切除术（简称“腹腔镜 Whipple 手术”）是治疗胰头、胆管下段、十二指肠及壶腹部病变的高难度微创手术。相较于传统开腹手术，其通过腹部 3 ～ 5 个穿刺孔完成操作，具有创伤小、恢复快等优势，但对术者技术和团队配合要求极高，目前仅在少数大型胰腺中心常规开展。

（五）腹腔镜胰体尾切除术

腹腔镜胰体尾切除术是治疗胰体尾部病变的常用微创手术，通过腹部 3 ～ 4 个穿刺孔完成操作，具有创伤小、恢复快等优势，目前已在多数胰腺中心成为标准术式。根据是否保留脾脏，可分为保脾胰体尾切除术和非保脾胰体尾切除术。

（六）单孔机器人胰体尾肿瘤切除术

单孔机器人胰体尾肿瘤切除术是在传统腹腔镜、机器人手术基础上发展的超微创技术，通过单一脐部切口（为 3 ～ 4cm）置入多通道手术平台，利用“达·芬奇”机器人系统的灵活机械臂完成胰体尾部肿瘤切除。该术式进一步减少创伤、优化美容效果，适用于选择合适的胰腺良性或低度恶性肿瘤患者。

（七）机器人荣氏中段肿瘤切除术

“荣氏手术”指的是机器人辅助下的“荣氏”胰腺中段切除术，“荣氏手术”通过轻度游离胰腺后方，对胰腺切缘缝上两个圈线，使胰腺边缘抗拉力提高 2.75 倍，放入支架进行完全对接缝合，解决了缝合导致的血管扭曲问题，预防术后血栓，实现了胰腺的端 – 端吻合。

五、术前评估

（一）一般评估

1. 病史评估　了解患者有无胰腺炎、糖尿病、心血管等疾病，有无使用抗凝药物等；有无恶心、呕吐、黄疸、体重下降等情况。

2. 身体评估　检查生命体征，评估患者的基本身体状况。进行全面的体格检查，询问本次发病症状，如疼痛的部位、性质、程度、发作频率，指导患者熟悉疼痛评估量表，疼痛评分采用数字、脸谱相结合的方式，使患者更直观地了解疼痛程度，重点检查腹部有无压痛、反跳痛、肿块，肝脾是否肿大，有无腹水等体征。

3. 心肺功能评估　营养评估及心理评估详见第 1 章第二节。

（二）专科评估

详见第 3 章第二节专科评估部分。

六、术前指导

1. 向患者简单介绍手术流程，包括麻醉方式、手术大概时长，术中患者处于的麻醉状态，不会感到疼痛。手术具有创伤小、出血少、恢复快、疼痛轻、住院时间短等优点，相较于传统开腹手术，能降低并发症风险，提高患者生活质量。告知患者手术过程中会有专业医疗团队密切监护生命体征，确保手术安全。在充分告知手术相关信息后，让患者或其家属签署手术知情同意书，确保其了解手术的利弊及可能出现的并发症等。

2. 嘱咐患者术前 1 ～ 2d 进清淡饮食，术前 8h 禁食、4h 禁水，防止术中呕吐引起窒息或误吸。术前应取下活动义齿、发夹、首饰、隐形眼镜等物品，并避免化妆和涂指甲油；女性患者如果月经来潮应及时告知医护人员。保证术前充足睡眠，入睡困难可遵医嘱给予催眠药口服。

3. 特殊情况告知：如有药物、食物过敏史或特殊疾病史（如心脏病、糖尿病等），应提前告知医护人员，以便制订合适的手术方案。

七、机器人胰体尾切除术中精准护理

机器人辅助胰腺中段切除术的手术间设计，应充分考虑手术团队的协作效率和患者的安全与舒适。布局应保持整洁、有序，避免不必要的物品堆积和人员流动。此外，手术间的温度和湿度也应控制在适宜范围内，并通过合理的布局和高效的团队协作，可以确保手术的顺利进行和患者的顺利恢复。

（一）机器人手术间布局（图 4-3）

1. 手术床位置：手术床是整个手术的中心，患者的体位调整和手术操作均围绕其进行。手术床应稳固且高度可调，以便于手术团队的操作和患者的舒适。

2. 镜像系统与电外科设备摆放：手术床的右侧面摆放镜像系统和电外科设备，这样的布局使得主刀医师在操作时能够清晰地看到手术部位的实时影像，同时方便随时取用电外科设备，高频电刀、电凝器等。

3. 主刀操作台位置：主刀操作台位于手术间，医师可以在这里操控机器人进行手术操作。这个位置的选择应确保主刀医师能够清晰地看到手术部位的影像，同时能够舒适地操作机器人。

4. 助手位置：助手位于患者的两腿之间，这样的布局使得助手能够方便地协助主刀医师进行手术操作，如传递器械、调整患者体位等。同时，助手也能够及时观察到手术部位的状况，为手术提供必要的支持。

5. 器械护士位置：器械护士位于患者足侧，负责管理和传递手术器械。这个位置的选择应确保器械护士能够迅速、准确地为手术团队提供所需的器械和物品，同时避免干扰手术操作。

6. 机器人移动机械臂台车位置：机器人移动机械臂台车位于患者上腹部左侧，这样的布局使得机器人的机械臂能够顺利地进入手术区域内，进行精确的手术操作。同时，台车的位置也应便于手术团队对机器人进行调试和维护。

7. 手术台的摆放（图 4–4）：位置应既便于医护人员全面观察手术进程，又需顾及患者的舒适度。同时，机器人手臂的布置亦需经过深思熟虑，以防止其在手术过程中与手术台或其他设备发生碰撞，确保手术流程的顺畅进行。此外，手术室的环境因素，如灯光的亮度与角度、温度的适宜性等，以创造一个既舒适又安全的手术环境。通过精心规划手术台布局，不仅能够提高手术的精确性和效率，降低手术风险，更能为患者带来更为优质的手术体验。

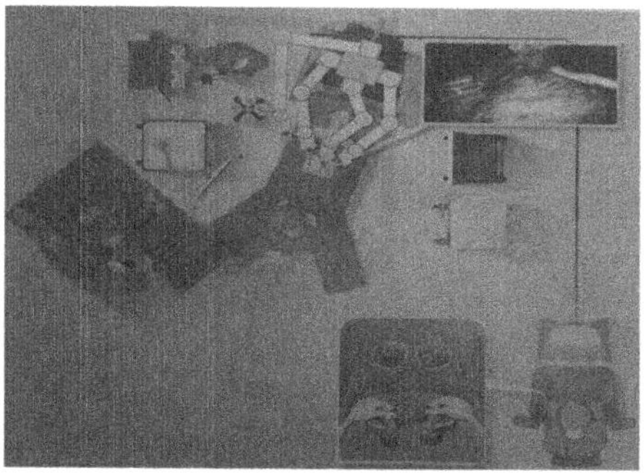

图 4–3　机器人手术室设置示意图

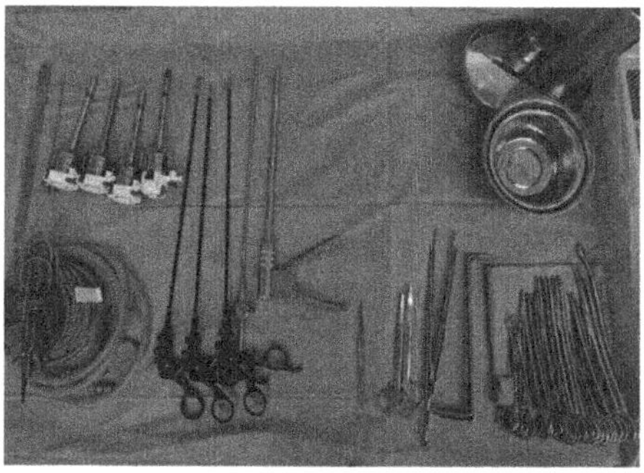

图 4–4　机器人胰腺中段切除术基本器械台

8. 机器人手术台无菌罩操作

（1）中心柱铺无菌套（图 4–5）：无菌套部分打开，两侧软带成 90°，抓住无菌套卡片，将无菌套卡片上的金属盘吸附到中心立柱的磁性槽内。

（2）器械臂铺无菌套（图 4–6）：从一侧依次套好机器人手臂。展开无菌套：翻转将无菌转接头朝上，撑开无菌罩开口，一只手抓住无菌罩口边正面的无菌转接头部分，另一只手抓住无菌罩远端，小心地将无菌罩往下套在器械臂上。

（3）安装器械手臂转接头（图 4-7）：用两手拇指将转接头压进器械托架，待圆盘转动，听到提示音，表明系统已识别无菌转接头。将套管无菌转接头按压进套管卡槽内，确保不存在多余无菌套材料，使之充分接合。将无菌套口边内部的两个磁扣安装到臂件上的磁性槽中。将臂夹安装到器械臂背面（图 4-8），小心不要捏到多余无菌罩材料。将软带向内弯曲呈“U”形，沿器械臂形成一个畅通的器械插入通道。弯曲软带备用。

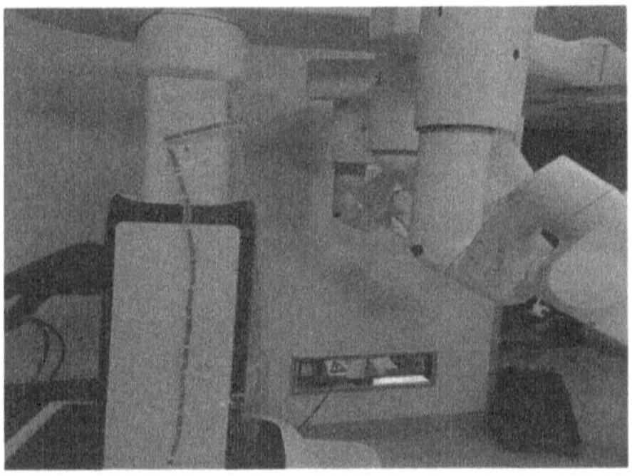

图 4-5　中心柱无菌罩

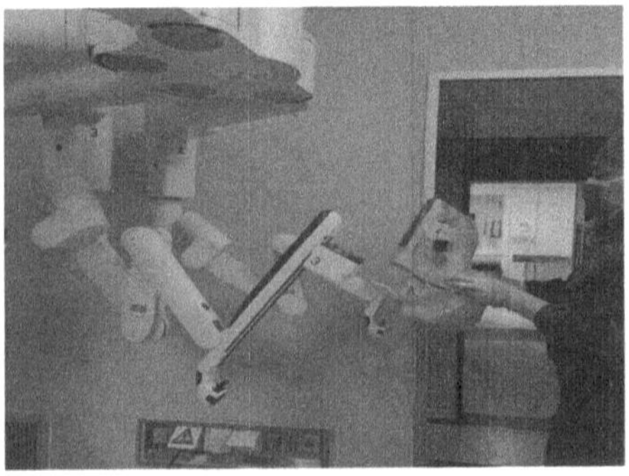

图 4-6　器械臂铺无菌套

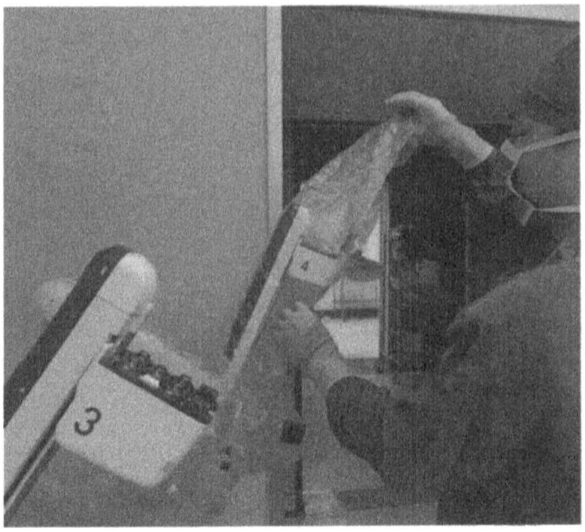

图 4-7　安装套管转接头

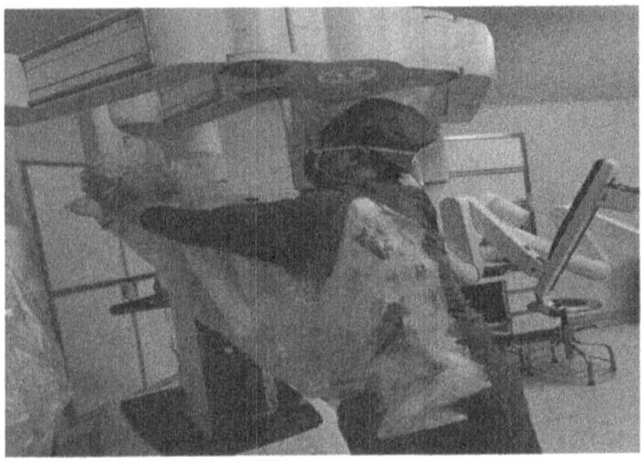

图 4-8　安装臂夹

9. 患者手术平台缓慢将患者手术平台驱动到手术台合适位置，移动时确保不接触环境中物体激光点校对，移动激光标志“十”字至距离初始内镜穿刺孔 5cm 范围以内。

10. 特殊用物准备（图 4-9，图 4-10）：肝胆Ⅺ机器人器械、肝胆Ⅺ机器人镜头 30°、单消：超声刀线、保温杯、金紫绿夹、肝胆Ⅺ机器人手臂立柱薄膜、手臂套、密封盖。

仪器：机器人设备、气腹机、超声刀、单双极电刀、负压吸引器。

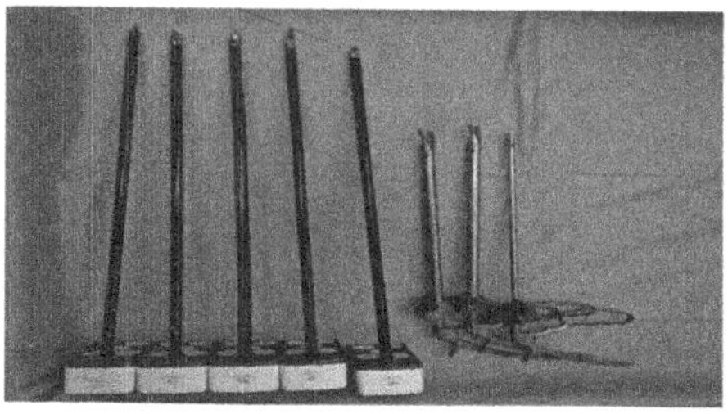

图 4-9　手术器械

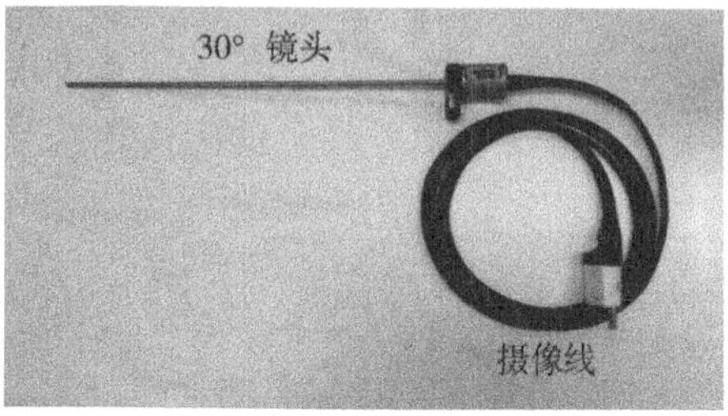

图 4-10　机器人镜头

（二）患者准备

1. 体位与皮肤准备　平卧分腿位或截石位，头高足低 30° ～ 40°，右侧抬高 30°。皮肤消毒上至乳房下缘，下至耻骨联合，两侧至腋中线及手术入路范围（图 4-11）。

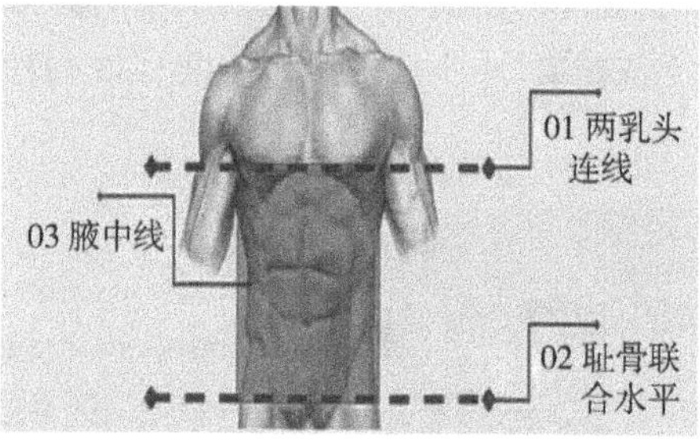

图 4-11　消毒范围

2. 手术部位消毒铺巾　切口两侧各铺一块中单，治疗巾 4 块以切口为中心依次为切口下方、对侧、上方、近侧。依次从上至下齐切口至头侧大单、切口下至左足、切口至右足，依次从上至下齐切口至头侧大单、切口下至左足、切口至右足，切口两侧各铺一块中单，切口至下肢分别铺一块中单，齐切口至双腿之间铺一中单。头架横拉一块单层大单。

（三）手术步骤及精准护理配合

见表 4-1。

表 4-1　手术步骤及精准护理配合

手术步骤	护理配合
1. 消毒铺巾 连接管道	按腹腔镜手术方法消毒腹部，并协助医师铺置无菌单，严格遵循无菌操作规范，避免污染 按照机器人操作规范，依次将无菌套准确套于机器人相应部位，确保无破损，维持无菌状态 仔细检查各类管道（如气腹管、摄像系统连接线、能量器械管道等）是否完好无损、接口是否匹配，有无堵塞、弯折。连接过程中，准确对应接口，轻轻插入并旋转固定，确保连接紧密，无松动、漏气、漏电等情况。连接完成后，打开设备电源，进行系统自检，确保设备运行正常
2. 建立气腹、观察孔及操作孔	准备好 11 号手术刀片、巾钳等打孔器械，在脐下右侧做约 8mm 切口，传递时注意器械尖端朝向规范，避免刺伤。气腹针建立气腹，调节气腹压为 14mmHg 并维持稳定，以保证手术视野清晰及患者安全。按术者指令传递 Trocar 套管（8mm 镜头孔、12mm 辅助孔、8mm 机械臂孔），传递时注意保护套管尖端，避免划伤腹壁。在建立操作孔过程中，准备好纱布，随时清理切口渗血，保持视野清晰（图 4-12） 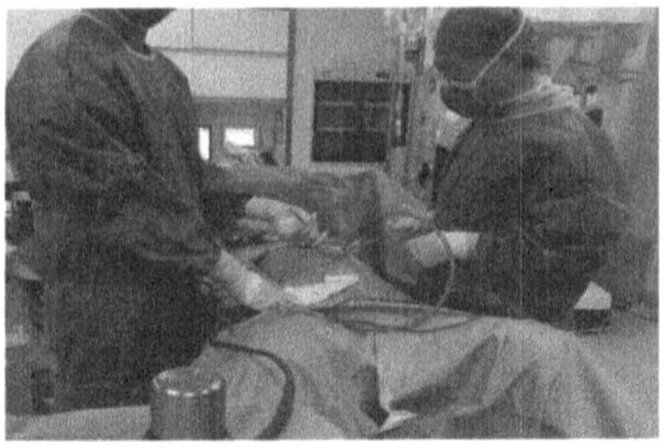 图 4-12　建立气腹、观察孔及操作孔
3. 床旁手术系统车放置	巡回护士将手术平台推到手术台周围合适位置，吊臂移动时确保不接触周围物体，移动激光光标与内镜穿刺孔重叠。与助手配合调整对焦，将机械手臂与腹壁穿刺器妥善连接并适度微调（图 4-13，图 4-14） 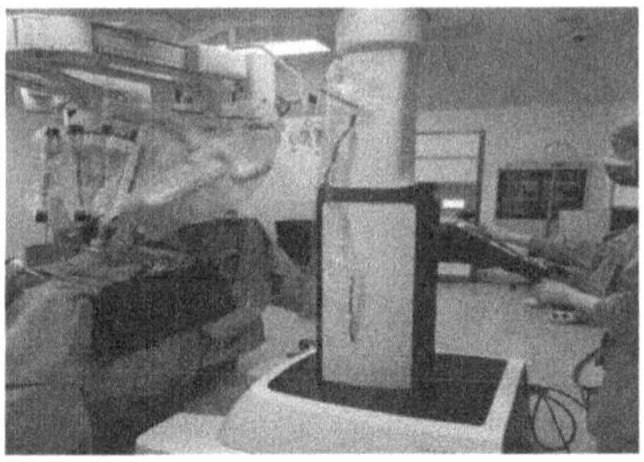 图 4-13　手术平台 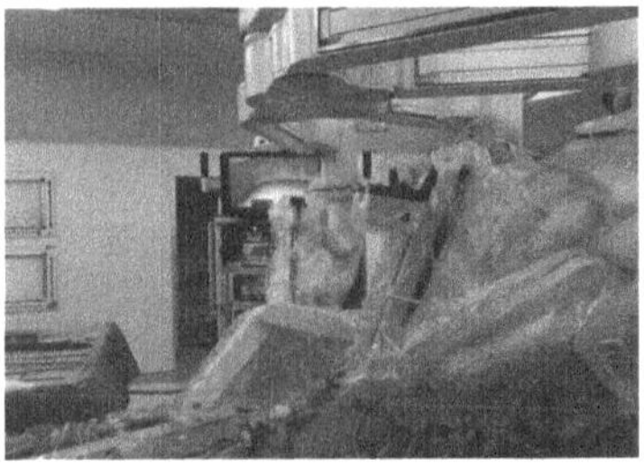 图 4-14　移动吊臂

续表

手术步骤	护理配合
4. 安装机器人手臂	与助手配合调整对焦，将机械手臂与腹壁穿刺器妥善连接并适度微调 R1 安装超声刀或者电钩，R2 双极钳，R3 carider 钳，C 镜头，A 吸引器、剪刀、分离（鸭嘴）钳、切割闭合器（图 4-15，图 4-16） 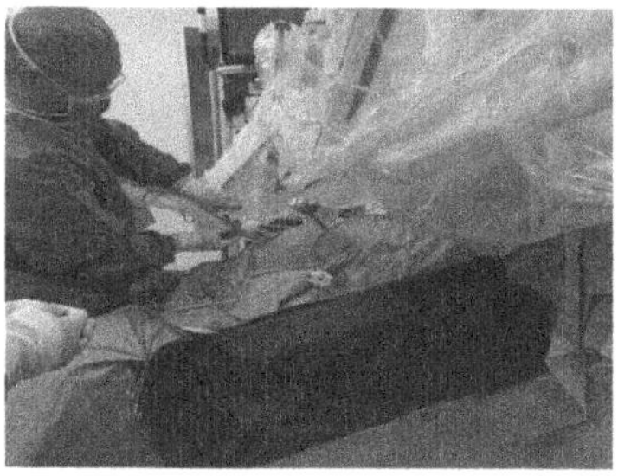 图 4-15　安装调试机器人手臂 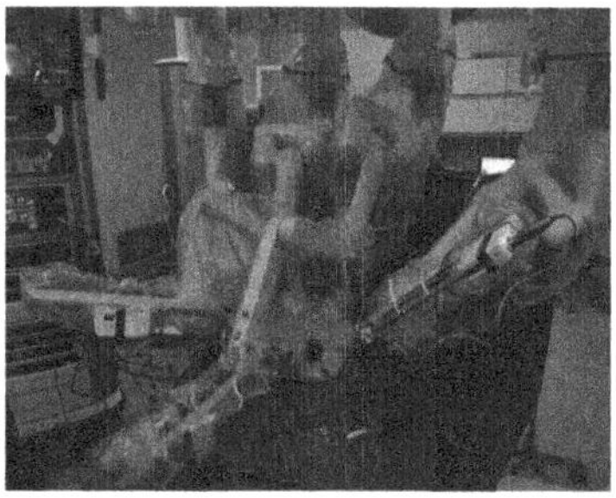 图 4-16　安装手术机械臂
5. 探查腹腔	通过机器人高清摄像头，探查腹腔内有无腹壁粘连，明确有无腹腔和肝脏表面转移病灶 洗手护士随时关注手术情况，按需准确传递无损伤抓钳、吸引器等探查所需器械。若发现腹腔内存在粘连或出血点，立即递分离钳、双极电凝或止血纱，协助医师进行处理，保持术野清晰（图 4-17） 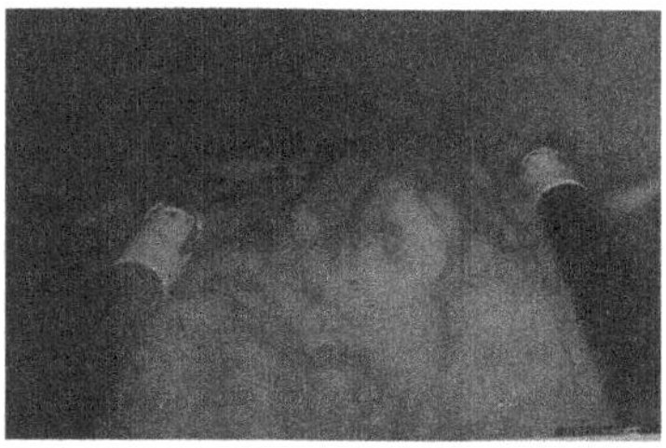 图 4-17　摄像头进入腹腔探查
6. 探查肿瘤位置	根据术者需求，及时准确切换能量器械（如超声刀、电钩）。传递前，仔细检查超声刀头是否锋利、绝缘层是否完好，电钩线缆有无破损。使用超声刀时，提醒医师保持刀头干燥，避免空激发，以延长器械使用寿命。打开胃结肠韧带，显露胰腺中段，探查肿瘤位置、浸润情况及其与周围血管、组织的关系。当分离至胃网膜右静脉、胰十二指肠上、下血管等重要血管区域时，提前准备好血管夹（如 Hem-o-lok）、Prolene 线，若出现出血，迅速递上止血夹、双极电凝或止血纱，同时用吸引器清理术野，确保手术操作顺利进行（图 4-18）

续表

手术步骤	护理配合
	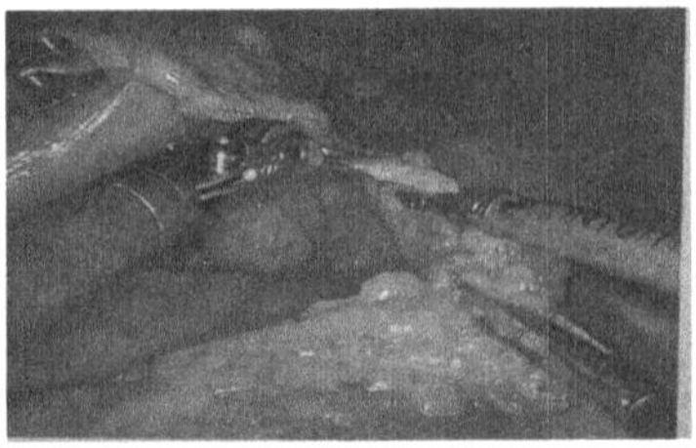 图 4–18　显露胰腺中段
7. 游离并切除肿瘤	距离肿块两侧 0.5 ～ 1cm 处使用超声刀或电钩游离、切断中段胰腺，精细分离出主胰管，剪刀剪断主胰管，胰腺断端烧灼止血。术中根据血管粗细递不同型号的外科夹钳处理血管或小方纱按压止血（图 4–19） 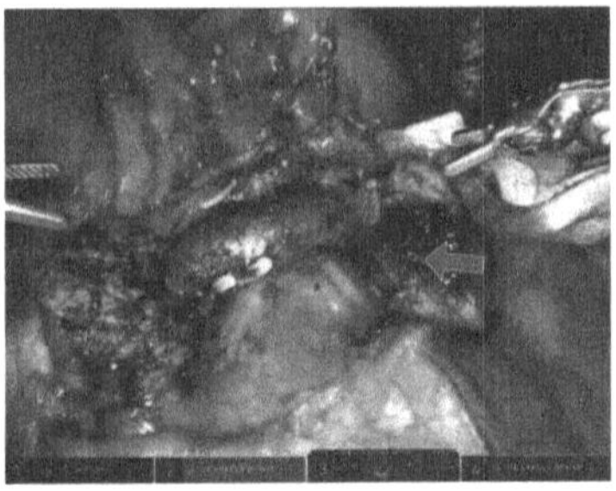 图 4–19　游离组织、止血
8. 端 – 端对拢重建	根据主胰管管径大小进行选择合适的硅胶胰管支撑管置入远侧主胰管内，递 5–0 可吸收线（15cm），协助医师将支撑管与远侧主胰管缝合固定 1 针，将胰管支撑管另一端置入近侧主胰管；分别通过 3 针“8”字或 U 形贯穿缝合对胰腺近侧和远侧残端加固处理 递 3–0/4–0 Prolene 缝线（30cm）对两胰腺残端进行连续缝合，若缝合过程中出现渗液，立即递止血纱压迫或补针处理（图 4–20 ～图 4–22） 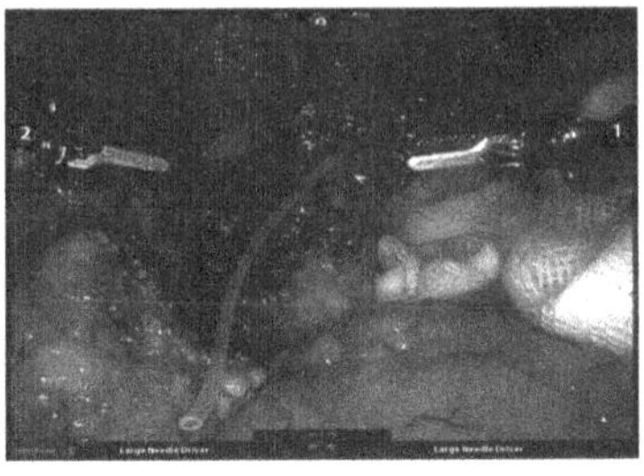 图 4–20　端 – 端吻合 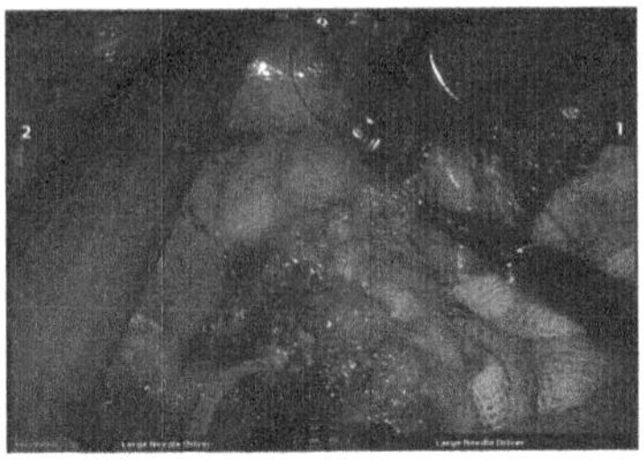 图 4–21　贯穿缝合加固

续表

手术步骤	护理配合
	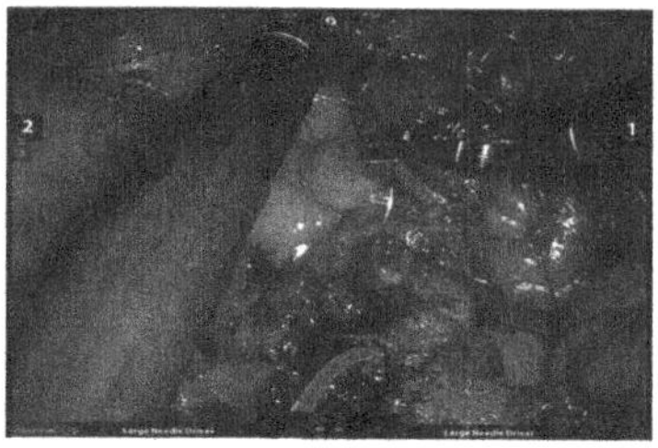 图 4-22　缝合止血
9. 标本取出、冲洗、止血	递取物袋，协助医师将标本放入袋中，收紧袋口后从辅助孔取出标本。取出过程中，注意袋口勿接触切口，防止肿瘤细胞种植。用 37℃生理盐水冲洗术野，同时递吸引器同步吸除废液，仔细观察吻合口及胰腺残面有无渗血。若发现活动性出血，立即递止血夹、缝针或止血材料进行修补
10. 放置引流管、撤离机器人机器、清点及关闭切口	医师放置腹腔引流管（24F 爱泽），将管端置于吻合口下方合适位置，递缝线（VCP751D）固定于腹壁。确保引流管通畅，无扭曲、折叠。按照规范流程移开床旁机械臂系统。清点器械、纱布、缝针等物品数量，确认无误后记录于护理单。消毒切口，传递缝合针线，协助医师逐层关闭切口。缝合过程中，随时清理切口周围血液及组织碎屑，保持切口清洁（图 4-23，图 4-24） 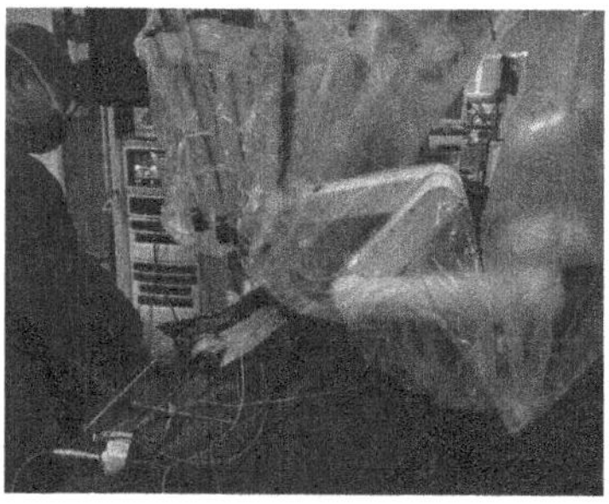 图 4-23　移动机械臂 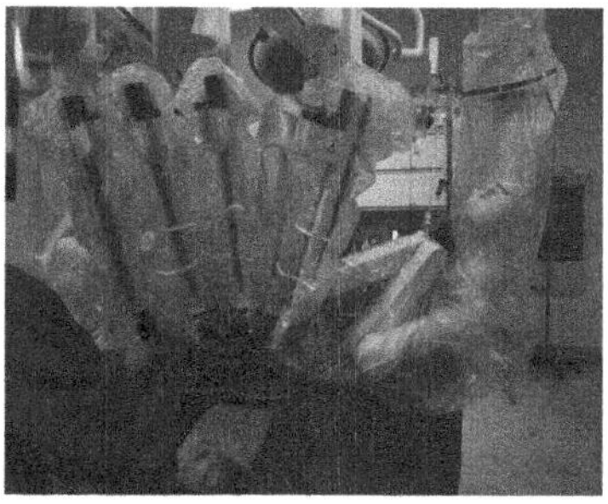 图 4-24　撤离机器人机器

（四）精准配合要点

达·芬奇机器人辅助胰腺中段切除术是一种高难度的微创手术，对手术护理配合要求极高。

1. 达·芬奇机器人手术系统（主机、机械臂、摄像头等）需提前调试，确保各部件功能正常，如检查机械臂活动范围、摄像头清晰度。准备胰腺中段切除术专用器械（如超声刀、双极电凝、吸引器等），以及常规手术器械，严格灭菌处理。

2. 体位摆放：患者取仰卧位，双腿分开（或根据手术需求调整为头高足低斜坡位），妥善固定肢体，避免受压或过度牵拉，保护骨隆突处（如肩垫、腿垫），防止压疮和神经损伤。

3. 机械臂对接：护士协助手术医师将达・芬奇机器人主机移动至手术床旁，精准对接机械臂与患者身体，调整机械臂角度，确保操作灵活，避免碰撞患者或器械。

4. 器械传递：洗手护士需熟悉达・芬奇手术器械的特点和使用顺序，快速、准确传递器械（超声刀、抓钳、剪刀），确保手术医师操作流畅。在游离胰腺组织时，及时递上分离钳和电凝钩；在切断胰腺时，准备好切割闭合器。

5. 镜头管理：保持摄像头清晰，若镜头被血液或组织液污染，及时用温热无菌生理盐水擦拭，避免影响手术视野。

6. 止血与吸引：密切观察手术进程，当出现出血时，迅速递上止血材料（止血纱、生物胶）和吸引器，协助医师止血，保持术野清晰。

7. 标本管理：切除的胰腺组织需妥善保存，标记方位（近端、远端），按病理标本要求处理，避免遗失或混淆。

8. “达芬奇”机器人手术需要医师、护士、麻醉师密切配合，护士需熟悉手术流程和机器人系统操作，与医师形成默契。术后及时清洁、消毒达芬奇机器人器械，按照规范拆卸、保养机械臂，记录设备使用情况，确保下次手术正常运行。若术中机器人系统出现故障（如机械臂卡顿、摄像头失灵），护士需立即通知技术人员，同时协助医师转换为传统腹腔镜或开腹手术，确保患者安全。

八、术后护理

（一）一般护理

详见第 1 章第二节术后精准护理中的一般护理部分。

（二）专科护理

1. 管路的护理　胰腺癌患者术后引流管的护理对于患者的康复至关重要。术后一般留置胃管、尿管、腹腔引流管、T 管、胰管、空肠造瘘管，向患者及其家属说明各种引流管的目的和重要性，强化医疗安全意识。

（1）妥善固定管路，防止其脱落，在翻身和搬运过程中，先将别针松开，增加患者活动度。

（2）保持引流管通畅，防止阻塞、扭曲和折叠。检查引流管各连接处，确定其连接紧密，防止逆行感染。

（3）密切观察引流液的颜色、性状和量，并记录。

（4）每日使用清水或生理盐水清洗尿道口周围区域和导尿管表面，拔出导尿管时无须夹闭导尿管。

2. 术后伤口的护理

（1）定期评估患者的伤口，观察伤口有无渗液、红肿、感染等情况的变化。

（2）严格无菌操作，落实医院的消毒和手术创面护理的相关规范，保持伤口的清洁和干燥，避免感染的发生。

（3）动态监测血糖值，胰腺手术患者多伴随糖尿病，需要严格控制血糖，胰岛素剂量应根据患者的实际血糖水平进行调整，防止伤口迁延不愈或感染发生。

（三）症状的精准护理

1. 疼痛的护理　胰腺患手术者术后疼痛的原因多种多样，包括手术切口、炎症刺激、肠粘连、出血等因素。合理的疼痛管理可以提高患者的生活质量和手术恢复效果。护理人员要评估患者的疼痛程度和特点，结合患者的个人差异和手术类型，排查术后 CT 无异常后，采用适当的疼痛管理措施，协助麻醉师、疼痛专业医师、外科医师共同参与实施。充分考虑患者的自身情况、手术种类及镇痛药物，辅以心理疏导。采用多模式、预防、按时镇痛，以非甾体抗感染药物为主，在镇痛的同时需密切注意对患者呼吸、血压、胃肠功能等的影响。

2. 呕吐的护理　呕吐是术后患者常见的并发症，对患者的康复和生活质量产生不利影响。针对术后呕吐，精准护理至关重要。

（1）及时清理呕吐物，保持患者口腔、鼻腔清洁，避免感染。

（2）遵医嘱给予药物治疗，如止吐药、胃肠道动力药等，缓解呕吐症状。

（3）调整床头高度，避免平卧，以减轻胃肠道负担。

（4）患者术后呕吐可能导致焦虑、恐惧等负面情绪，护士应加强与患者的沟通，了解患者需求，给予心理支持。

（5）指导患者进行放松训练，如深呼吸，减轻焦虑情绪。

3. 睡眠障碍的护理　术后患者失眠的原因多种多样，包括病理生理变化、康复锻炼、手术原因、心理因素及药物治疗等。护理人员要评估患者的睡眠状态制订相应的护理措施。

（1）营造良好的睡眠环境，保持病房安静、舒适，控制光线、温度和湿度，确保床铺整洁、舒适。

（2）规律作息时间，确保患者按时入睡、起床，避免白天过度睡眠，规律锻炼，但要避免过于剧烈的运动。

（3）改善睡眠质量，减轻患者疼痛和不适感，缓解焦虑、抑郁等情绪，避免刺激性饮食和饮料摄入。

（4）加强患者与家人、朋友的沟通，鼓励家属参与护理过程，提供心理支持和康复指导。

（5）医护人员定期评估患者睡眠状况，针对患者个体化制订护理方案，及时调整护理策略。

4. 便秘的精准护理　术后一定程度上导致肠蠕动功能减弱，从而引发便秘。

（1）护士及时评估，指导患者合理膳食。

（2）鼓励患者养成规律排便习惯，训练肠道功能。

（3）腹部穴位推拿，促进胃肠蠕动。

（4）术后患者在病情允许的情况下，应尽早下床活动，促进肠道蠕动。

（5）必要时遵医嘱给予乳果糖口服溶液或使用甘油灌肠剂灌肠等方法，保持大便通畅。

（四）术后并发症的护理

1. 术后 CO_2 气腹并发症的观察和护理及腹腔出血的护理　详见第 3 章第二节中的术后并发症的护理部分。

2. 胰漏的护理　胰漏是胰腺中段切除术后最严重和最常见的并发症，死亡率高。

（1）评估年龄≥ 65 岁，营养状况差、有糖尿病史、手术时间长、术中出血的患者需密切关注引流管淀粉酶浓度的情况，引流管淀粉酶浓度高于正常值 3 倍以上结合相应的症状即可诊断胰漏。

（2）胰漏发生后应予以禁食、持续胃肠减压。

（3）使用生长抑素等药物静脉滴注维持 24h 以抑制胰腺外分泌功能。

（4）定期监测患者胆红素及淀粉酶的变化，同时保持水和电解质平稳，给予肠外营养支持，遵医嘱使用抗生素。

（5）给予腹腔冲洗等对症治疗，保持引流管充分、有效的引流是治疗胰瘘的一个重要的前提，应尽可能保持引流通畅，定时挤压，避免引流管折叠、受压和扭曲，观察引流液的颜色、性状和量并定时记录，一旦发现患者引流管引出浑浊液体，应立即报告医师进行处理。

3. 腹腔感染的护理　常表现为腹痛、发热、白细胞增加，腹腔引流液浑浊等。临床工作中护士应积极做好预防工作，术前对患者进行全面评估。

（1）术后应密切观察患者的一般状况及腹腔引流液变化，在发热期予以物理降温，如物理降温效果不佳，则遵医嘱使用药物处理等，严格遵医嘱定时定量输注抗生素，定时监测体温的变化。

（2）保持引流管通畅，详细记录引流液的情况，将引流液送培养检测的过程中严格进行无菌操作，重视院内感染的预防，减少院内感染的发生。

4. 胃排空障碍　机器人“荣氏手术”的手术步骤本身并非胃瘫的直接原因，但手术创伤、周围组织刺激及术后并发症可能诱发胃瘫。

（1）胃肠功能监测：术后应暂禁食，对于腹胀的患者需待肠鸣音恢复后逐步过渡饮食，避免过早进食加重胃负担。

（2）对症治疗：患者主诉恶心、呕吐、腹胀时需给予胃肠减压；必要使用促胃肠动力药物。

（3）营养支持：若胃瘫持续，可通过肠内营养管或静脉营养维持能量供给，如纠正电解质紊乱需及纠正。

5. 肺部感染的护理

（1）监测患者的体温波动情况，术后体温≤ 38.5℃时，一般考虑吸收热，可采用物理降温。如术后出现持续低热或体温≥ 38.5℃，应考虑可能发生肺部感染或腹腔感染等，及时报告医师。

（2）评估患者的咳嗽能力，协助患者进行有效咳嗽，促进痰液排出。保持呼吸道通畅，定期清理呼吸道分泌物，避免痰液堵塞，血氧饱和度≤ 90% 时，给予持续吸氧，根据患者病情遵医嘱调整氧流量。

（3）遵医嘱行胸部 CT 检查，结合影像学检查结果选择体位引流管理，采用雾化吸入疗法，加强听诊对症进行胸肺物理治疗，减轻呼吸道炎症，缓解呼吸困难。

（4）遵医嘱留取血标本，如血常规、生化、C 反应蛋白、动脉血气分析等，根据检验结果选择敏感抗生素，留置静脉穿刺针，保持静脉液路通畅。

（5）合理安排患者饮食，保证营养均衡，增强免疫力。保持病房空气流通，减少探视，降低感染风险。

6. 下肢深静脉血栓的护理　对于不能下床活动的，定期协助其更换体位，指导患者踝泵运动，给予穿抗血栓压力带并予下肢按摩和肢体被动活动等。当患者能起床时，鼓励患者尽快起床，防止压疮、深静脉血栓形成的发生。

（1）机械预防：选择医用弹力袜，晨起穿脱，确保无褶皱，每日检查皮肤有无压疮，非禁忌患者术后 24h 内床上踝泵运动（勾足—伸足，10 次 / 组，6 组 / 日），逐步过渡到床边站立，长期卧床者每 2 小时翻身一次。

（2）药物预防：低分子肝素（如依诺肝素 40mg 皮下注射）：术后 12 ～ 24h 开始，持续 7 ～ 10d；口服抗凝药（如利伐沙班）：适用于出院后延续预防，注意监测凝血功能（INR 维持 2.0 ～ 3.0）。

（3）病情监测与早期识别：每日对比双侧肢体颜色、温度、肿胀程度及疼痛评分（NRS 量表），记录周径数据，若出现 “Homans 征阳性”（被动背屈踝关节时小腿疼痛），高度提示 DVT，禁止按摩，疑似病例立即协助完善下肢静脉超声、D- 二聚体检测（＞ 500μg/L 需警惕）。

（4）治疗中的护理要点：①皮下注射低分子肝素时，选择腹壁外侧（避开脐周 5cm），垂直进针，按压 10min 防止出血，观察牙龈出血、黑粪、注射部位瘀斑，若 INR ＞ 3.5 或出现肉眼血尿，立即停药并通知医师。②溶栓患者：尿激酶静脉滴注时严格控制速度（50万U/h），每4小时监测凝血功能；急性期（1～2周）：卧床抬高患肢20°～30°，膝关节微屈，禁止热敷或按摩，恢复期：症状缓解后可穿戴弹力袜下床活动，避免长时间站立。

（5）预防并发症，若患者突发呼吸困难、胸痛、血氧＜90%，立即取半卧位，高流量吸氧（6～8L/min）心电监护，建立静脉通路，准备溶栓药物。

（6）低脂高纤维饮食（如芹菜、燕麦），避免血液黏稠，每日饮水≥2000ml。

（五）出院指导

1. 复查与随访　安排定期复查，包括血常规、肝肾功能、肿瘤标志物及影像学检查（如CT、MRI）等，以监测治疗效果和病情进展。复查的具体时间和频率应根据患者的具体情况和医师的建议来确定。如果有任何疑问或不适，应及时与医师沟通，寻求专业建议。

2. 日常护理与监测

（1）饮水量与尿量监测：保持充足饮水，有助于药物代谢和体内毒素排出。同时，记录每日尿量，确保尿量充足，若尿量明显减少或出现颜色异常，应及时就医。

（2）伤口护理：保持伤口清洁干燥，避免感染。如果伤口出现红肿、渗出等情况，应及时就医。

（3）疼痛管理：对于疼痛不适的患者，应遵医嘱合理使用镇痛药物，同时可通过深呼吸、放松训练等非药物手段缓解疼痛。

3. 饮食与营养

（1）均衡膳食：多摄入富含蛋白质、维生素和矿物质的食物，如瘦肉、鱼、禽类、豆制品、新鲜蔬菜和水果。避免油腻、辛辣、刺激性食物的摄入，以免加重肝脏负担。

（2）分餐制：采用少食多餐的方式，减轻胃肠负担。避免过饱或暴饮暴食。

4. 生活与休息

（1）充分休息：保证充足的睡眠，避免过度劳累。逐步恢复日常活动，但应避免剧烈运动，以免加重病情。

（2）避免烟酒：彻底戒烟，限制酒精摄入。烟草和酒精对肝脏有害，应尽量避免。

5. 心理调适

（1）积极面对病情：保持乐观的心态，积极面对病情和治疗过程。与家人、朋友及医护人员保持良好的沟通，分享自己的感受和困惑。

（2）寻求心理支持：必要时，可寻求专业的心理支持，如心理咨询或加入病友支持团体，共同面对挑战。

6. 药物管理

（1）遵医嘱用药：严格按照医嘱服用药物，不要自行增减剂量或更换药物。了解药物的名称、用法、用量和服药时间。

（2）药物副作用观察：注意观察药物的副作用，如恶心、呕吐、食欲缺乏等。如果出现严重副作用或不适，应及时就医。

7. 并发症预防与处理

（1）预防感染：注意个人卫生，保持室内空气流通，避免前往人群密集场所，减少感染风险。

（2）出血预防：避免剧烈运动和碰撞，以免导致出血。如果出现出血情况，应立即就医。

（3）其他并发症处理：如出现发热、寒战等症状，应及时就医，以便医师及时诊断和治疗。

参考文献

李国庆，陈华，孙备．胰体尾切除术后胰瘘防治研究进展 [J]. 中华普外科手术学杂志（电子版）[J], 2019,13(4):427-429.

刘荣．机器人肝胆胰手术操作指南 [J]. 临床肝胆病杂志，2019, 35: 1459-1471.

刘亚辉．胰腺微创手术中胰腺残端处理 [J]. 临床外科杂志，2021,29(7):616-618.

马凯，孙传东，张炳远，等．达芬奇机器人超凝缝合法在 Kimura 保脾胰体尾切除术中的应用 [J]. 中华腔镜外科杂志（电子版），2020, 13(2): 113-118.

徐凌翔，涂兵．术后胰瘘的临床诊治研究进展 [J]. 中国继续医学教育，2020,12(2):91-93.

徐晓武，张人超，牟一平．腹腔镜根治性顺行模块化胰脾切除术治疗胰腺体尾部腺癌 12 例分析 [J]. 中华外科杂志，2018, 56(3): 212-216.

杨雯雯，田宏伟，宋绍明，等．机器人辅助与传统腹腔镜胰体尾切除术治疗胰腺恶性肿瘤疗效比较的 Meta 分析 [J]. 中国普通外科杂志，2021, 30(9):1047-1058.

张红林，程伏林．保脾和切脾的胰体尾良性和交界性肿瘤切除术临床疗效比较 [J]. 临床外科杂志，2018, 26(2):124-126.

周育成，吴小三，牟一平，等．两种钉仓对腹腔镜远端胰腺切除术后胰瘘影响的随机对照研究 [J]. 腹腔镜外科杂志，2020, 25(9):719-720.

Liao TK, Wang CJ, Su PJ et al. Laparoscopic splenic vessels and spleen preservation distal pancreatectomy via inferior-posterior splenic vein approach[J]. Surg Laparosc Endosc Percutan Tech, 2020, Oct, 30(5): 424-429.

第 5 章

腹腔镜肝肿瘤射频消融术

第一节　概　述

射频消融是一种微创的介入治疗技术，广泛应用于肝脏肿瘤（包括原发性和转移性肿瘤）的治疗。通过高频电流产生热能，使电极针周围组织温度升高，导致肿瘤细胞蛋白质变性、凝固性坏死，最终灭活肿瘤，治疗途径有经皮、经腹腔镜和开腹手术 3 种。射频消融是早期肝癌和局限性转移性肝癌的一线治疗选择，主要针对无法手术的患者。其疗效取决于肿瘤大小、位置及术者的经验。目前，同步和切换单极 / 双极或多极模式被广泛使用。对直径≤ 3cm 的病灶，完全消融率可达 80% ～ 90%，复发率较低，较大肿瘤（＞ 5cm）或靠近大血管者，易残留活性肿瘤细胞，需联合其他治疗。RFA 联合手术或肝移植可延长生存期，单独 RFA 治疗早期局限性 HEHE，5 年生存率接近手术切除。

一、技术原理

（一）电流与组织的相互作用

射频电流（通常为 460 ～ 500kHz 的高频交流电）通过电极针导入靶组织，引起组织内离子高频振荡、摩擦产热。产热效率与组织电阻相关：血管丰富或含水量高的组织电阻低，产热较少；脂肪或纤维化组织电阻高，产热较多。

（二）热效应导致的组织坏死

1. 温度阈值

（1）当组织温度升至 50℃以上时，细胞内蛋白质变性、酶失活，导致不可逆损伤。

（2）60 ～ 100℃时，组织发生凝固性坏死，血管内皮细胞损伤闭塞，阻断肿瘤血供。

（3）超过 100℃时，组织碳化、汽化，形成空洞。

2. 热传导范围　热损伤半径通常为 0.5 ～ 2cm，取决于功率、治疗时间及组织散热能力（如邻近大血管会带走热量，形成“热沉效应”）。

二、核心技术

（一）电极针设计

1. *单极针* 尖端裸露（3 ～ 5mm），需配合体表弥散电极（中性电极）形成电流回路，适用于小病灶（直径≤ 3cm）。

2. *多极针* 可伸展为伞状或阵列式，增加消融范围，最大可覆盖 5 ～ 7cm 病灶，减少穿刺次数。

3. *冷却针* 内置循环水或气体冷却系统，降低针尖周围组织碳化，避免阻抗升高（电阻增大导致能量衰减），延长有效产热时间。

（二）能量控制系统

通过调节功率（20 ～ 200W）、时间（5 ～ 30min）控制消融范围，实时监测阻抗、温度，避免过度消融或残留适应证。

三、优势与局限性

（一）优势

微创治疗，仅需局部麻醉或镇静，恢复快（住院 1 ～ 3d）。创伤小，保留肝实质，对肝功能影响小，适合多灶性病变的序贯治疗。可重复性，复发后可再次消融或联合其他疗法。

（二）局限性

大于＞ 5cm 肿瘤易残留，需分次消融或联合 TACE；邻近大血管的肿瘤因“热沉效应”可能消融不全。HEHE 为潜在转移性肿瘤，RFA 仅控制局部病灶，无法根治，需长期随访。

四、适应证

（一）原发性肝癌

RFA 治疗的同时可常规行 TACE 或 TAE；肿瘤直径≤ 5cm 单发肿瘤，或最大直径≤ 3cm 的多发（≤ 3 个）肿瘤，无血管、胆管和邻近器官侵犯及远处转移；肿瘤直径＞ 5cm 单发肿瘤，或最大直径＞ 3cm 的多发肿瘤。RFA 可作为根治或姑息性综合治疗的一部分，对于安全区肿瘤大小可适当放宽，RFA 还可用于肝移植前控制肿瘤生长及移植后肝内复发、转移的治疗。

（二）肝脏转移瘤

如果肝外原发病变能够得到有效治疗，可进行肝转移癌 RFA 治疗。在临床中，将肿瘤最大直径≤ 5cm、数目≤ 5 作为治疗指征。由于消融技术的进步，能消融的肿瘤大小只是相对的，对于安全部位的肿瘤，在患者身体状况及肝功能可以耐受的情况下，消融范围可增大至 8 ～ 10cm，现在的消融多针组合策略已经可以实现大肿瘤消融；对于非安全区的肿瘤，为了确保毗邻器官的安全性，限制了消融范围。

（三）肝上皮样血管内皮瘤（HEHE）

适用于局限的单发或少数小病灶，且需排除多发病变；肿瘤需远离大血管、胆管等重要结构。

五、禁忌证

1. 病变呈广泛弥漫浸润。
2. 合并肝静脉、下腔静脉或门静脉主干癌栓。
3. 肿瘤侵犯空腔脏器。
4. 肝功能 Child-Pugh C 级经内科治疗无好转者。
5. 不可纠正的凝血功能障碍。
6. 患者处于急性感染状态，尤其是胆系感染。
7. 心、肺、肝、肾等重要脏器功能衰竭；剧烈咳嗽无法配合者。

第二节　腹腔镜肝射频消融术的精准护理

肝上皮样血管内皮瘤是一种少见的肝脏低度恶性肿瘤，早期单发病灶首选手术切除，切缘阴性者预后较好；多发灶若局限于肝叶，可考虑肝部分切除，无法手术者可通过腹腔镜下射频消融等局部治疗。

肝上皮样血管内皮瘤（hepatic epithelioid hemangioendothelioma，HEHE）是一种罕见的血管内皮细胞肿瘤，由黏液或纤维化基质中的上皮样和组织细胞样血管内皮细胞组成，低至中度恶性，恶性程度介于肝血管瘤与血管肉瘤之间。大体上分为单发型、多发型和弥漫型 3 种类型，其中多发型最为常见。

一、流行病学调查

HEHE 是一种介于良性血管瘤和恶性血管内皮肉瘤之间罕见的血管源性肝肿瘤，呈慢性进行性发展，世界卫生组织将其归类为恶性肿瘤，年发病率约为百万分之一。本病可发生于任何年龄，儿童罕见，成人多见，最常见于 30 ～ 50 岁，女性居多，男女发病比为 2 ∶ 3。

目前 HEHE 的病因仍不明确，导致疾病发生的因素和危险因素有：长期接触氯乙烯、聚氨酯或二氧化硅，口服避孕药的使用、原发性胆汁性肝硬化、病毒性肝炎、接触石棉和饮酒等。发病机制是肝脏血管内皮细胞的异常增殖，但该病不受慢性肝病影响。在遗传学方面，WWTR1/CAMTA1 融合基因是导致上皮样血管内皮瘤发生发展基因层面的关键因子。作为一种恶性肿瘤，在确诊时约有 1/3 的患者已出现了远处转移，最常见的转移部位是肺，其次是区域淋巴结、腹膜、骨、脾脏、膈肌等。

二、临床症状

（一）常见症状

1. *肝区疼痛或不适*　肿瘤生长牵拉肝包膜或压迫周围组织，引起右上腹隐痛、胀痛或不适感，疼痛呈持续性或间歇性。

2. *腹部肿块*　肿瘤较大时，右上腹可触及质地较硬的肿块，部分患者可在自我触摸或体检时发现。

3. *腹胀或消化不良*　肿瘤较大影响肝脏正常功能时，会出现腹胀、食欲缺乏、恶心、呕吐等消化道症状，常被误认为普通消化系统疾病。

4. *黄疸（皮肤、巩膜发黄）*　肿瘤压迫肝内胆管或影响胆汁排泄，便会导致胆汁淤积，出现皮肤及巩膜黄染、尿液颜色加深（如浓茶色）、粪便颜色变浅等黄疸表现。

5. *乏力、消瘦*　肝脏功能受损可影响营养代谢，加上肿瘤消耗，患者常出现不明原因的乏力、体重下降，晚期症状尤为明显。

6. *全身症状*　低热或不明原因发热：与肿瘤本身的炎症反应或机体免疫应答有关，但该症状并不典型。

7. *其他远处转移症状*　肿瘤转移至其他器官（如肺、骨、淋巴结等），会出现相应症状，例如：咳嗽、咯血、胸痛或呼吸困难；骨痛、病理性骨折；浅表淋巴结肿大。

（二）特殊症状

少数患者出现 Budd-Chiari 综合征（指各种原因导致的肝静脉及其开口以上的下腔静脉阻塞性病变，是以下腔静脉高压为特点的一种肝后门静脉高压症，急性期可伴有发热、右上腹痛、迅速出现大量腹水、黄疸、肝大、肝区触痛、少尿）、Kasa-bach-Meritt 综合征或出血综合征（指巨大海绵窦状血管瘤导致的血小板减少及凝血功能障碍），还可表现为右上腹痛、上腹部肿块，恶心、呕吐，甚至腹水、黄疸等。部分患者表现为不同程度的肝功异常，如天冬氨酸氨基转移酶、碱性磷酸酶等升高，多数患者以直接胆红素指标升高为主。

三、治疗原则

HEHE 目前暂无标准治疗方案，可采取的治疗方法有肝切除、肝移植、肝动脉栓塞化疗术、化疗、放疗、抑制肿瘤血管生成等。对于单发、小病灶的病例治疗手段为手术切除。肝脏弥漫性分布的病灶，手术无法完整切除，肝移植是理想的治疗方法。对于部分肿瘤生长速度较慢、转移发生率较低的 HEHE，即使不采取治疗，也可长期带瘤生存。但有少数病例其病情进展速度快，确诊后短期内便迅速死亡。因此 HEHE 患者强调个体化的治疗方案。

（一）非手术治疗

1. 化疗　化疗作为一种稳定治疗，最常用的化疗药物有多柔比星、5- 氟尿嘧啶、环磷酰胺和铂类等。

2. 靶向治疗　由于HEHE来源于血管内皮细胞，血管生成抑制剂（如索拉非尼、舒尼替尼）通过抑制肿瘤血管生成发挥作用，具体选择需根据基因检测结果进行个体化选择。

3. 干扰素　对于转移性 HEHE 患者来说，干扰素可抑制癌细胞生长、激活免疫细胞、抑制血管形成和诱导细胞因子，这是一种有效、可耐受的治疗方案。

4. 经导管动脉化疗栓塞术（transcatheter arterial chemoembolization，TACE）治疗　对于合并肝外疾病或病情不宜行手术治疗的，TACE 为首选治疗方法。但必须警惕 TACE 引起肝功能失代偿的潜在不利影响，特别是肿瘤范围广，基础肝功能差的患者。

（二）手术治疗

手术治疗（根治性切除术和肝移植）是首选推荐的治疗方法，这种方法的结局和预后较好。

1. 肝切除术　对于局部肿瘤，完全切除可减少复发的机会，不建议姑息性切除术，因为这些肿瘤在肝切除术后往往表现为侵袭性。切缘阴性的根治性肝切除术是最好的治疗方法，并且与最佳预后相关。

2. 肝移植术　如果病灶具有多中心性或解剖学困难的特点，肿瘤完全切除是不可能的。肝移植术就是首选的治疗方法。肝移植术后的平均生存时间低于肝切除术后，但优于其他非手术治疗后的平均生存时间。与其他恶性肝肿瘤不同，局限性肝外疾病不应被视为肝移植术的绝对禁忌证，因为对 HEHE 患者的预期寿命有利。

3. 射频消融术（radiofrequency ablation，RFA）　HEHE 恶性程度介于肝血管瘤和肝血管内皮肉瘤之间，常为多发病灶，少有外科手术机会。RFA 是 HEHE 安全有效的局部治疗选择。对无法接受外科手术切除或肝移植的多发 HEHE 患者，RFA 成为最佳选择。尤其适用于小肿瘤、无法手术或需保留肝功能的患者。其核心价值在于精准灭活病灶、最小化创伤，但需严格把握适应证，避免过度治疗。

（三）综合治疗

对于进展期或转移性 HEHE，综合治疗可以最大程度改善预后，RFA 联合靶向、免疫或肝移植等手段最常见。

1. RFA+TACE 针对较大或多发病灶，先栓塞缩小肿瘤，再消融残余部分。

2. RFA+靶向治疗 抗血管生成药物（如索拉非尼）可增强局部控制。

四、术前准备

术前准备是手术成功的重要环节，不仅是一系列检查清单，而是确保患者安全、优化手术效果、降低并发症风险、加速康复并提高医疗质量的关键。

（一）一般评估

1. 病史采集 明确肝脏疾病诊断（如肝癌、肝血管瘤、肝上皮样血管内皮瘤等）、病程、治疗史（如是否接受过介入、化疗），评估肿瘤位置、数量及与胆管、血管的关系。

2. 体格检查

（1）生命体征：监测血压、心率、呼吸、体温。

（2）腹部体征：触诊有无肝肿大、腹水、压痛，叩诊肝区有无叩痛，评估腹腔内情况。

（3）全身状况：评估营养状态（如消瘦、贫血）、有无黄疸（皮肤、巩膜黄染）、肝掌、蜘蛛痣等肝硬化体征。

3. 心肺功能评估、营养评估及心理评估 详见第1章第二节。

4. 既往疾病管理

（1）心血管疾病：高血压（控制血压＜160/100mmHg）、冠心病（评估心肌缺血风险，必要时请心内科会诊）。

（2）糖尿病：空腹血糖控制在8～10mmol/L，避免高血糖增加感染风险。

（3）呼吸系统疾病：COPD、哮喘患者需评估氧合功能，术前优化呼吸治疗（如支气管扩张剂）。

5. 特殊风险评估

（1）腹水与肝性脑病：肝硬化腹水患者需评估腹水量（少量腹水可手术，中重度腹水需先利尿或穿刺引流），肝性脑病患者需控制血氨水平，避免术中诱发昏迷。

（2）肿瘤相关风险：巨大肿瘤（＞5cm）或靠近肝包膜者，需评估消融范围及出血、穿孔风险；多发性肿瘤需规划消融顺序，避免遗漏。

（二）专科评估

1. 肝功能储备评估 见表5-1。

表 5–1　肝功能储备评估表

评估维度	具体指标	正常参考值	异常临床意义	备注
血清生化指标	谷丙转氨酶（ALT）	9 ～ 50U/L（不同实验室略有差异）	升高提示肝细胞损伤（如肝炎、药物性肝损伤），是反映肝实质损害的敏感指标	剧烈运动、饮酒可致轻度升高，需结合其他指标判断
	谷草转氨酶（AST）	15 ～ 40U/L	升高见于肝细胞损伤、心肌梗死等，AST/ALT 比值＞ 1 可能提示慢性肝病或肝硬化	酒精性肝病时 AST 升高更显著
	总胆红素（TBIL）	3.4 ～ 17.1μmol/L	升高提示肝细胞性黄疸（如肝炎）、梗阻性黄疸（如胆管结石）或溶血性黄疸	直接胆红素（DBIL）＞ 34μmol/L 多为梗阻性，间接胆红素（IBIL）升高以溶血或肝细胞损伤为主
	白蛋白（Alb）	40 ～ 55g/L	降低提示肝脏合成功能下降（如肝硬化、重症肝炎）或蛋白丢失（如肾病、腹水）	营养不良、消耗性疾病也可致降低，需结合病史判断
	球蛋白（Glob）	20 ～ 35g/L	升高见于慢性肝病、自身免疫性疾病、感染等；降低见于免疫功能低下	Alb/Glob 比值（A/G）正常为 1.5 ～ 2.5，倒置提示肝功能严重受损
凝血功能	凝血酶原时间（PT）	11 ～ 13s（INR 0.8 ～ 1.2）	延长提示肝脏合成凝血因子（Ⅱ、Ⅴ、Ⅶ、Ⅹ）能力下降，见于肝硬化、肝衰竭	INR 是评估抗凝治疗的关键指标，肝病时 INR ＞ 1.5 提示凝血功能异常
	活化部分凝血活酶时间（APTT）	25 ～ 37s	延长见于肝病、凝血因子缺乏或 DIC，反映内源性凝血途径功能	单独 APTT 延长在肝病中不如 PT 敏感，需结合其他指标

续表

评估维度	具体指标	正常参考值	异常临床意义	备注
Child-Pugh分级	指标/分数	1分	2分	3分
	总胆红素（μmol/L）	＜34	34～51	＞51
	白蛋白（g/L）	＞35	28～35	＜28
	腹水	无	轻度	中重度
	肝性脑病（分级）	无	Ⅰ～Ⅱ级	Ⅲ～Ⅳ级
	INR	＜1.7	1.7～2.3	＞2.3
肝储备功能	（ICG）潴留率	15min潴留率＜10%	升高提示肝储备功能下降，＞30%提示手术风险高，常用于术前评估	需空腹静脉注射ICG，监测15min后血中潴留率
	胆碱酯酶（CHE）	5000～12 000U/L	降低见于肝脏合成功能减退（如肝硬化、肝衰竭），也可见于有机磷中毒	反映肝脏蛋白质合成能力，比白蛋白更敏感
其他指标	甲胎蛋白（AFP）	＜20ng/ml	升高见于肝癌、肝炎活动期、生殖细胞瘤等，需结合影像学排除肿瘤	孕妇AFP可生理性升高，需注意鉴别
	碱性磷酸酶（ALP）	40～150U/L（成人）	升高见于梗阻性黄疸、肝癌、骨病等，需结合GGT鉴别肝源性或骨源性升高	GGT（谷氨酰转肽酶）升高更提示肝胆疾病

2. 影像学评估

（1）定位诊断：肝脏超声、增强CT/MRI，明确肿瘤位置、大小、数目、血供及与肝内血管、胆管的毗邻关系（如肿瘤靠近肝门部需警惕胆管损伤），评估腹腔镜手术可行性（如肿瘤位置是否便于穿刺消融）。

（2）腹腔评估：腹部CT/MRI排除腹腔粘连、腹水或其他脏器转移，判断腹腔镜操作空间。

（三）术前宣教

1. 手术方式及优势：术前向患者介绍腹腔镜射频消融治疗 HEHE 的优势，它是一种微创的治疗技术，术者借助机器人手术系统进行精准操作，恢复快，住院时间短（1 ～ 3d），创伤小。

2. 手术过程：向患者简单讲解手术过程、麻醉方式，告知患者手术过程中会有专业医疗团队密切监护各项生命体征，确保手术顺利及患者安全。

3. 胃肠道准备、皮肤准备、呼吸功能训练等。

4. 物品准备：术前应取下活动义齿、发夹、首饰、隐形眼镜等物品，并避免化妆和涂指甲油。女性患者如果来月经应及时告知医护人员。

5. 睡眠情况：术前失眠是很多患者会面临的问题。对于这种情况，首先要为患者创造安静、舒适、温度适宜的睡眠环境。同时，帮助患者进行心理疏导，减轻其对手术的焦虑和恐惧情绪，保证充足睡眠，必要时遵医嘱用药。

6. 术前教育：指导呼吸训练（术后有效咳嗽排痰，预防肺不张）、床上排尿排便练习；告知术后可能出现的不适（如肩痛、腹胀，由气腹引起）及应对方法。

（四）术前知情同意

术前知情同意是医疗安全与患者权益的关键步骤，更是医患沟通的核心环节，医师要明确告知患者手术存在的风险，包括共性风险（出血、感染、脏器功能衰竭等）、特异性风险（腹腔镜中转开腹、射频消融后肿瘤残留）及术后可能出现的并发症、预后情况。

五、术中护理（腹腔镜下肝肿瘤射频消融术）

（一）手术床及仪器布局

1. 手术床位置　手术需要在层流净化手术室中进行，通过特定的气流组织模式，实现手术室空气的高效净化。手术床应位于正中位置，能使洁净气流均匀流经手术区域，最大限度减少手术部位暴露于污染空气的风险，降低手术切口感染概率。便于手术相关设备、器械及医护人员围绕手术床有序布局与活动。外科医师、麻醉医师及器械护士等能在相对规整的空间内各司其职，避免因手术床位置偏移导致的操作不便与空间拥挤，提升手术团队配合流畅度与工作效率。术中使用的各类精密仪器，如腹腔镜系统、射频消融设备等，在手术床处于正中时，更易实现精准定位与对接。此外，层流净化手术室的照明、吊塔等固定设施，也基于手术床居中的设计，确保光线充足、设备取用便捷，为手术的顺利开展提供全方位支持。

2. 各种仪器位置　腹腔镜仪器、气腹机在手术床头侧，ERBE 高频电刀（氩气工作平台）、超声刀仪器在手术床右侧，超声仪器、射频消融组织主机在手术床左侧。腹腔镜械台位于手术床右下方。

（二）患者体位与皮肤消毒范围

1. 体位　仰卧位，依据肿瘤位置选择左侧或右侧垫高手术部位。

2. 皮肤消毒范围　上至两乳头连线，下至耻骨联合，两侧至腋中线。

3. 特殊用物

（1）单消器械：30° 镜头、镜下氩气刀、镜下超声探头。

（2）高值耗材：射频电极针、4–0 可吸收缝合线（图 5–1）。

4. 手术器械　见图 5–2。

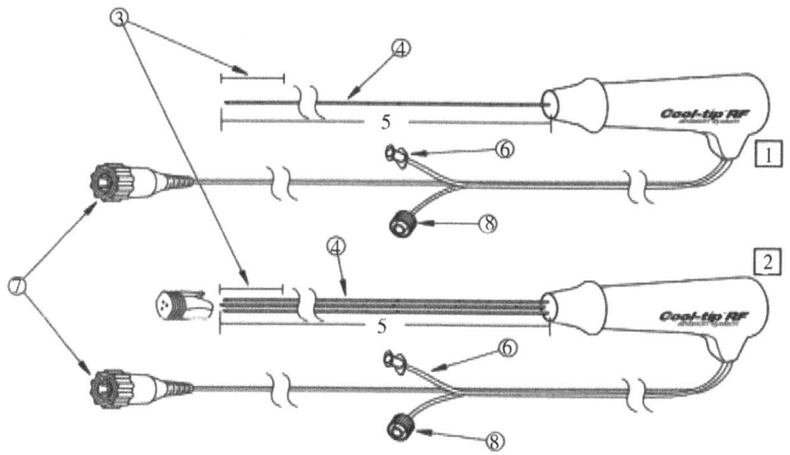

图 5–1　射频电极针

①单束的 Cool–tip 射频电极；②集束的 Cool–tip 射频电极；③尖端裸露长度；④绝缘；⑤电极长度；⑥流出接管连接器（透明管）；⑦射频和热电偶连接器；⑧流入接管连接器（蓝色管）

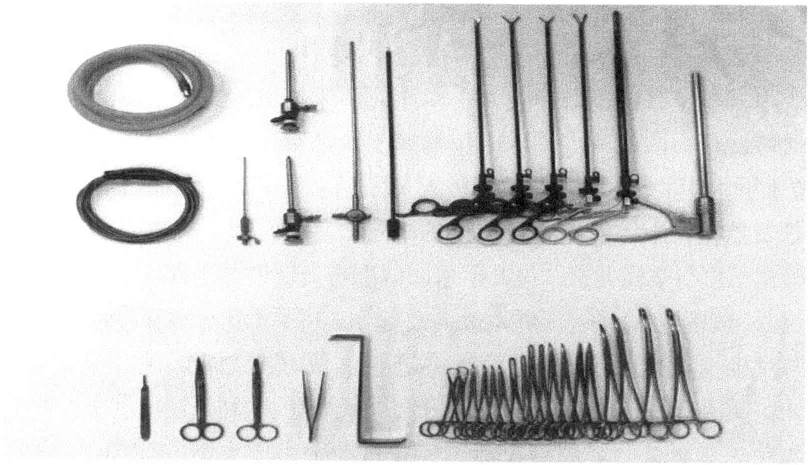

图 5–2　腹腔镜器械台

（三）手术步骤及精准护理配合

见表 5–2。

表 5–2　手术步骤及精准护理配合

手术步骤	护理配合
1. 手术入路	采用常规三孔法，以脐周行 12mm Trocar 做观察孔，剑突下 2 ～ 3cm 处置入 10mm Trocar 作为手术的主操作孔，右侧锁骨中线与右肋缘下交点处置入 5mm Trocar 作为辅操作孔。待探查肿瘤后依据肿瘤位置增加 Trocar 孔（图 5–3） 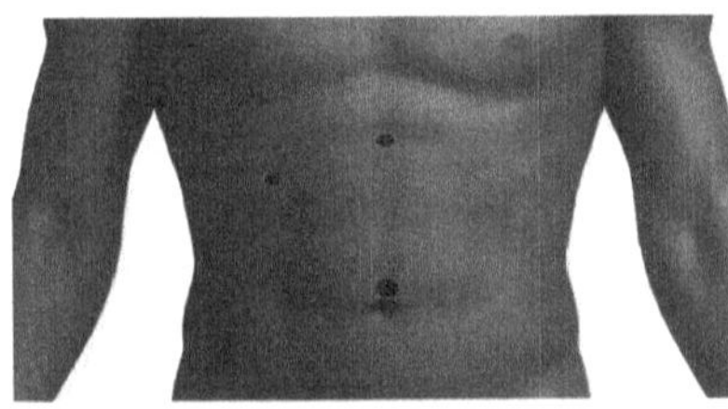 图 5–3　Trocar 穿刺点
2. 建立气腹及观察孔	①使用 Trocar 在脐周行 12mm Troca 做观察孔，剑突下 2 ～ 3cm 处置入 10mm Trocar 做手术的主操作孔，右侧锁骨中线与右肋缘下交点处置入 5mm Trocar 作为辅操作孔。传递 11 号手术刀、巾钳等打孔器械，传递手术刀时应放入弯盘中，无接触传递，避免刺伤 ②气腹针建立气腹，调节气腹压为 12 ～ 14mmHg，以提供清晰手术视野和操作空间
3. 探查腹腔	经观察孔置入镜头，全面探查腹腔内有无腹壁粘连，有无肿瘤转移
4. 肿瘤定位	离断肝脏镰状韧带，结合术中镜下超声对肝肿瘤进行精准定位，确定位置之后使用电凝钩烧灼肝表面为射频针进针点定位（图 5–4） 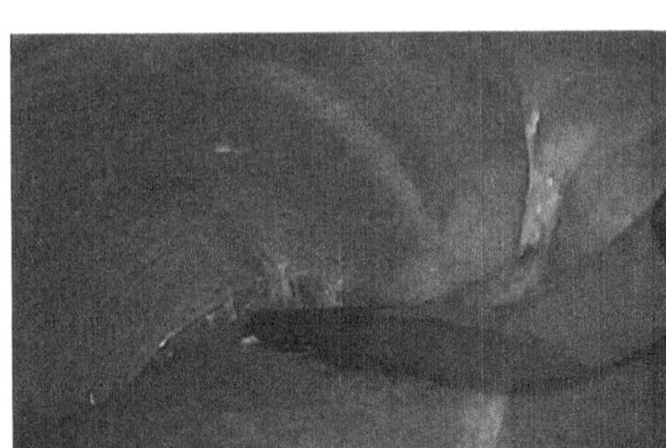 图 5–4　肿瘤定位

续表

手术步骤	护理配合
5. 超声引导下射频针穿刺瘤体	射频电极针在超声引导下对肝肿瘤进行穿刺，台下医师根据肿瘤大小、烧灼情况，调节射频系统仪器功率，单束射频电极针可达 2.8 ～ 4.2cm 的消融直径，时间为 12min（或集束射频电极针可达 4.2 ～ 7.0cm 的消融直径，时间为 12min），所需的消融体积大于一次能够消融的体积，需使用射频电极针多次重叠消融，直至每次消融体积的重叠足以覆盖被消融的组织。对于射频电极针针道出血以镜下氩气刀止血或使用小方纱压迫止血。为确保消融治疗的效果，消融范围应该力求达到 0.5cm 的安全边界，一针多点的重叠消融方式可保证消融范围发生或减少消融漏空的发生；消融完成后，争取在拔针时进行针道消融，防止术后出血和肿瘤沿针道种植（图 5-5） 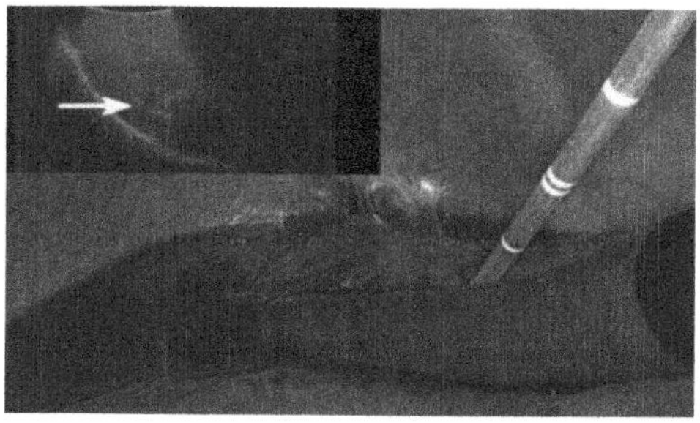 **图 5-5　射频针穿刺瘤体**
6. 检查出血及胆漏，冲洗腹腔	以小方纱擦拭肝面穿刺点，检查有无胆漏发生，彻底止血后，冲洗腹腔
7. 撤 Trocar，缝合皮肤	排出腹腔内二氧化碳气体，拔除 Trocar，缝合穿刺孔，伤口敷料覆盖

（四）术中精准护理要点

1. 妥善约束患者：在患者膝上 10cm 和胸部使用约束带进行固定，防止左右侧抬高造成患者上身失衡。麻醉后检查患者眼睑处于闭合状态，对于不能闭合者，行手术敷料辅助闭合，防止暴露性结膜炎的发生。

2. 有序摆放手术所用仪器：整理相关线路，防止因踩踏线路造成人员和仪器的损伤。

3. 术中体温监测：射频消融过程中会产生热量，可导致患者体温升高。需使用体温监测设备，如体温探头持续监测其变化。若体温超过 38.5℃，应及时采取降温措施，如暴露头面部、肩部、足部皮肤，调整室温，必要时给予冰袋降温等。术后无菌单撤除后，为患者擦去汗液并保暖，防止患者因汗液蒸发而受凉。

4. 配合医师合理调整射频消融参数　避免过度热损伤周围正常组织。同时，在靠近重要结构（如胆囊、胃肠道等）进行消融时，可协助医师采用纱布隔离、重点部位生理盐水冲洗降温等保护措施，减少热传导对周围组织的影响。

5. 与靠近膈肌的肝肿瘤消融时，要注意观察患者气道压变化、血氧饱和度等。

6. 根据患者的生命体征、尿量等情况，合理调整输液速度和输液量，维持患者的有效循环血量。在射频电极针使用时，适当加快输液速度，当患者出现出血、低血压等情况时，要及时补充液体和血液制品。

7. 射频电极针专用回路板的粘贴要点

（1）术中射频电极针使用后，妥善保管，以治疗巾覆盖等方法，防止对患者和医护人员造成刺伤。注意检查射频电极针裸露层和绝缘层是否有破损，如有结痂及时清除，按照管路颜色正确连接流入和流出的管路系统，并固定。

（2）检查负极板密封袋在有效期内，无破损，轻轻揭去回路板上的透明塑料衬纸。

（3）选择靠近手术部位，肌肉发达、血管丰富的区域粘贴回路极板，首选双侧大腿。但要避开瘢痕、文身、骨突部位及容易积液的区域。如果在手术过程中重新摆放了患者的位置，要确认负极板与皮肤的接触仍然良好而且所有电缆的连接良好。粘贴时，要先将极板一侧边缘对准放在皮肤上，然后逐渐沿极板压至另一侧，直到整片极板完全与皮肤接触。用手按压回路板，确保接触良好。

（4）射频消融组织主机用 200W 的电源以脉冲形式输出能量，大量电流经过身体，回路板粘贴尤为重要，粘贴方式不正确会造成患者皮肤烧伤，故回路板由经过培训的人员进行粘贴。

（5）检查每片极板的表面的胶是否足够湿润。

（6）注意回路电极板与射频电极针的朝向，各极板与手术部位的距离要相等，防止电流回路不均匀造成与手术部位近处的皮肤烧伤（图 5–6）。

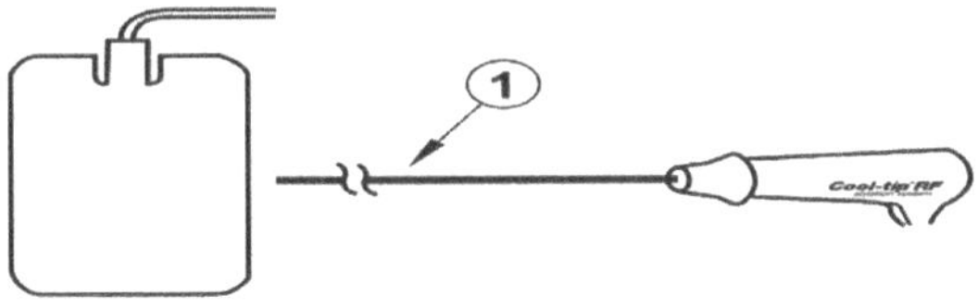

图 5–6　回路电极板与射频电极针的朝向

（7）对每个使用单电极的手术，一定要粘贴两 2 片负极板。 使用集束电极或多电极的手术，一定要粘贴 4 片负极板。已粘贴的负极板不要随意挪位。

（8）射频电极针需用＜ 20℃灭菌注射用水进行电极降温，所以需提前冷冻冰块，使用时将灭菌注射用水置入冰块中。如果要在同一个器官上进行多次、同时、分散消融，各电极之间必须至少相距 7cm，以避免出现不规则的消融形状及位于电极之间的组织意外损伤。

（9）手术结束时，仔细清点所使用的器械、缝针、纱布、小方纱，并检查其完整性。

六、术后护理

（一）一般护理

1. 一般护理　详见第 1 章第二节中的术后精准护理部分。

2. 心理护理　HEHE 罕见且预后不确定，需关注患者焦虑情绪，提供疾病相关知识，住院期间加强巡视，充分理解患者心情，关心、安慰患者，耐心倾听患者诉说，给予积极暗示，帮助患者树立战胜疾病的信心。指导患者进行放松训练，如深呼吸，减轻焦虑情绪，可以通过听音乐、听广播、打游戏等其他方式转移注意力，以缓解焦虑、失眠等症状。

（二）专科护理

1. 消融综合征（Ablation Syndrome）　是指在肝脏的热消融治疗（如射频消融）后，患者出现的一组以全身炎症反应为核心的临床综合征，常见于肝脏肿瘤消融术后，其本质是肿瘤坏死及周围组织损伤引发的机体应激反应。

（1）发生机制：肿瘤坏死与炎症反应，热消融导致肿瘤细胞凝固性坏死，释放细胞内成分（如核酸、蛋白质）及炎症介质（如前列腺素、白三烯），激活全身免疫系统，引发“无菌性炎症”。肝脏应激损伤时消融区域周围肝组织短时间内缺血、水肿，肝功能一过性受损，加重全身反应。高龄、基础肝功能差、肿瘤体积大（＞ 5cm）或消融范围广的患者更易出现消融综合征。

（2）临床表现

1）发热是最常见的临床表现，多在术后 24 ～ 72h 出现，体温在 37.5 ～ 38.5℃，少数可达 39℃以上，持续 1 ～ 3d，肿瘤越大、坏死组织越多，发热越明显。其次出现乏力、食欲缺乏，与炎症因子（如 L-6、TNF-α）释放导致的全身代谢紊乱相关。

2）当消融刺激迷走神经或肝功能短时受损时，会出现恶心、呕吐，当患者胃肠道功能受抑制或腹腔少量渗出时，患者会出现腹胀的症状。

3）肝区或消融部位疼痛，多为隐痛或胀痛，与肿瘤坏死、包膜牵拉或周围组织水肿有关，持续 1 ～ 2 周。

4）白细胞升高，主要以中性粒细胞为主，提示机体应激反应。肝酶（ALT、

AST）升高是肝脏轻度损伤的表现，多为一过性，1～2周恢复。C反应蛋白（CRP）、降钙素原（PCT）轻度升高提示炎症标志物升高。

（3）处理原则

1）对症支持治疗：退热：体温＜38.5℃时物理降温，≥38.5℃可给予非甾体抗炎药（如对乙酰氨基酚、布洛芬），避免使用糖皮质激素（可能抑制免疫，增加感染风险）。镇痛：轻度疼痛用非甾体镇痛药，中重度疼痛可短期使用弱阿片类药物（如曲马多），避免加重肝脏负担。补液与营养：鼓励患者多饮水，若恶心呕吐明显，静脉补充电解质及能量，维持水、电解质平衡。

2）肝功能保护：监测ALT、AST，若显著升高（如＞1000U/L），给予保肝药物（如多烯磷脂酰胆碱、还原型谷胱甘肽）。

3）警惕并发症：若发热持续＞3d、出现寒战或腹痛加剧，需立即复查血常规、PCT及腹部超声/CT，排除感染、出血、胆汁漏等并发症（如肝脓肿需穿刺引流及抗生素治疗）。对于HEHE患者，因肿瘤本身可能具有侵袭性，术后若出现异常发热或症状加重，需结合影像学与肿瘤标志物（如CA19-9、AFP）综合判断，排除肿瘤进展或特殊类型并发症。

2. 腹腔引流管护理

（1）妥善固定，防止脱出：用缝线将引流管固定于腹壁（如“8”字缝合），外接引流袋/瓶时，用胶布“高举平台法”二次固定管道（避免直接粘贴于皮肤上，减少牵拉），标注管道名称及置入深度（肝周引流管，深度××cm）。活动时指导患者将引流袋固定于裤腰或病号服上，位置低于引流口（防止逆流），翻身或下床前先固定管道，避免牵拉。

（2）保持引流管通畅：每1～2小时挤压引流管（由近心端向远心端轻柔挤压），避免管道折叠、扭曲；若为负压引流瓶，需保持负压状态（如定期捏扁引流球）。引流管通畅时引流液随呼吸或体位变化缓慢流出，负压引流瓶可见液体进入，当引流液突然减少或停止，管道内可见血凝块或絮状物，提示导管可能堵塞，需及时报告医师，用生理盐水低压冲洗（禁止暴力冲洗，避免损伤组织）。

（3）引流液的观察与记录：每日定时倾倒引流液（如6：00、20：00），用量杯准确测量并记录24h总量，正常术后早期（1～2d）：淡红色或淡血性液体，量为50～200ml/24h，逐渐减少，若出现异常情况，如突然引流出鲜红色血性液体，量＞100ml/h，提示腹腔内出血，引流出浑浊黄绿色液体（含胆汁），提示胆瘘，有脓性分泌物伴臭味，提示感染，粪渣样液体，提示肠瘘。正常引流液无明显臭味，若出现恶臭，高度怀疑感染。对于肝上皮样血管内皮瘤术后的患者，更要密切关注引流液中是否含有异常成分（如肿瘤坏死组织等），可以绘制引流液量-时间曲线图，若量突然增多或减少、性质突变，立即报告医师。

（4）无菌操作与感染防控：每日用碘伏溶液消毒引流口周围皮肤（由内向外环形消毒，直径≥5cm），清除分泌物，更换无菌敷料（渗液多时及时更换），若引流口渗液多，可垫无菌纱布，避免潮湿滋生细菌。密闭式引流袋/瓶每周更换1～2次（污染时立即更换），更换时戴无菌手套，接口处用碘伏消毒30s，避免引流液逆流。

（5）拔管护理

1）拔管指征（需医师判断）：引流液量＜10～20ml/24h，颜色清亮，无出血、感染征象；患者无发热、腹痛，血常规及炎症指标（CRP、PCT）正常；影像学检查（如超声、CT）提示腹腔无积液、脓肿。

2）拔管后护理：拔管时，医师用无菌纱布覆盖引流口，迅速拔除管道，按压5～10min防止出血；拔管后每2小时查看引流口有无渗血、渗液，24h内避免沾水；若出现剧烈腹痛、发热或引流口大量渗液，提示腹腔内残留积液。

（6）常见并发症及处理

1）引流管脱出：若引流管意外脱出，立即用无菌纱布按压伤口，切勿自行回插，严密观察生命体征及腹部症状。

2）感染：引流口红肿、疼痛，引流液浑浊伴臭味，需加强换药，遵医嘱使用抗生素，必要时取引流液做细菌培养+药敏。

3）出血：引流液呈鲜红色，量骤增，立即通知医师，监测血压、心率，准备止血治疗（如药物、介入栓塞）。

4）引流不畅：先检查管道是否折叠，若为堵塞，由医护人员用生理盐水轻柔冲洗，无效时考虑更换引流管。

3. 胆漏的护理

（1）临床表现：腹痛，早期表现为右上腹或全腹隐痛，随胆汁漏出增多可发展为持续性剧痛，伴腹肌紧张（“板状腹”），提示胆汁性腹膜炎。发热：单纯汁漏出可致低热（37.5～38℃），合并感染时体温可达39℃以上，伴寒战。黄疸：若胆漏导致胆道梗阻（如胆管破口狭窄或被血凝块堵塞），可出现皮肤、巩膜黄染、尿色加深。术后腹腔引流管引出黄绿色、清亮或浑浊的胆汁样液体，量可从数十毫升至数百毫升不等。

（2）诱因识别：射频消融产生的高温可能导致肿瘤毗邻胆管壁热灼伤，形成迟发性胆漏（术后3～7d常见）。HEHE可能侵犯胆管或导致胆管周围纤维化，术后胆漏可能与肿瘤进展、消融不完全或肿瘤坏死累及胆管有关。

（3）辅助检查：怀疑胆漏时，需复查腹部增强MRI/CT，观察消融区周围有无液性暗区或胆汁湖，检测肝功能，胆红素（尤其是直接胆红素）、ALP、GGT进行性升高，提示胆道梗阻或胆漏。

4. 肝衰竭的护理

（1）临床表现识别：患者极度乏力、严重消化道症状（腹痛、腹胀、恶心、食欲缺乏、呕吐）。皮肤、黏膜黄染进行性加深、尿色进行性加深。严重凝血功能障碍（皮肤及黏膜出血、鼻出血、牙龈出血、消化道出血、尿道出血等）。通过格拉斯哥昏迷评分（GCS）或肝性脑病分期（如扑翼样震颤、定向力障碍）监测是否出现肝性脑病（Ⅰ期：性格改变；Ⅱ期：嗜睡；Ⅲ～Ⅳ期：昏迷）。

（2）护理措施

1）生命体征监测：持续监测体温、心率、血压、呼吸频率，低血压提示出血或感染性休克，高热需警惕感染。

2）监测出入量及腹围：记录24h出入量，尤其关注尿量（＜400ml/24h提示肝肾综合征）。准确测量腹围变化。

3）监测血氨水平：血氨升高（＞60μmol/L）与肝性脑病密切相关，需配合降氨治疗（如乳果糖灌肠），注意血氨送检时标本需要放入冰块冷藏送检。

4）皮肤与黏膜护理：每日温水擦浴，避免使用刺激性肥皂；水肿或黄疸患者因皮肤瘙痒易抓伤，可涂炉甘石洗剂止痒，剪短指甲；口腔护理每日2～3次，预防真菌感染（如口腔黏膜白膜）。

5）肝性脑病护理：急性期暂禁蛋白质（≤20g/d），病情好转后逐步增加植物蛋白（如豆腐），避免动物蛋白（产氨多）；乳果糖口服或灌肠（保持每日排便2～3次），促进氨排出，意识障碍者加床栏，取下活动义齿、手表等物品，避免舌咬伤（放置牙垫）。

6）肝肾综合征：限制液体入量（前一日尿量+500ml），避免大量放腹水（一次＜1000ml）；遵医嘱使用利尿剂，监测电解质，防止低钾、低钠加重肝肾损伤。

7）饮食原则：高热量、高维生素、低蛋白、易消化，热量维持在2000～2500kcal/d，以碳水化合物为主（如米汤、藕粉），补充维生素B、维生素C、维生素K；肝性脑病患者根据分期调整蛋白摄入量［Ⅱ期以下可给予20～30g/d，逐步增加至0.5～1g/（kg·d）］，优先选择植物蛋白；限制钠、水摄入：腹水患者每日钠＜500～800mg（氯化钠1.2～2.0g），水＜1000ml，必要时无盐饮食。能进食者鼓励口服，少食多餐；昏迷或吞咽困难者给予鼻饲流质（如肠内营养剂），注意鼻饲温度（38～40℃），防止反流；严重营养不良或消化道出血者给予肠外营养，注意控制输液速度，避免肝性脑病诱因。

（三）症状的精准护理

1. 肝区疼痛　肝区疼痛主要原因有肿瘤生长、肝包膜牵拉、组织侵犯等，疼痛以慢性持续性钝痛、胀痛、伴随乏力、食欲缺乏、黄疸（肿瘤压迫）等症状，疼痛程度与肿瘤进展相关。处理核心以控制肿瘤进展为主要措施，避免肝毒性药物。

（1）早期评估：采用数字评分法（NRS）或面部表情量表动态评估疼痛程度，区分生理性伤口痛与并发症痛。切口痛：术后24h内首选静脉镇痛（如非甾体类药物＋阿片类药物），后逐步过渡到口服镇痛药，注意药物肝毒性；气腹痛：鼓励早期下床活动，促进CO_2排出，可辅以热敷肩背部缓解。

（2）术前疼痛护理：评估疼痛与肿瘤位置的关系（如靠近肝包膜的肿瘤疼痛更明显），协助患者取舒适体位（半卧位减轻肝包膜张力）；避免腹内压增高（如便秘、咳嗽），以防肿瘤破裂。

（3）术后疼痛护理：重点区分生理性疼痛与并发症疼痛，术后常规监测生命体征、腹部体征及引流液性状；对于腹腔镜手术患者，告知肩痛为气腹常见反应，消除焦虑；若疼痛持续超过3d或进行性加重，立即报告医师。

（4）多模式镇痛：结合患者肝功能（如Child-Pugh分级）选择镇痛药物，避免使用经肝脏代谢的强阿片类药物（如吗啡），优先选择肾排泄为主的药物（如芬太尼透皮贴剂）。

2. 发热

（1）物理降温：当体温在38.5℃及以下时，可采用适当的物理降温方法。比如使用退热贴敷于额头，或用湿毛巾敷患者的额头、颈部、腋窝、腹股沟等大血管丰富部位，通过水分蒸发带走热量。若体温超过38.5℃，在医师指导下给予适量的退热药物。用药后注意观察患者体温下降情况及有无出汗过多、虚脱等不良反应。

（2）补充水分和营养：鼓励患者多饮水，每日摄入量宜在1500～2000ml，以补充发热导致的水分丢失，防止脱水。可选择温开水、淡盐水、果汁等。给予清淡、易消化且富含营养的食物，如米粥、面条、鸡蛋羹等。少食多餐，满足身体能量需求，促进恢复。

（3）皮肤护理：患者发热时出汗较多，应及时用毛巾擦干汗液，勤换衣物和床单，保持皮肤清洁干燥，防止着凉及皮肤感染。

（4）口腔护理：发热时患者口腔黏膜干燥，抵抗力下降，易发生口腔感染。应协助患者早晚刷牙，饭后用温水或漱口水漱口，保持口腔清洁。

3. 恶心呕吐

（1）密切留意恶心呕吐的频率、时间、方式，呕吐物的颜色、量、性质、气味等。呕吐物为咖啡色提示存在消化道出血。同时，观察患者有无腹痛、腹胀、头晕、乏力等伴随症状，以便及时发现潜在问题并告知医师。

（2）口腔护理：呕吐后及时帮助患者用温水或漱口水漱口，清除口腔内的异味和残留呕吐物，保持口腔清洁卫生，减少对口腔黏膜的刺激，预防口腔感染。

（3）饮食护理：在恶心呕吐症状缓解后，给予清淡、易消化的食物，如小米粥、软面条等。避免食用油腻、辛刺激性食物，以及气味浓烈的食物，以免加重恶心感。根据患者的耐受情况，采取少食多餐的方式进食，避免一次进食过多。进食速度不宜过快，进食后不要立即平卧。

（4）用药护理：若因疾病需要使用药物缓解恶心呕吐症状，要严格按照医嘱给药，并观察药物的疗效和不良反应。

4. 腹胀

（1）密切关注腹胀的程度、部位、发作时间，是否伴有腹痛、呕吐、腹泻、便秘等其他症状。观察患者的生命体征、腹部外形、肠鸣音等情况。若腹胀伴有剧烈腹痛、停止排气排便，提示肠梗阻。

（2）促进胃肠蠕动：鼓励患者进行适当的活动，如散步、慢走等。病情允许的情况下，尽量避免长时间卧床，适当的运动有助于促进胃肠蠕动，缓解腹胀。

（四）术后并发症的护理

1. 出血

（1）出血量与临床症状的关系：轻度出血：500ml（可出现头晕）。中度出血：出血量为 500 ～ 1000ml（可出现晕厥、口渴、尿少）。重度出血：出血量＞ 1500ml（可出现四肢冰冷、少尿、意识模糊）。隐血试验阳性：出血量＞ 5ml。黑粪（柏油样便）：出血量为 50 ～ 100ml。

（2）护理措施

1）严密观察引流液的颜色、性状及量（当每小时引流量＞ 100ml 并持续 3h，引流液为鲜红色血性液体、触之有温度，患者血压下降，则提示活动性出血）。一旦发现有活动性出血的征象，应及时报告医师同时给予紧急处理。肝内出血表现为右上腹剧烈疼痛、压痛，伴肩背部放射痛。腹腔出血表现为全腹压痛、反跳痛、肌紧张，腹胀进行性加重，肠鸣音减弱或消失。观察呕吐物、粪便颜色，警惕呕血、黑粪提示消化道出血。

2）严格观察患者的生命体征（体温、血压、脉搏、呼吸）、血氧饱和度及体温，警惕失血性休克的发生。

3）判断患者的意识，保持呼吸道通畅，使患者头偏向一侧，清除口腔、咽喉部呕吐物、分泌物，防止误吸，准备负压吸引，给予面罩吸氧；必要时床旁紧急行气管插管，给予呼吸机辅助呼吸。遵医嘱给予镇静药、抬高床头，约束上肢。

4）建立 2 条以上静脉通路，保证止血药物及血液的及时输入。必要时协助医师进行深静脉置管和动脉插管，连接测压装置。若患者出现失血性休克，立即给予快速、加压输血、输液。

5）严密观察血压变化，必要时遵医给予血管活性药物，及时调整泵入速度。

血管活性药物应由深静脉泵入，以防液体外渗造成皮肤坏死。

6）准确记录出入量，观察尿量的变化，必要时遵医补充胶体。

7）需急诊手术及介入治疗的患者，需做好术前各项准备，如备皮、备血等。

2. 肝脓肿与腹腔感染

（1）密切监测患者的体温、血压、心率、呼吸等生命体征，尤其要关注体温变化，肝脓肿与腹腔感染常伴有高热，每30～60分钟测量一次体温，若出现高热寒战，及时记录并告知医师。

（2）发热护理可参考症状护理中发热的内容。

（3）抗感染治疗护理：严格按照医嘱按时、准确给予抗生素治疗，注意药物的剂量、用法、用药间隔时间等，观察药物的疗效及不良反应，如有无皮疹、瘙痒、恶心、呕吐等过敏反应或胃肠道不适症状。对于需要进行肿穿刺引流等治疗的患者，做好术前准备、术中配合及术后护理。术后观察穿刺部位有无渗血、渗液，保持穿刺部位清洁干燥，防止感染。

3. 二氧化碳气腹后并发症　二氧化碳气腹是腹腔镜手术中建立操作空间的常用方法，但可能因气体注入、吸收或压力影响引发多种并发症。

（1）高碳酸血症与呼吸性酸中毒

1）发生机制：二氧化碳经腹膜吸收进入血液循环，若吸收量超过肺排出能力，导致血中CO_2蓄积。

2）临床表现：胸闷、呼吸急促、心率加快、血压升高，严重时可出现嗜睡、昏迷。血气分析示$PaCO_2 > 45mmHg$，$pH < 7.35$。

3）护理措施：见第1章第二节中的CO_2气腹并发症的观察与护理中的处理措施。

（2）皮下气肿

1）发生机制：二氧化碳经穿刺孔或组织间隙漏入皮下组织。

2）临床表现：胸腹部、颈部皮下可触及捻发感，严重时蔓延至面部、四肢，伴局部胀痛。

3）护理措施：标记皮下气肿边界，每日测量范围变化，轻度者（范围＜5cm）多可自行吸收；若范围扩大或伴呼吸困难，协助医师调整穿刺针位置，必要时拆除缝线释放气体；可局部热敷（温度≤50℃）促进气体吸收，避免按压；告知患者皮下气肿多为暂时性，消除紧张情绪。

（3）肩背痛（膈神经刺激）

1）发生机制：二氧化碳积聚于膈下，刺激膈神经放射至肩背部。

2）临床表现：术后1～2d出现肩背部酸胀、疼痛，活动时加重。

3）护理措施：见第1章第二节中的CO_2气腹并发症的观察与护理中的处理

措施。

4. 肺部感染

（1）留意患者咳嗽、咳痰的情况，包括咳嗽的性质（如干咳、湿咳）、频率，痰液的颜色、量、性状及气味等。例如，黄色脓性痰可能提示细菌感染，粉红色泡沫痰可能与肺水肿有关。同时，观察患者有无胸痛、呼吸困难、发绀等症状，以及这些症状的变化情况。

（2）保持呼吸道通畅，鼓励患者深呼吸和有效咳嗽，定时协助患者翻身、拍背，拍背时手指并拢、稍向内合掌，由下向上、由外向内轻轻拍打患者背部，以促进痰液排出。对于痰液黏稠不易咳出的患者，可遵医嘱给予雾化吸入，稀释痰液。

（3）根据患者的缺氧程度，给予适当的氧疗方式和氧流量。如患者出现呼吸困难、发绀等明显缺氧症状，可采用鼻导管或面罩吸氧。吸氧过程中，注意观察患者的呼吸状态、面色及血氧饱和度的变化，及时调整氧流量。

七、出院指导

（一）伤口管理

1. 保持穿刺孔清洁干燥，术后 7 ～ 10d 避免沾水，术后 2 ～ 3d 可移除敷料。

2. 洗澡时使用防水敷料保护，若敷料脱落或渗液，及时去社区请护士协助更换。

3. 观察感染迹象，如伤口红肿、渗液、发热＞ 38℃或疼痛加重，需立即就医。

（二）药物管理

1. 必须遵医嘱用药，镇痛药对乙酰氨基酚（肝功能正常者）或弱阿片类药物（如曲马多），避免长期使用 NSAID（如布洛芬）。保肝药物如谷胱甘肽、腺苷蛋氨酸（需按疗程服用，定期复查肝功能）。

2. 若接受靶向治疗者（如索拉非尼），需遵医嘱定时服药，监测副作用（手足综合征、高血压）。

（三）饮食调整

1. 术后早期（1 ～ 2 周）　此阶段处于消化功能恢复期，宜清淡易消化饮食，如粥、面条、蒸蛋、鱼肉等，避免油腻、辛辣、产气食物（如豆类、碳酸饮料）。

2. 术后 1 个月　此阶段处于稳定期，给予优质蛋白：鸡蛋、瘦肉、豆腐（肝功能正常者每日 1.2 ～ 1.5g/kg），适量碳水化合物：全麦面包、燕麦（维持能量）及维生素补充，新鲜果蔬（如西蓝花、胡萝卜）。禁忌酒精（加重肝损伤）、生食（如刺身，避免感染）。

（四）活动与休息

1. 术后 1 ～ 2 周，以卧床休息为主，可床边活动（预防深静脉血栓），缓慢行走，避免腹压增高的动作如弯腰、提重物（＞ 3kg）、剧烈咳嗽。

2. 术后 3 ～ 4 周，可逐步增加活动量（如散步、简单的家务），以不疲劳为度。

3. 1 个月后，根据复查结果评估是否恢复正常工作，3 个月内避免对抗性运动（如篮球）、伤口完全愈合前禁止游泳。

（五）随访计划

1. 影像学随访　术后 1 个月、3 个月、6 个月各 1 次做一次增强 MRI/CT，稳定后每 6 ～ 12 个月 1 次（HEHE 复发可迟至数年）。每年行胸部 CT 检查，用于筛查肺转移灶。

2. 实验室检查　术后 1 个月内，每周查肝功能 + 血常规；后续每 3 个月 1 次（重点监测 ALT/AST、胆红素、AFP）。

3. 特殊指标　HEHE 无特异性肿瘤标志物，但可监测 CD31/CD34（免疫组化标志物）的影像学变化。

（六）心理支持与生活重建

加入 HEHE 患者互助群（如国际 HEHE 基金会线上社区）或罕见病组织（如中国罕见病联盟），正念训练缓解“恐癌”焦虑（推荐 APP：Headspace）。

（七）长期注意事项

1. 避免肝毒性因素，慎用肝脏代谢药物，如必须使用需经医师评估后方可使用。

2. 育龄期女性建议避孕至病情稳定 2 年以上，靶向治疗期间需严格避孕（索拉非尼有致畸风险）。

3. 避免接种活疫苗（如带状疱疹疫苗），优先接种灭活乙肝疫苗。

参考文献

陈建春，易凤连，邱永友，等．肝上皮样血管内皮瘤的影像学特征 [J]. 影像研究与医学应用，2023, 7(20): 7-10.

刘一萍，陈栋，霍雷，等．肝上皮样血管内皮瘤的影像学表现及误诊分析 [J]. 海军军医大学学报，2023, 44(6): 759-762.

孙平，尹传政，宋自芳 .2024 美国胃肠病学会临床实践指南《肝脏局灶性病变》更新解读 [J]. 临床外科杂志，2025, 33(1): 32-35.

王露，陈思敏，栗源，等．易误漏诊的两种肝脏上皮样软组织肿瘤的临床病理特点 [J]. 临床误诊误治，2025, 38(7): 31-37.

王小鹏，吕培杰，李睿，等．肝上皮样血管内皮瘤患者的临床病理特征、影像学特征与预后分析 [J]. 中华肝胆外科杂志，2025, 31(3): 214-218.

吴沛宏．经皮肝脏肿瘤射频消融治疗指南 [C]// 广东省医学会，中国抗癌协会肿瘤微创治疗专业委员会肿瘤消融治疗分会，广东省抗癌协会 .2013 年肿瘤消融技术培训班论文集．中山大学附属肿瘤医院，2013: 3-16.

张熙遥，郗增慧．超声穿刺诊断肝上皮样血管内皮瘤 1 例报告及文献复习 [J]. 影像研究与医学应用，2023, 7(10): 191-193.

张雨昂 , 董刚 , 孙璐璐 , 等 . 超声引导下射频消融治疗多发肝上皮样血管内皮瘤 1 例 [J]. 中国介入影像与治疗学 , 2022, 19(5): 318.

Atyah MM, Sun Y, Yang Z. The challenges of hepatic epithelioid hemangioendothelioma: the diagnosis and current treatments of a problematic tumor[J]. Orphanet J Rare Dis, 2024 Nov 30, 19(1): 449.

Pallotti MC, Nannini M, Agostinelli C, et al. Long-term durable response to lenalidomide in a patient with hepatic epithelioid hemangioendothelioma[J]. World J Gastroenterol, 2014, 20: 7049-7054. doi: 10.3748/wjg.v20.i22.7049.

Thomas RM, Aloia TA, Truty MJ, et al. Treatment sequencing strategy for hepatic epithelioid haemangioendothelioma[J]. HPB (Oxford), 2014, 16: 677-685. doi: 10.1111/hpb.12202.

Zhao M, Yin F. Hepatic epithelioid hemangioendothelioma: Clinical characteristics, diagnosis, treatment, and prognosis[J]. World J Clin Cases, 2022 Jun 16, 10(17): 5606-5619.

第6章

开腹先天性胆管囊肿切除 + 胆肠吻合术

第一节　概　述

在先天性胆管扩张症（CBD）的治疗中，微创技术如腹腔镜手术逐渐普及，但开腹手术仍因其精准性和处理复杂病例而应用。手术技术和围手术期管理的进步，开腹治疗领域涌现出多项临床新技术，显著提升了手术安全性和患者预后。

一、术中影像引导与解剖精准化技术

（一）术中胆道造影与超声辅助

通过术中胆道造影或超声实时引导，可清晰显示胆管解剖结构，尤其是合并肝内胆管扩张、迷走胆管等复杂情况时，避免误伤重要血管或胆管分支。通常二次手术中，在术前T管造影或术中胆道造影，可明确粘连区域和病变范围，提升手术精准性。

（二）三维重建技术

术前规划结合CT或MRI影像数据，术前进行三维重建，帮助术者预判囊肿与周围血管、胰胆管的关系，优化手术路径设计，减少术中出血风险。

二、改良的胆肠吻合技术

（一）肝门胆管整形与吻合口技术

针对传统吻合口狭窄问题，采用肝门部胆管整形术，切除狭窄段后保留胆管壁“裙边”，扩大吻合口至2cm以上，并使用可吸收线缝合，显著降低术后狭窄率，通过精细的胆管整形，成功避免术后吻合口狭窄。

1. 适应证

（1）良性疾病：胆道狭窄、闭锁，良性胆道截断性闭锁（如医源性损伤、炎症后狭窄），MCA实现内镜下再通，避免开腹。

（2）复杂胆道重建：肝门部胆管狭窄需高位吻合者；多次胆道术后粘连严重病例（磁体可经皮或内镜放置）。

（3）恶性疾病：不可切除的胆总管下端癌、胰头癌致梗阻性黄疸。

（4）胆囊空肠吻合术：MCA 简化操作，适用于全身状态差者。

（5）特殊人群：儿童先天性畸形，如胆道闭锁、食管狭窄；高龄、高危患者，避免传统吻合的创伤，加速康复。

2. 禁忌证　胆管直径不足，胆总管＜ 1.5cm（传统吻合易狭窄，MCA 需个体化评估）；门静脉高压未控制：易致吻合口出血，需先处理门静脉高压；晚期恶性肿瘤：预期生存期＜ 3 个月，优先微创引流（如支架置入）。

（二）抗反流装置的应用

在肝总管空肠 Roux-en-Y 吻合术中，通过延长空肠袢至 40cm 以上，并设计抗反流瓣膜，减少肠液逆流引发的胆管炎风险，同时维持胆汁引流通畅。

三、复杂疑难病例的个性化术式创新

（一）合并肝内胆管扩张的处理

对肝内胆管狭窄或囊样扩张病例，采用狭窄段纵切横缝术，结合胆管冲洗和胆肠吻合，避免术后胆汁淤积。对于肝内胆管瓣膜状狭窄者，术中切除隔膜并扩大吻合口，可改善引流效果。

（二）二次手术与粘连松解技术

针对既往内引流失败或外引流需二次手术的患者，通过钝锐结合分离法处理粘连，利用原手术入路减少创伤。术中结合快速病理检查，及时识别癌变或结石病灶，调整手术方案。

四、围手术期科学管理

（一）营养与凝血功能优化

1. 术前补充维生素 K 及脂溶性维生素（A、D、K），纠正因胆汁淤积导致的凝血功能障碍。

2. 术后通过高蛋白饮食（如瘦肉、豆类）和维生素 C、锌的摄入，加速伤口愈合。

（二）感染防控与并发症预防

术前预防性使用抗生素，术后加强引流管护理及胆汁培养，降低胆管炎风险。例如，新生儿病例中通过多学科协作（肝胆外科、新生儿科、麻醉科），成功控制术后感染并促进恢复。

开腹治疗先天性胆管扩张症的新技术，通过精准解剖、改良吻合、围手术期科学管理，显著提升了手术成功率与患者预后。生物材料与组织工程研究可降解支架或生物补片用于胆管重建，可为吻合口修复提供新思路，需进一步探索技术创新与个体化治疗策略的结合，改善患者长期生活质量。

第二节　开腹胆管囊肿切除 + 胆肠吻合的精准护理

先天性胆管扩张症

先天性胆管扩张症（congenital biliary dilatation，CBD），系指先天形成的局部或全部胆管呈不同形态的扩张状态，也被称为先天性胆管囊肿，是一种由胆管发育异常导致的胆管畸形病变。其病变表现为胆管囊状、梭状或柱状扩张，可局限于胆总管的一部分，也可累及至肝内胆管，或仅发生肝内胆管的扩张性病变（称 Caroli's 病）。根据病变部位和形态，先天性胆管扩张症分为五型，分别为：Ⅰ型（胆总管囊状 / 梭形扩张），最常见，表现为胆总管局限性扩张；Ⅱ型（胆总管憩室样扩张），少见；Ⅲ型（胆总管末端十二指肠壁内段扩张），注意胰胆管合流异常（PBM）的关联；Ⅳ型（肝内外胆管多发扩张），注意评估肝内胆管受累范围及是否合并纤维化；Ⅴ型（Caroli 病），肝内胆管囊状扩张，可合并肝纤维化或肾囊肿。

（一）流行病学

先天性胆管扩张症在亚洲国家的发病率显著高于欧美国家。日本、中国、韩国等地的发病率约为 1/1000，而欧美国家 1/150 000 ～ 1/100 000。这种差异可能与遗传因素和胰胆管合流异常的高发率有关。女性发病率是男性的 3 ～ 4 倍，男女比例为 1 ：（3 ～ 4），尤其在 30 岁以内的年轻女性中更为突出。约 80% 的病例在儿童期（尤其是婴幼儿时期）确诊，典型症状包括腹部包块和梗阻性黄疸，约 20% 的病例在成年期首次发现，成人患者常以腹痛、胆管炎或黄疸为主要表现，部分病例因无症状而偶然发现。其中部分病例存在家族遗传倾向，可能与性染色体显性遗传或基因突变有关。

（二）临床表现

腹痛、黄疸和腹部包块是本病 3 个典型的临床表现，但临床完全具备者少见；临床症状可隐匿，常误诊为胆道感染、胆石症。80% 的病例在 10 岁以前发病。成人可无临床症状，或者偶有腹痛不适。儿童胆管扩张症的经典三联症是右上腹痛、腹部包块和黄疸，约 1/3 的患者具有全部三个症状。对于成人，腹痛和反复发热往往是最常见的临床表现。

1. *腹痛*　是较为常见的症状，多位于右上腹、上腹或脐周。疼痛性质多样，可为持续性钝痛、胀痛，也可能是阵发性绞痛。部分患者在进食油腻食物后，腹痛可能会加重，有时还会伴随放射性疼痛至右肩部或背部。婴幼儿可能因不会诉说“腹痛”，常呈头肩向下的跪姿。

2. *黄疸*　表现为皮肤、巩膜发黄，尿液颜色加深，粪便颜色变浅，严重时可伴有皮肤瘙痒、全身不适。黄疸呈间歇性，出现和加深说明胆总管远端梗阻，胆汁引流不畅，合并囊内感染或胰液反流会导致加重，当炎症减轻，胆汁排出通畅，黄疸可缓解或消退。

3. 腹部肿块　多于右上腹部或腹部右侧可触及囊性感光滑肿块，上界多为肝边缘所覆盖，大小不一，部分囊肿的下端胆总管处有瓣状皱襞，起活瓣作用，囊内胆汁排出后，囊肿体积会变小，黄疸亦渐消退。梭状型胆管扩张症则多不会触及腹部肿块。

4. 其他症状

（1）发热：合并囊肿内感染时可出现发热，体温可高达38～39℃，常伴有寒战、乏力等全身症状。

（2）恶心呕吐：由于胆汁淤积、消化不良或炎症刺激胃肠道，患者在进食后可能出现恶心、呕吐，呕吐物中可能含有胆汁。

（3）体重减轻：因腹痛、恶心呕吐等症状影响食欲，以及长期的胆汁淤积和消化不良导致营养吸收受影响，患者可能出现体重减轻。

（4）凝血功能异常：病程较长或合并黄疸者，可因脂溶性维生素吸收障碍，引致凝血因子合成低下，出现易出血的表现，个别还可能有维生素A缺乏的一系列症状。

（三）治疗原则

先天性胆管扩张症的治疗原则主要为切除病变胆管，处理继发病变，重建胆肠通路。由于先天性胆管扩张症的病程越长，合并胆道癌的发生率也越高，应该避免长期临床观察和随访，通常推荐在明确诊断时就应手术治疗。有肝功能损伤或黄疸的患者，多数伴有胰管内蛋白栓或胆管内胆泥，术前应行非手术治疗，给予禁食、胰酶阻断剂或PTBD胆道减压等，待肝功能或胰酶正常。这期间也要检查胆管-胰管的汇合形态和肝内胆管有无结石。

1. 非手术治疗

（1）胆汁引流术：合并急性化脓性炎症、严重阻塞性黄疸及病变胆管穿孔等紧急情况，且无法耐受复杂手术的患者，可采用超声引导下经皮经肝病变胆管置管引流术或胆管外引流术，进行胆汁引流，缓解急性梗阻及感染造成的感染性休克等危重情况，待患者全身情况改善后，再行病变胆管切除和胆道重建术。

（2）药物治疗：可使用胆宁片、谷胱甘肽等药物来保护肝脏、降低胆道压力，以缓解肝功能异常、胆道压力增高的情况。

（3）胆管镜技术（Cholangioscopy）：通过ERCP或PTCD途径插入胆管，直接观察胆管内部，进行活检或治疗。新一代胆管镜具有更高分辨率和灵活性，能更精准地处理胆管结石或肿瘤。

（4）定期观察：对于无胆管梗阻或无胆管炎症状的患者，可进行定期随访观察。经检查发现胆管扩张程度较轻，且没有明显的临床症状，肝功能等指标也正常的患者，可不进行手术，每隔一段时间进行超声、CT 等检查，观察胆管扩张的变化情况。对于暂不手术治疗者，每 6 个月定期随访观察，随访内容包括血常规、肝功能、血清淀粉酶、肿瘤标志物（CA19-9、CEA 等）及腹部彩色多普勒超声、CT、MRI 等影像学检查。

2. 手术治疗　先天性胆管扩张症是一种以胆管扩张和胰管－胆管汇合异常为特征的先天性疾病，但胆管扩张的程度有不同，而且胰管－胆管汇合形态亦无定式，本病有多种手术切除方法。

为避免胆汁－胰液直接在胆管内或胰管内相混合，完全切除扩张的肝外胆道（囊肿）、分流胰液和胆汁，行肝管－肠道吻合，通过切除囊肿去除胆汁淤滞的部位和癌的好发部位，胆汁和胰液的流出通道得以分开，阻断了活化的胰酶继续损伤胆管黏膜，降低了胰液导致的胆管癌发生的可能性。

（1）胆囊切除术：肝外胆管扩张患者多合并胆囊肿大，且先天性胆管扩张症患者胆囊癌变率较高，因此，术中切除胆囊。对伴有胰胆管合流异常，尤其是主胰管呈锐角汇入胆总管型，不伴有明显肝外胆管扩张患者，因其胆囊癌变率较高，行预防性胆囊切除术。

（2）胆管囊肿切除＋胆管空肠吻合术：对病变胆管壁薄、炎症不明显，门静脉周围炎症轻，组织粘连不重的患者，行病变胆管切除＋胆管空肠吻合术。为保证最大化切除病变胆管并避免损伤管径细小的近端正常肝管，病变胆管切缘选择在正常肝管与扩张胆管连接部或汇合部远端 2 ～ 5mm 处。对胆总管垂直汇入主胰管型，尽可能完整切除至病变胆管末端；对主胰管呈锐角汇入胆总管型，保留胰管汇入点远端病变胆管壁。

（3）病变胆管内膜剥除术：扩张胆管周围组织炎症反应较重，后壁与肝十二指肠韧带内门静脉、肝动脉主干粘连致密，侧支血管丛生，局部解剖不清的情况下，行保留病变胆管后壁的内膜剥除术，仅将扩张胆管黏膜层切除而保留纤维层，有助于减少手术创伤和并发症。

（4）肝切除术：累及肝内胆管的先天性胆管扩张症行引流肝段或肝叶切除术。肝切除术方式取决于扩张肝胆管分布部位、范围、并发肝脏病变及剩余肝脏功能。行肝切除术前充分评估剩余功能性肝脏体积，若不足，适当保留柱状扩张的肝管及其引流的肝段。

（5）胰十二指肠切除术：当合并病变胆总管下段癌变，或合并肿块性慢性胰腺炎引起梗阻性黄疸等，可行胰十二指肠切除术。

（6）肝移植：病变累及全肝的周围肝管型肝内胆管扩张且病变弥漫分布于

全肝型，并发严重肝纤维化和门静脉高压症，可行肝移植。中央肝管型肝内胆管扩张并发肝内或肝门部胆管癌，行常规手术无法根治且无肝外转移，也可行肝移植。

（四）术前评估

在开腹手术治疗先天性胆管扩张症（CBD）的术前阶段，精准护理的核心在于通过多维度评估和个体化干预，优化患者生理状态、降低手术风险，并为术后快速康复（ERAS）奠定基础。术前准备是确保患者手术成功和患者安全的重要环节。护士需要对患者进行全面询问，记录其全身病史、用药情况、过敏史等信息。同时，还需要对患者进行全面的评估，包括求医的主要动机、手术期望值、经济状况、职业背景、日常生活习惯等相关社会学资料。

1. 一般评估

（1）病史评估：详细了解患者的病史，包括既往疾病、手术史、药物过敏史、家族病史等。同时进行全面的体格检查，以评估患者的一般情况和有无其他并发症。具体评估内容见第 1 章第二节中的一般评估。

（2）血栓风险评估：通过 Caprini 血栓评估表进行术前血栓风险评估（表 6–1），根据评分结果对深静脉血栓风险进行分级。告知患者术前戒烟酒、低脂饮食，血栓高风险患者可使用抗凝药物。Caprini 评估表基本涵盖了外科手术和住院患者可能发生 VTE 的所有危险因素，通过这些危险因素对患者进行 VTE 风险评分。每个危险因素根据危险程度的不同赋予 1 ～ 5 不同的分数，最后根据得到的累积分数将患者的 VTE 发生风险分为低危（0 ～ 1 分）、中危（2 分）、高危（3 ～ 4 分）、极高危（≥ 5 分）4 个等级，不同的风险等级推荐不同的 VTE 预防措施，包括预防措施的类型及持续时间等（表 6–2）。

（3）心肺功能评估、营养评估及心理评估详见第 1 章第二节。

表 6–1　Caprini 血栓评估表

1 分	2 分	3 分	5 分
41 ～ 60 岁	61 ～ 74 岁	年龄≥ 75 岁	卒中（1 个月内）
小手术	关节镜手术	VTE 病史	择期关节置换术
身体体重指数（BMI）> $25kg/m^2$	大的开放手术（> 45min）	VTE 家族史	髋、盆骨或腿骨折
腿肿胀	腹腔镜手术（> 45min）	因子 V Leiden（FVL）突变	急性脊髓损伤（1 个月内）
静脉曲张	恶性肿瘤	凝血酶原 G20210A 突变	—

续表

1分	2分	3分	5分
妊娠或产后	卧病在床> 72h	狼疮抗凝物阳性	—
有不明原因的或习惯性流产史	石膏固定	抗心磷脂抗体阳性	—
口服避孕药或激素替代疗法	中心静脉通路	血清同型半胱氨酸升高	—
脓毒症（1个月内）	—	肝素诱导的血小板减少症	—
严重肺病，包括肺炎（1个月内）	—	其他的先天性或获得性血栓疾病	—
肺功能异常	—	—	—
急性心肌梗死	—	—	—
充血性心力衰竭（1个月内）	—	—	—
肠道炎症疾病史	—	—	—
需卧床休息的内科患者	—	—	—

表 6-2　评分危险度及预防方案

风险因素总分	风险等级	DVT 发生率	推荐预防方案
0～1	低危	< 10%	早期活动
2	中危	10%～20%	药物预防或物理预防
3～4	高危	20%～40%	药物预防和（或）物理预防
5	极高危	DVT 发生率 40%～80%，死亡率 1%～5%	药物预防和物理预防

2. 专科评估　结合临床表现、影像学检查、实验室检查等，全面评估病情、多学科协作，为患者制订个体化的治疗方案，提高治疗效果和生存质量。以下是专科评估的主要内容。

（1）肝功能评估：检测血清胆红素（以直接胆红素升高为主）、碱性磷酸酶（ALP）、谷氨酰转肽酶（GGT）等，评估胆汁淤积及肝损伤程度。

（2）血淀粉酶检测：判断是否合并胰腺炎或胰液反流，部分患者因胰胆合流异常导致淀粉酶升高。

（3）肿瘤标志物检测：① CA19-9 筛查可能合并的胆管癌风险，尤其病程较长或成年患者，但特异性不高；② CEA：辅助诊断；③血常规：白细胞计数升高（提示感染）；贫血（慢性疾病或营养不良）；④凝血功能：凝血酶原时间（PT）延长（肝功能不全时）；⑤病毒性肝炎筛查：乙肝表面抗原（HBsAg）、丙肝抗体（HCV-Ab）。

（4）超声检查（B 超）：作为首选筛查手段，可初步显示胆管扩张的形态、大小、分布及是否合并结石。特征性表现包括肝内胆管扩张、门静脉分支被扩张胆管包绕等。

（5）磁共振胰胆管成像（MRCP）：核心检查方法，无须造影剂，显示胆胰管解剖结构，对胆管扩张的敏感度达 90% ～ 95%，尤其适用于评估胰胆管合流异常（PBM）。显示肝内外胆管扩张程度、结石及生理状态下的胆管形态。

（6）CT 扫描（增强 CT）：提供高分辨率影像，明确囊肿与周围组织（如肝动脉、门静脉）的关系，发现“中央斑点征”等特征性表现。

（7）经内镜逆行胰胆管造影（ERCP）或经皮肝胆管造影（PTC）：适用于复杂病例或需直接观察胆管结构的患者，可明确胰胆管合流异常及远端狭窄程度。

3. 手术可行性评估

（1）术中胆道造影：对术前未行 ERCP/MRCP 者，术中直接造影以明确胆管狭窄或扩张范围。

（2）分型与解剖定位：根据胆管扩张类型（Caroli 病分型或 Todani 分型）制定切除范围，肝外囊肿需完整切除，肝内病变可能需联合肝段切除。

（3）麻醉风险评估优化循环与呼吸功能，对合并门静脉高压或肺部感染者，术前控制腹水、纠正低氧血症。困难气道准备：儿童患者备好儿童专用喉镜及气管导管，肥胖患者准备可视喉镜。

4. 术前准备

（1）利用口头宣讲、视频播放、发放指导手册等多种方式，告知患者围手术期注意事宜。

（2）病情观察：注意生命体征变化，对于腹痛急性发作的患者禁食，必要时行胃肠减压，遵医嘱使用镇痛药。

（3）营养支持及饮食护理：根据营养风险筛查量表结果，术前给予患者蛋白质与热量补充，优先选择口服肠内营养液，若效果不佳，给予肠外营养液输注。

（4）胃肠道准备、皮肤准备、呼吸功能训练等详见第 1 章第二节中的术前准备部分。

（五）开腹先天性胆管扩张症术中精准护理

1. 手术间布局

（1）手术床位置：手术间位于层流净化系统范围内。手术床应稳固且高度及各关节和角度可调节，以便于手术团队的操作和患者的安全舒适。在整个手术过程中，手术间的布局应保持整洁、有序，避免不必要的物品堆积和人员流动。手术团队应密切配合，确保手术的顺利进行。此外，手术间的温度和湿度也应控制在适宜范围内，为患者提供舒适的手术环境。通过合理的布局和高效的团队协作，可以确保手术的顺利进行和患者的顺利恢复。

（2）各种仪器位置：ERBE 高频电刀（含氩气工作平台），手术床右侧。开腹器械手术台位于手术床尾侧，器械台整理（图 6–1，图 6–2）。

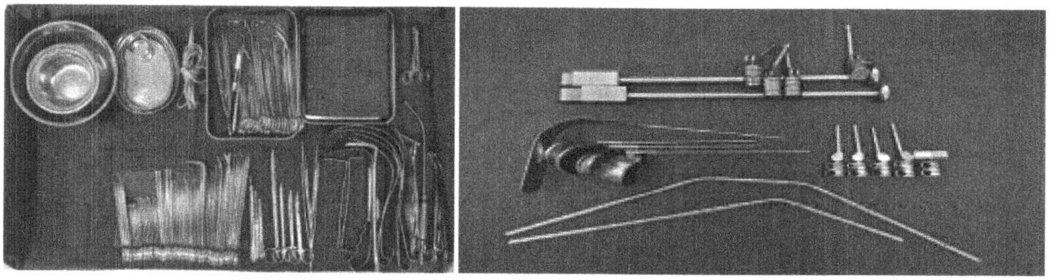

图 6–1　器械台

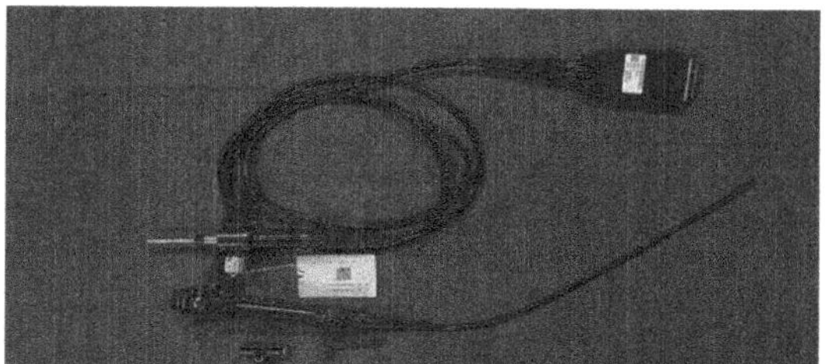

图 6–2　胆道镜器械

2. 手术体位与皮肤消毒

（1）手术取仰卧位。

（2）皮肤消毒范围，上至两乳头连线，下至耻骨联合，两侧至腋中线。

3. 特殊用物

（1）单消物品：氩气、无影灯手柄。

（2）高值耗材：止血纱布、切割缝合器、引流管、4–0 可吸收缝合线。

4. 手术步骤及精准护理配合　见表 6–3。

表 6–3　手术步骤及精准护理配合

手术步骤	护理配合
1. 手术入路	右上腹反 L 形切口
2. 消毒铺单线路固定	按开腹手术方法消毒腹部，并协助医师铺置无菌单，严格遵循无菌操作规范，避免污染 洗手护士递手术 60cm × 45cm 手术无菌大贴膜、电刀、吸引器皮管、氩气刀并固定于手术无菌膜下，巡回护士连接好线路（图 6–3），洗手护士检查功能是否良好备用 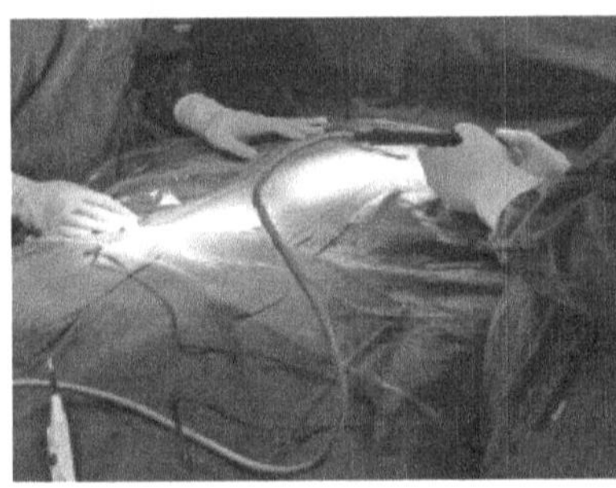 图 6–3　线路固定
3.切开皮肤、皮下组织	递 22 号刀、纱布、右上腹反 L 形切口，传递时注意器械尖端朝向规范，避免刺伤 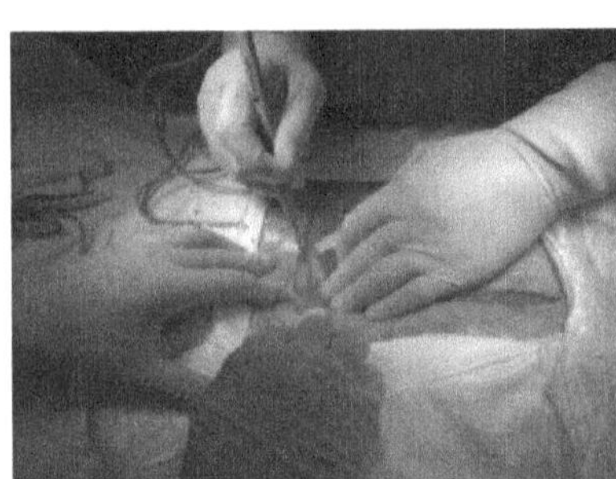 图 6–4　切开皮肤及皮下组织

续表

手术步骤	护理配合
4. 探查腹腔上大拉钩	洗手护士递大拉钩，两块湿纱布保护切口，巡回护士观察两侧管路，捋顺，避免受压（图 6-5），拉开切口后明确胆道扩张的范围。若囊肿太大，界限不清，可先用 10ml 注射器将囊内胆汁抽吸一部分后再行探查（图 6-6）。当明确肝外胆管属囊状扩张型，与周围粘连不重时，可行囊肿切除胆道重建术。特别注意抽出的胆汁要保存好 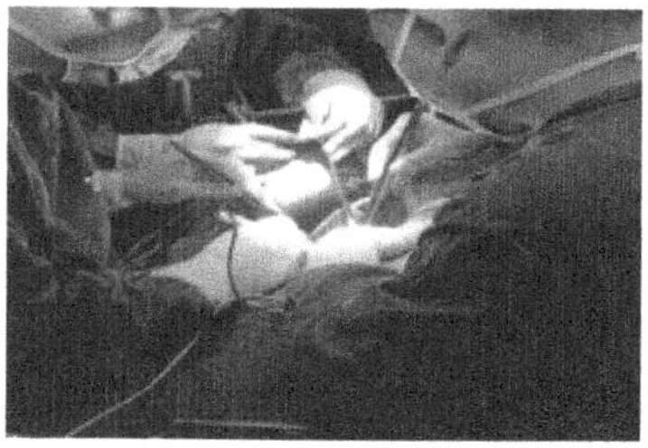 图 6-5　纱布保护切口 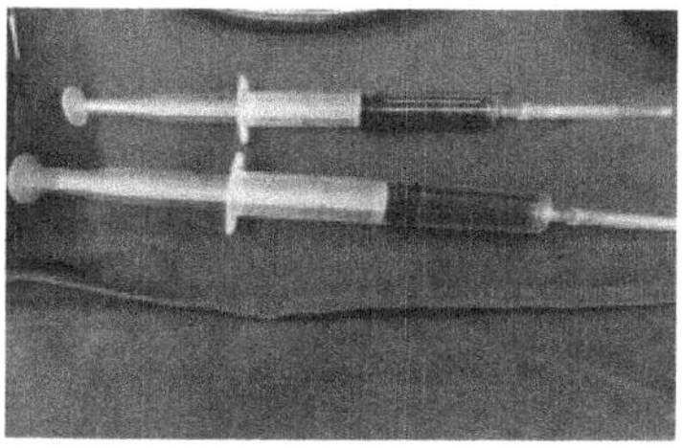 图 6-6　注射器将囊内胆汁抽吸
5.切除胆囊、囊肿	①递长平镊、电刀、4-0 慕丝线、3-0 慕丝线结扎血管。对于首次手术、囊壁炎症较轻并与周围组织能分离清楚的患者，在抽空囊内胆汁后，切开囊肿内侧缘的腹膜层，将囊肿与肝动脉和门静脉分开，向上至左右肝管汇合下 2cm 处切断胆管，保留一圈约 0.5cm 宽的扩大部分，以利于进行胆肠吻合及减少日后吻合口狭窄的机会，须同时切除胆囊。必要时使用胆道镜检查胆道系统 ②向下沿囊肿壁分离至十二指肠后胆总管的胰腺头部分，此时可达到胆总管下端的较狭窄部，将囊壁剪开，从囊内观察胰管的开口部位。部分患者因胰管在十二指肠外与胆管高位汇合，可在胆总管下端内见到胰管开口。在直视下剪断囊肿的下缘，远端以不吸收线缝合关闭，外层再缝合胰头包膜覆盖 ③对于炎症较重、周围粘连多的患者和在再次手术时，完整地切除囊肿的困难较大，并可能发生大量失血和副损伤，如损伤门静脉及肝动脉。比较安全的方法是保留囊肿后内侧的纤维性囊壁，以保护门静脉，该处囊壁只行黏膜下分离 ④洗手护士随时观察手术情况，按需准确传递器械，切下的胆囊、囊肿分开放置，妥善保管 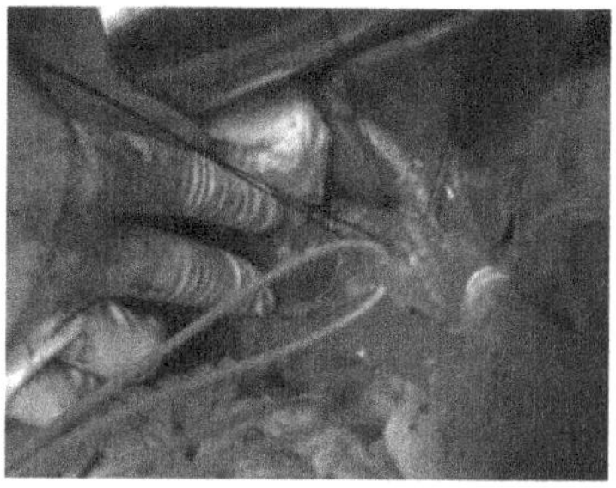 图 6-7　游离肝门 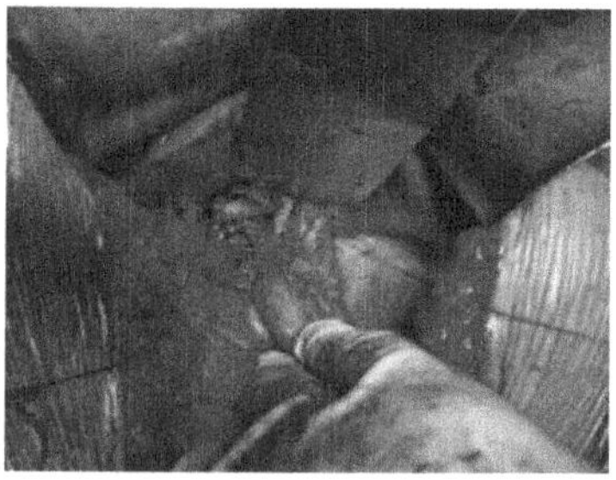 图 6-8　悬吊胆管

续表

手术步骤	护理配合
6.重建消化道	在十二指肠悬韧带下 15cm 处切断空肠及其系膜。将空肠远侧端自横结肠后上提，与囊肿底部接近，并用 4-0 可吸收缝合线与之吻合。吻合口不小于 4 ～ 5cm，再将空肠近侧端与远侧空肠袢做端 - 侧吻合（图 6-9）。两个吻合口至少相距 30cm 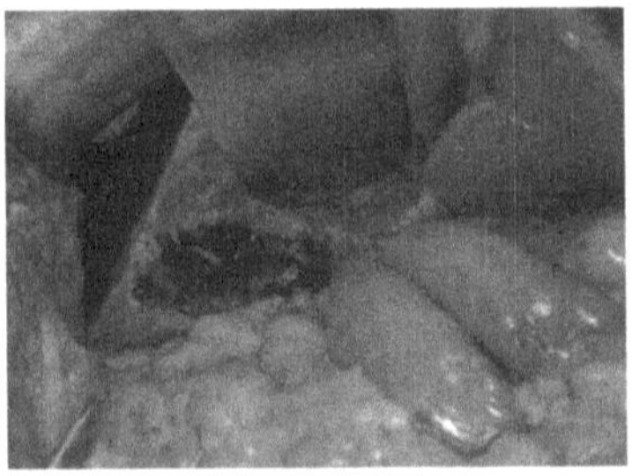 图 6-9　胆管空肠吻合
7. 冲洗，止血、放置引流管	递 37℃温生理盐水冲洗腹腔，止血纱布止血，放置负压引流器 F19 和粗乳胶两根引流管（图 6-10） 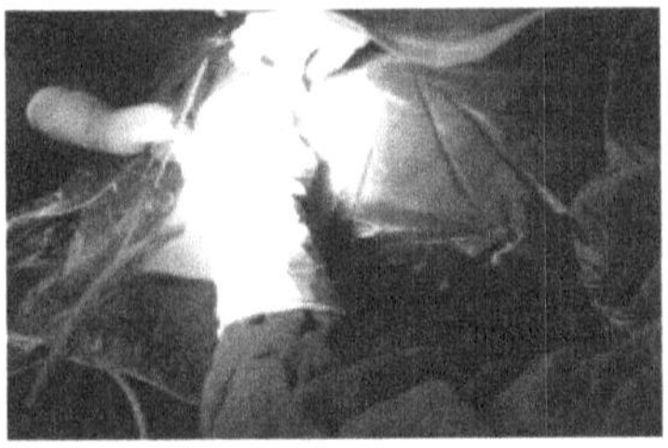 图 6-10　放置引流管
8. 关闭体腔切口	递 2010 或者 1A404 线缝合肌肉，2-0 可吸收缝合线缝合皮下，皮钉关皮

5. 术中护理要点

（1）因胆总管解剖位置的原因，分离显露时易损伤胰管、门静脉和肝动脉，巡回护士选择粗直静脉用 18G 静脉留置针穿刺，输液器连接延长管，便于术中给药。考虑到患者双手需紧贴身体两侧固定，巡回护士应标识清楚各种管道，妥善固定，避免管道脱落、折叠、受压、扭曲、堵塞等，确保输液管路通畅。

（2）协助麻醉医师进行麻醉操作，确保患者安全、无痛地进入手术状态。根据手术需要，协助患者摆放合适的体位，确保手术野为显露充分。使用约束带等固定设备，保证患者体位稳定，防止术中移动，同时注意保护患者隐私和保暖，避免不必要的暴露和并发症发生。

（3）术中检查患者眼睑处于闭合状态，对于不能闭合者，行手术敷料辅助闭合，防止暴露性结膜炎的发生。

（4）有序摆放手术所用仪器，整理相关线路，禁止线路穿插架桥，防止因踩踏线路造成人员和仪器的损伤。

（5）对于手术时间长、消瘦、术中出血量大的患者使用温毯为患者保温。密切监测患者的呼吸、心率、血压等生命体征，及时发现并处理异常情况。保持与麻醉师的沟通，随时了解手术进程和患者状况，做好应急准备。

（6）护士应熟悉手术步骤，与手术医师密切配合，及时准确地传递手术所需的器械和物品，确保手术顺利进行。例如，在进行胆肠吻合时，快速准确地提供合适的缝线和吻合器械等。手术结束时，仔细清点所使用的器械、缝针、纱布、小方纱，并检查其完整性。

（7）妥善保管手术切除的标本，及时送检，确保标本的准确性和完整性，为后续的病理诊断提供可靠依据。

（8）胆道镜含有小配件以及软镜容易折损，使用过程中应动作轻柔，注意清单配件的完整，术后与器械室工作人员当面交接，避免缺失。

（9）胆道镜的清洗消毒与灭菌管理，电子胆道镜广泛应用于微创手术中，电子胆道镜结构复杂，价格昂贵，对清洗、消毒、灭菌提出了更高的要求。保证彻底清洗是灭菌成功的关键，外部去除表面附着的污物、血迹，再用纯净水纱布擦拭操作手柄，电源部分干燥。减少器械损耗应使用专用毛刷清洗内径管腔，清洗前应检查毛刷头前端部金属头连接固定，毛刷顺直柔软，无松动裂痕。严禁使用气枪，避免因力度不当造成内镜损伤。灭菌方式采用环氧乙烷灭菌。

（六）术后的精准护理

1. *一般护理*　详见第1章第二节中的术后护理部分。

2. *专科护理*

（1）管道观察及护理

1）胃管：留置胃管期间应妥善固，使用胶布或固定装置将胃管固定在鼻翼或脸颊，避免牵拉、滑脱，每天检查固定是否松动，必要时更换胶布，每班交接确认胃管位置，指导患者若胃管移位或脱出，切勿自行重新插入，需立即联系医护人员。

2）腹腔引流管：①妥善固定，给予每一根引流管二次固定，防止意外滑脱或拔管；②严密观察引流液的量、颜色和性状，及时查看腹部体征及引流管口周围皮肤情况，保持引流管口皮肤完好、无引流液渗出与腐蚀；③保持通畅，妥善固定各引流管，避免扭曲、折叠、受压，保持引流通畅；④协助医师做好拔管后引流管口的护理工作，保持敷料完好无渗液，观察患者拔管后病情变化，是否有发生、腹痛等发生。

（2）伤口的精准护理

1）术后当天对患者的伤口进行定期观察和评估，注意伤口有无渗液、渗血、红肿、感染等情况。

2）严格无菌操作，落实医院的消毒和手术创面护理的相关规范，保持伤口的清洁和干燥，避免感染的发生。

3）个性化护理，评估患者是否有基础糖尿病、高血压，定期检查血糖、血压、肝肾功能等指标，严格控制血糖，口服药及胰岛素剂量应根据患者的实际血糖水平遵医嘱进行调整，防止伤口迁延不愈或感染发生。

（3）术后功能锻炼

1）术后麻醉清醒后即可指导患者进行床上翻身活动，鼓励患者及其家属配合，每2小时翻身1次，教会患者进行足背屈伸及内旋外绕运动。

2）术后24h后指导患者开始尝试下床活动，活动时均需有效保护切口并有家属陪伴。

3）活动应按床上活动、床旁活动、病房内活动、科室走廊活动等顺序，循序渐进增加，采用行走距离、计步数、活动时间等来评估患者的早期活动情况，同时关注患者的主观疲劳及耐受力。

4）对于老年人特别是伴有心肺功能障碍、具有静脉血栓高风险的患者，更推荐早期下床活动，做好安全指导工作。

3. 症状的精准护理

（1）黄疸：由于胆盐沉积刺激皮肤发生瘙痒，应指导患者用温水清洗，保持皮肤清洁，嘱咐患者勿用手搔抓皮肤，并剪短指甲，以防抓破皮肤，严重者可用炉甘石洗剂涂擦局部止痒，或应用抗组胺药物止痒。夜间入睡困难者，必要时可以使用镇静药物。

（2）腹水：应严格按医嘱使用利尿剂，关注患者主诉腹胀的情况，观察腹围、尿量、肝肾功能变化；指导患者取半卧位或高枕卧位，利用重力减少积液对膈肌的压力，改善呼吸，避免平卧；必要时遵医嘱给予低流量吸氧，鼓励深呼吸、有效咳嗽，预防肺部感染；大量腹水导致腹部膨隆，皮肤张力高、变薄、血供差，极易发生压疮，2h翻身一次，避免局部长期受压。使用气垫床或减压敷料；保持皮肤清洁干燥特别是水肿和皮肤皱褶处，避免摩擦。穿着宽松柔软衣物；腹腔穿刺术后，保持敷料清洁干燥，观察有无渗液、渗血、红肿、疼痛；伤口腹水渗漏，及时处理，饮食方面少食多餐，避免产气食物，轻柔按摩腹部，保持大便通畅，避免便秘增加腹压。

（3）疼痛的护理：根据疼痛评分为患者进行护理需采取阶梯式、个体化的干预措施，确保疼痛得到有效控制，同时减少副作用。以下是基于数字评分法（NRS 0 ～ 10 分）的分级护理策略：①轻度疼痛（NRS 1 ～ 3 分）以非药物干预为主：给予心理护理疏导，保持安静环境，减少刺激，协助患者调整舒适体位（如半卧位），指导深呼吸、放松训练（冥想、音乐疗法）；局部冷敷 / 热敷（术后 24h 内冷敷，后期热敷）。② 中度疼痛（NRS 4 ～ 6 分）以药物干预为主：静脉注射氟比洛芬酯（非甾体类）或帕瑞昔布钠（COX-2 抑制剂）；非药物辅助：物理疗法包括低频电刺激（TENS）或穴位按压（如合谷穴）；心理支持：缓解焦虑（疼痛加重主观感受）。监测重点：观察阿片类副作用（恶心、便秘），预防性使用止吐药（如格拉司琼）。③重度疼痛（NRS 7 ～ 10 分）以强效药物镇痛为主：根据医嘱调整剂量，联合局麻药神经阻滞（如腹横肌平面阻滞），同时需要排除并发症（如吻合口瘘、出血、感染导致的剧痛），监测生命体征（BP、HR、SpO_2），警惕呼吸抑制（阿片类药物过量）。同时还需动态评估与调整，给药后复评，静脉用药后 30min、口服药后 1h 重新评分。若 NRS 未降≥ 2 分，联系医师调整方案，若疼痛持续或加重需要检查是否存在其他原因（如引流管压迫、切口感染）。此外，需注意疼痛评估时需关注患者疼痛的主诉，了解疼痛的部位和性质，并根据患者主诉疼痛情况，进行动态评估及记录。同时评估术后疼痛治疗的效果，评估并积极治疗恶心呕吐、瘙痒、肠麻痹等不良反应。围手术期采用预防性、多模式及个体化镇痛方案，首选非甾体抗炎药物。

（4）便秘：患者术后便秘可能因为用力过度而导致腹腔出血，因此，术后预防便秘至关重要。

1）护士及时评估，指导患者合理膳食。

2）多吃富含纤维素的蔬菜、水果、全谷物和豆类，促进肠道蠕动排便。

3）鼓励患者养成规律排便习惯，训练肠道功能。

4）中医中运用推拿调整气血及内脏功能，腹部穴位推拿，促进胃肠蠕动。

5）术后患者可根据个人情况选择散步、太极拳等轻度运动，以增强肠道蠕动力。

6）必要时遵医嘱给予中成的通便药物或使用开塞露灌肠等方法，保持大便通畅。

（5）呕吐

1）及时清理呕吐物，保持患者口腔、鼻腔清洁，预防感染。

2）遵医嘱给予药物治疗，如止吐药、胃肠道动力药等，缓解呕吐症状。

3）调整床头高度，避免平卧，以减轻胃肠道负担。

4）呕吐患者可在呕吐间歇期给予营养支持，避免高脂、高糖、高蛋白食物。

5）患者术后呕吐可能导致焦虑、恐惧等负面情绪，护士应加强与患者的沟通，了解患者需求，给予心理支持。

6）指导患者进行放松训练，如深呼吸，减轻焦虑情绪。

4. 术后并发症的精准护理　先天性胆管扩张症术后并发症的精准护理需结合患者个体差异和潜在风险，通过多维度管理降低并发症发生率并改善预后。

（1）胆道相关并发症管理

1）胆漏

①发生原因：多由肝叶切除肝创面胆管处理不当、缝合技术存在缺陷、肝胆管细薄或部位深而吻合困难、术中结扎不彻底、结扎的胆管断端由于胆道压力升高而脱落等所致。应特别注意切口渗血、渗液的情况，如引流出胆汁样液体，出现腹痛、腹胀，腹部压痛、反跳痛及肌紧张，发热，应警惕胆漏发生。

②护理措施：a. 密切观察病情变化，生命体征、神志、腹部体征、量等；b. 保持各种引流通畅；c. 准确记录24h出入量；d. 先非手术治疗，行床旁充分引流，必要时开腹行腹腔引流术；e. 注意补充水及电解质，准确使用抗生素；f. 进行营养支持，早期行肠外营养支持治疗，待情况稳定后改为肠内营养，逐步过渡到经口进食富含蛋白、高维生素、高热量、低脂肪的食物。

2）反流性胆管炎

①发生原因：胆肠吻合术后肠内容物反流至胆管；吻合口狭窄或胆管扭曲导致胆汁淤积；肠道细菌（如大肠埃希菌）逆行感染胆管。反流性胆管炎是胆汁异常反流至胆管引发的炎症，括约肌功能障碍、术后解剖改变多与胆道结构异常或胆管梗阻相关。典型症状包括右上腹疼痛、黄疸、发热，需通过B型超声、CT检查和白细胞、胆红素等指标异常确诊，治疗以抗感染和解除梗阻为主。需密切观察腹痛、黄疸、发热症状，指导低脂饮食，减少胆汁反流风险。

②护理措施：a. 症状观察，密切监测发热、黄疸、右上腹痛及引流液浑浊（提示感染）；b. 抗感染治疗，遵医嘱使用广谱抗生素（如头孢三代＋甲硝唑覆盖肠道菌群）；c. 饮食管理，术后早期低脂流质饮食，少食多餐，避免腹压增高，长期建议餐后半卧位1～2h，减少反流；d. 引流管维护，保持引流管通畅，防止堵塞；e. 健康教育，告知患者反流症状（如发热、寒战），及时就医。

3）胆道出血

①发生原因：术中胆管吻合口缝合不严密或血管结扎不彻底；吻合口周围感染侵蚀血管（如合并胆管炎）；肝功能异常或维生素K吸收不足导致凝血功能差；术中门静脉或肝动脉分支损伤。

②护理措施：a. 密切监测，观察引流液颜色（血性胆汁或突然引流量增加）、血压、心率，监测血红蛋白、凝血功能（PT/APTT）；b. 止血处理，遵医嘱使用

止血药（如凝血酶原复合物、维生素 K_1），必要时介入栓塞或手术探查；c. 引流管护理，保持胆管引流管通畅，记录引流液量及性状；d. 绝对卧床，出血期间限制活动，避免增加腹压的动作（如剧烈咳嗽）。

4）腹腔出血

①发生原因：a. 手术操作相关的：包括肝动脉 / 门静脉分支在分离胆管囊肿时误伤；胆肠吻合口或肝管吻合口缝合不严密；肝脏断面或剥离面止血不彻底（如电凝痂脱落）；b. 凝血功能障碍：肝功能异常，术前胆道梗阻导致维生素 K 吸收障碍（凝血因子Ⅱ、Ⅶ、Ⅸ、Ⅹ合成减少）；c. 大量输血后稀释性凝血病，药物影响；d. 抗凝药物（如低分子肝素）使用不当等；e. 感染因素：吻合口周围感染，局部炎症侵蚀血管（常见于合并胆管炎者）等；此外还包括物理因素，如腹压骤增，术后剧烈咳嗽、过早下床活动导致血管结扎线脱落。

②患者表现：为心率增快，血压下降，尿少，面色苍白，出现意识障碍；腹腔引流管有鲜血流出；腹部压痛，诉腹胀，腹围增大；血红蛋白水平和血细胞比容缓慢降低，腹腔穿刺抽出不凝血。

③护理措施：a. 密切观察病情变化，生命体征、神志、腹部体征、尿量等，关注实验室检查情况，每 15 ～ 30 分钟监测血压、心率（警惕进行性下降），关注休克指数（HR/SBP ＞ 1 提示活动性出血）；b. 保持补液通道畅通，补充血容量，准确使用止血药；c. 保持腹腔引流管引流通畅，密切关注特征性表现，血性引流液＞ 100ml/h 或突然引流量增加，同时引流液血红蛋白含量＞ 3g/dl（实验室检测），可采用“引流液颜色比色卡”动态记录（鲜红→暗红→淡红）；d. 实验室检查：每 6 小时查血常规（Hb 进行性下降＞ 2g/dl 提示出血），凝血功能（PT 延长＞ 3s、纤维蛋白原＜ 1.5g/L 需干预）；e. 进行介入 / 手术准备：备血（红细胞 + 新鲜冰冻血浆），做好急诊 DSA（数字减影血管造影）栓塞或二次开腹探查准备；f. 准确记录 24h 出入量。

5）肝肾综合征

①发生原因：肝衰竭是胆管癌围手术期死亡常见原因，多见于肝储备功能差的患者。急性肾衰竭，多继发于重度黄疸，常由有效循环血容量不足，交感神经兴奋，肾素血管紧张素系统活动增强，肾前列腺素减少，血栓素 A2 增加及内毒素血症所致。患者表现为精神症状，昏迷，胆汁减少或变稀薄，尿少，肾衰竭，白蛋白水平低下，腹水，水肿，凝血功能障碍，黄疸。

②护理措施：a. 密切观察病情变化，神志、腹围、水肿、皮肤黏膜、尿量、胆等，检测血氨水平；b. 慎用有损肝功能的药物（如巴比妥类），给予保肝（精氨酸）、利尿及营养支持治疗；c. 纠正水、电解质紊乱，口服肠道抗生素，白醋或乳果糖（杜密克）灌肠；d. 监测肝肾功能；e. 补充凝血因子和输血；f. 神志改变时注意保护

患者的安全；g. 准确记录 24h 出入量。

（2）肺部感染

1）发生原因：主要包括手术切口疼痛导致患者呼吸受限，咳嗽无力，分泌物潴留；气管插管可能损伤呼吸道黏膜，术后肺不张风险增加；术后活动减少，肺部分泌物排出不畅，影响膈肌运动，降低肺通气量。

2）护理措施：①呼吸道管理。鼓励深呼吸、有效咳嗽（可轻压切口减轻疼痛），进行雾化吸入（如 α－糜蛋白酶 + 布地奈德）稀释痰液，必要时吸痰或纤维支气管镜清理分泌物。②早期活动。术后 24h 内协助翻身、床上活动，逐步过渡到下床行走。③镇痛管理。合理使用镇痛药物（如静脉 PCA）以改善呼吸深度。④预防感染。严格无菌操作，监测体温、痰液性状，遵医嘱使用抗生素。

（七）出院指导

1. 饮食指导　指导患者选择低脂、高热量、高蛋白、高维生素易消化饮食，忌油腻食物及饱餐及易胀气食物（如豆类、碳酸饮料），少食多餐，每日饮水＞1500ml。肥胖者应适当减肥，糖尿病者应遵医嘱坚持药物治疗和饮食治疗。

2. 活动与休息　根据患者自身情况，指导其循序渐进，逐步过渡到正常活动，养成良好的工作、休息和饮食规律，避免劳累及精神过度紧张。

3. 心理疏导　指导患者保持乐观向上的态度，学会自我调节情绪的方法。

4. 自我护理　向带管出院患者解释引流管的重要性，告知护理知识：①尽量穿宽松、柔软的衣服，以防引流管受压；②忌盆浴，淋浴时用塑料薄膜覆盖引流管处，以防感染；③日常生活中避免提取重物或过度活动，以免牵拉引流管，使其脱出；④测量引流管外露长度并做好标识，以便观察；⑤每天记录引流液的颜色、量及性状，引流液浑浊或血性伴腹痛时，应及时就诊；⑥定期更换穿刺点敷料及引流袋，每周 1 次，以防感染；⑦定期复查肝功能、血常规及凝血功能；⑧若出现黄疸加剧、腹痛、发热，应及时就诊，若引流液突然减少、消失，或引流液为鲜红色，立即就诊。

5. 长期随访与个体化调整　定期复查：① 术后 2 周首次复查肝功能及超声，此后每 3 ～ 6 个月复查，重点监测肝内胆管形态及肝功能。② 对持续胆管扩张或反复胆管炎者，需排查肝门狭窄或癌变风险。

精准护理的核心在于动态监测、早期干预和多学科协作。通过优化围手术期管理、强化感染控制和个体化随访，可显著降低术后并发症发生率，改善患者长期生活质量。

参考文献

薄其玉 . 腹腔镜治疗胆总管囊肿穿孔术中护理配合策略 [J]. 腹腔镜外科杂志 , 2016, 21(11): 857-

857.
陈炜，王坚．围肝门外科技术在中央肝管型肝内外胆管扩张症再手术中的应用价值 [J]. 中华消化外科杂志，2018, 17(10): 1037-1044.
董家鸿，郑秀海，夏红天，等．胆管囊状扩张症：新的临床分型与治疗策略 [J]. 中华消化外科杂志，2013, 12(5): 370-377.
郭意男，焦娇，郭秋芳，等．先天性胆管扩张症研究进展 [J]. 浙江医学，2018, 40(5): 541-546.
江志伟，黎介寿．加速康复外科现状与展望 [J]. 中华外科杂志，2016, 54(1): 6-8.
康颖，曹琳琳．加速康复外科理念在胃食管早癌内镜黏膜下剥离术患者中的应用 [J]. 齐鲁护理杂志，2017, 23(14): 11-13.
刘磊，田洪孝．白介素 13 在胆管闭锁和先天性胆管扩张患儿外周血及肝组织中的表达 [J]. 第二军医大学学报，2015, 36(7): 808-810.
刘子旭，曹迁，凌晓锋．肝内胆管结石病治疗进展 [J]. 实用医学杂志，2016, 32(4): 513-515.
吕小逢，唐杰，徐小群，等．加速康复外科在婴儿胆管扩张症围手术期的应用 [J]. 中华小儿外科杂志，2018, 39(11): 851-856.
邱云峰，张金萍，李长峰，等 .ERCP 诊断下胰胆管合流异常与先天性胆总管囊肿的关系 [J]. 中国实验诊断学，2015, 19(2).
王乐，唐宏英，刘怡素，等．加速康复外科理念在肝胆外科护理中的应用现状 [J]. 齐鲁护理杂志，2018, 24(6): 96-98.
伍俐亭，张燕群，占敏，等 .STRONGkids 营养风险筛查在小儿胃肠外科围手术期中的应用 [J]. 江西医药，2018, 53 (5): 432-434.
武春玲，赵永珍．临床护理在先天性胆总管囊肿患儿中的应用 [J]. 齐鲁护理杂志，2017, 23(10): 25-27.
席红卫，赵正，段文强，等．先天性肝总管扩张症合并其他胆管畸形的手术治疗 [J]. 中华消化外科杂志，2016, 17(12): 107-110.
杨世忠，项灿宏．累及肝内胆管的先天性胆管扩张症：外科治疗的进展、难点与争议 [J]. 临床肝胆病杂志，2017, 33(2): 263-267.
应燕，诸纪华，虞露艳，等．胆总管囊肿切除肝总管空肠 Roux-en-Y 吻合术 96 例的围术期护理 [J]. 护理与康复，2018, 17(8): 50-52.
张茜，曹国庆，汤绍涛，等 .da Vinci 机器人腹腔镜 治疗小儿先天性胆总管囊肿 [J]. 临床小儿外科杂志，2016, 15(2): 137-139.
中国加速康复外科专家组．中国加速康复外科围手术期管理专家共识 (2016)[J]. 中华外科杂志，2016, 54(6): 413-418.
邹国有，向波，谢小龙，等．达芬奇机器人辅助小儿胆管扩张症切除单中心 200 例经验分享 [J]. 中国普外基础与临床杂志，2023, 30(1): 30-35.

中篇　肝胆胰疾病术后切口的精准护理

第7章

肝胆胰疾病术后切口治疗新技术

第一节　负压封闭引流技术及精准护理

一、定义

负压封闭引流技术（negative pressure wound therapy，NPWT）又称真空辅助闭合（VAC）技术，是一种利用负压吸引装置，通过特殊的引流材料和密封技术，对创面进行持续负压引流的治疗方法。其核心原理是通过可控的负压环境主动干预切口愈合过程，在肝胆胰术后复杂切口，尤其伴瘘、感染或大量渗液时发挥关键作用。

二、负压封闭引流技术机制及原理

（一）力学机制

1. 创面均匀受力　医用海绵封闭切口后，通过透明薄膜密封形成封闭空间，负压通常设定为 −120 ～ −85mmHg，均匀传递至整个创面，产生机械牵拉力。

2. 细胞微应变效应　牵拉力刺激成纤维细胞、内皮细胞等发生形变，激活细胞增殖、迁移和血管生成信号通路。

（二）流体动力学机制

1. 渗出液主动引流　负压形成持续定向流体梯度，将切口渗出液、炎性因子、蛋白酶、细菌等吸入引流管，减少局部蓄积。

2. 创面湿度精准调控　避免过度湿润，防止皮肤浸渍或干燥引起皮肤坏死，维持创面适度的湿润微环境，符合现代湿性愈合理论。

（三）血管与代谢调节

1. 血流动力学优化　负压扩张创面局部血管，增加血流灌注达到 4 倍以上，

提升局部创面的氧气与营养输送。

2. 减轻组织水肿　机械压力促使淋巴回流，降低毛细血管后阻力，消除水肿对微循环的压迫。

（四）生物膜与感染控制

1. 物理清除病原体　持续引流、减少创面细菌载量，破坏生物膜结构完整性。

2. 缺氧环境抑制需氧菌　封闭环境形成低氧张力，有效抑制需氧菌繁殖。

三、肝胆胰疾病术后切口的作用

（一）感染与渗液管理（物理化学效应）

1. 引流作用　能及时、彻底地引流出创面的渗液、脓液和坏死组织，防止这些物质在创面积聚，减少感染风险，促进创面清洁。

2. 减轻水肿　负压吸引可减轻创面周围组织的水肿，改善局部组织的微循环，有利于组织的修复和再生。

3. 消化液腐蚀　快速移除非生理性液体，如外渗的胆汁、胰液，阻断其对组织的消化损伤。

4. 深部腔隙 / 瘘管　填充海绵深入潜行，引流无效腔积液；结合“白洞技术”或双套管保护瘘管。

5. 生物膜感染　联合冲洗型 NPWT 灌注抗菌溶液，增强生物膜清除。

（二）促进切口愈合（生物学效应）

1. 促进肉芽组织增殖　刺激成纤维细胞胶原合成、毛细血管新生，加速肉芽填充。

2. 创面收缩　机械牵拉激活肌成纤维细胞，促进切口边缘向心性聚拢，缩小切口。

3. 炎症期调控　快速清除渗出液中的炎性介质，缩短炎症期，避免切口向慢性难愈合方向转变（图 7-1）。

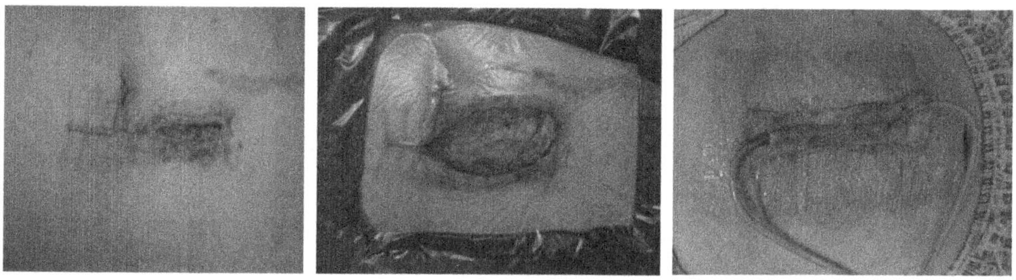

图 7-1　切口愈合转变

四、适应证及禁忌证

（一）适应证

1. *创伤性创面* 如皮肤撕脱伤、严重软组织挫裂伤、开放性骨折合并软组织损伤等。该技术能有效清除创面渗出物，促进局部血液循环，加快创面愈合，降低感染风险。

2. *烧伤创面* 包括浅Ⅱ度、深Ⅱ度烧伤创面，特别是伴有创面感染或难以包扎的大面积烧伤创面。它可使创面保持湿润环境，有利于坏死组织脱落和新生肉芽组织生长。

3. *慢性难愈合创面* 像压力性损伤、糖尿病足溃疡、静脉性溃疡等。负压封闭引流能改善创面微环境，刺激肉芽组织生长，为创面愈合创造条件。

4. *术后切口* 如腹部手术后切口感染、吻合口漏，肝胆外科术后的伤口感染及液体外渗的情况，骨科术后切口不愈合等。可及时引出渗出液和脓液，减少切口积液，促进切口愈合，降低术后并发症的发生。

5. *其他* 还适用于一些感染性创面，如疖、痈、蜂窝织炎等切开引流后，以及各种外科感染引起的脓肿切开引流术后，有助于控制感染，促进炎症消退和切口愈合。

（二）创面相关禁忌

1. *存在活动性出血或血管暴露的创面* 如果创面有明显的活动性出血，使用负压封闭引流技术可能加剧出血或损伤裸露血管。因为负压吸引会进一步加重出血情况，增加失血量，此时应该先止血，待出血得到控制后再考虑是否使用。血管裸露或活动性出血为负压封闭引流的绝对禁忌。

2. *肠瘘或内脏器官暴露* 负压直接作用于肠管可能造成瘘口扩大或器官损伤。

3. *感染性坏死未充分清创* 残留坏死组织可能阻碍引流，导致感染扩散。

（三）患者身体状况禁忌

1. *凝血功能障碍患者* 血小板 $< 50 \times 10^9$/L 或 INR $>$ 1.5 时，负压可能诱发难以控制的渗血。使用负压封闭引流技术时，负压吸引可能会导致创面或皮下出血，甚至形成血肿。例如，血小板减少症或服用抗凝药物过量导致凝血异常的患者，在凝血功能未纠正之前，不适合应用。

2. *对密封材料过敏患者* 负压封闭引流需要使用生物半透膜进行密封，若患者对密封材料过敏，会引起皮肤红肿、瘙痒、水疱等过敏反应，影响治疗效果并给患者带来不适。在这种情况下，需要寻找合适的替代材料或者其他治疗方法。

3. *腹腔高压或腹腔间隔室综合征* 负压可能加重腹内压升高，影响脏器灌注。

4. 皮肤或组织脆弱　如放射性损伤或严重营养不良（白蛋白＜25g/L），负压可能造成皮肤撕裂。

五、负压封闭引流技术操作前准备

1. 患者准备　向患者解释负压封闭引流治疗的目的、过程和可能出现的感觉，以取得患者的配合。患者应取合适体位，充分显露创面，便于操作。

2. 材料准备　准备负压封闭引流敷料（根据创面大小和形状选择合适的规格）、生物半透膜、引流管、负压源（如负压吸引装置）、无菌手术器械（如剪刀、镊子）、生理盐水、碘伏等消毒溶液、无菌手套、纱布等。

3. 环境准备　确保操作在清洁、无菌的环境下进行，如在手术室或换药室，调节好室内温度和照明。

六、负压封闭引流技术的精准护理

肝胆胰术后创面应用负压引流技术是管理复杂切口的关键手段，但其特殊解剖位置及术后高风险状态，如胆汁 / 胰液腐蚀、凝血异常、感染倾向等并发症，要求护理必须观察仔细，实施高度精准护理。

（一）负压封闭引流技术实施前护理

1. 创面精准预处理　彻底清创：清除坏死组织，避免负压无效腔；止血完善，术后 24 ～ 48h 慎用，谨防出血。

2. 瘘管预处理

（1）胆 / 胰瘘：瘘口置入细引流管，如 8 ～ 10Fr 硅胶管，于海绵中央开孔“包裹式”引流。

（2）肠瘘：凡士林纱布覆盖瘘口 + 海绵覆盖，避免直接接触肠黏膜。

（二）海绵填充与密封技术

1. 填充原则

（1）开放腹腔：非粘性接触层（如聚氨酯薄膜）隔离肠管，之后覆盖大孔海绵。

（2）深部腔隙：条状海绵填塞至基底（避免无效腔），勿过度压迫。

2. 密封关键　涂皮肤保护膜，将薄膜裁剪超出创缘 5cm，从引流管向四周延展、阶梯式按压密封。高危区域，如肋弓、造口旁，使用防漏膏、条加固。

3. 参数个体化设定　见表 7-1。

表 7-1　参数个体化设定

患者类型	负压值	工作模式
常规创面	-125mmHg	持续模式，促进肉芽生长
凝血障碍、疼痛	-100 ～ -80mmHg	间歇模式：开 5min/ 关 2min
开放腹腔	-100 ～ -75mmHg	持续模式，防止肠损伤

4. 治疗期动态监测与调整

（1）引流液是有效性监测指标

1）量：＞ 200ml/24h 提示高渗出，需要排除负压是否泄漏。

2）性质：突发胆汁样、乳糜样液，需要警惕胆瘘、淋巴瘘，留取胰液及淀粉酶样本并检测，诊断是否发生胰瘘。

3）海绵形态：海绵收缩率＞ 80% 时提示负压有效，若发生海绵局部塌陷需调整填充。

4）创面变化：每周测量肉芽覆盖率及创面上皮爬行速度。

（2）预警并发症及处理方法：见表 7-2。

表 7-2　并发症预警及处理措施

并发症	预警信号	紧急处理措施
出血	引流液突然鲜红、海绵染红	暂停 NPWT，并局部压迫止血，通知医师
感染恶化	脓性渗液、异味、全身发热	取渗液培养，根据培养结果调整抗生素，考虑使用负压状态下冲洗治疗
皮肤浸渍 / 损伤	薄膜下发白、水疱、破损	无菌状态下拆除薄膜，使用皮肤保护剂，更换粘贴位置
肠管损伤	引流出肠内容物、剧烈腹痛	立即停 NPWT 并行影像学检查

5. 肝胆胰疾病患者特异性护理策略

（1）使用双通道引流管理消化液：NPWT 海绵引流创面渗液 + 瘘管专用管引流消化液。

（2）保护皮肤：瘘口周围涂氧化锌膏，使用水胶体敷料打底，之后用防漏膏密封；胆汁、胰液易腐蚀区使用含银藻酸盐敷料局部吸附引流液。

（3）消化酶监测：胰瘘患者每日测引流液淀粉酶值。

（4）疼痛的精准控制：换药前使用镇痛药物；拆除薄膜时，沿毛发防线 180°

平拉，喷黏胶去除剂减轻撕拉痛；若患者出现持续性疼痛，检查是否为海绵接触神经、骨膜所致，此情况需要垫非粘性纱布或水胶体、泡沫等敷料隔离。

6. 负压装置维护与患者教育

（1）日常维护标准

1）维持负压状态：每小时检查设备运行，如压力值、漏气报警。

2）引流瓶管理：液量达2/3时更换，更换引流瓶时注意无菌操作，防逆行感染。

3）更换周期：使用聚乙烯醇材料的负压引流敷料，孔径小且具有亲水性，生物相容性好，通常建议每5～7天更换；使用聚氨酯材料的负压引流敷料，孔径大且疏水性、生物相容性差，为防止肉芽组织的侵入，建议每3～5天更换。

（2）患者教育与赋能

1）活动指导：引流瓶低于创面，以防引流液逆流，使用便携设备可下床活动。

2）紧急情况识别：薄膜大面积翘起时，使用胶带临时封堵并立即通知医护人员；突发剧痛、出血，立即按压紧急停止按钮关闭负压并立即通知医护人员。

第二节　富血小板血浆治疗技术及精准护理

一、定义

富血小板血浆（platelet-rich plasma，PRP）是通过离心的方法从自体全血中提取出来的血小板浓缩物。它的血小板浓度比全血中的血小板浓度高，通常能达到全血血小板浓度的3～8倍。除高浓度的血小板外，PRP中还含有多种血浆蛋白和生长因子，如血小板衍生生长因子（PDGF）、转化生长因子-β（TGF-β）、血管内皮生长因子（VEGF）等。这些生长因子在组织修复、再生和伤口愈合等过程中发挥着关键的刺激和调节作用。由于是来源于自体，所以使用PRP治疗可以有效避免免疫排斥反应等问题。

二、PRP技术的机制及原理

（一）生长因子释放与作用

PRP中含有多种生长因子，如血小板衍生生长因子（PDGF）、转化生长因子-β（TGF-β）、血管内皮生长因子（VEGF）等。当PRP被激活后，这些生长因子会缓慢释放。PDGF能促进成纤维细胞、平滑肌细胞等的增殖和迁移；TGF-β可调节细胞的生长和分化，促进胶原蛋白合成；VEGF能刺激血管内皮细胞增殖，促进新血管生成，为组织修复提供营养和氧气。

（二）促进细胞增殖与分化

生长因子与靶细胞表面的受体结合，激活细胞内的信号转导通路，促使细胞进入增殖周期，加速细胞分裂和增殖。同时，它们还能诱导干细胞向特定细胞类型分化，如诱导间充质干细胞向成骨细胞、成软骨细胞分化，促进骨和软骨组织的修复。

（三）调节炎症反应

PRP中的某些成分具有抗炎作用，可以抑制炎症介质的释放，减轻局部炎症反应，缓解疼痛和肿胀，为组织修复创造有利的微环境。

（四）细胞外基质的合成与重塑

PRP中的纤维连接蛋白等成分可以作为细胞外基质的一部分，为细胞提供附着和生长的支架。同时，生长因子能刺激细胞合成和分泌更多的细胞外基质成分，如胶原蛋白、糖胺聚糖等，促进组织的重塑和修复。

三、PRP技术在肝胆胰疾病术后切口中的应用

（一）中和消化酶

1. *胰瘘伤口*　PRP中的胰蛋白酶抑制剂抑制胰酶活性，促进PDGF修复瘘管上皮，渗出液淀粉酶7d下降82%。

2. *胆瘘伤口*　胆红素氧化酶降解胆红素、解除细胞毒性，可以使切口pH从9.2降至7.4。

（二）逆转高氧化应激

超氧化物歧化酶SOD清除自由基。

（三）促进血管再生

弥补肝胆术后肝源性凝血因子缺乏。

四、适应证及禁忌证

（一）最佳适应证

1. *难治性胰瘘伤口*　传统治疗＞4周未闭合，渗出液淀粉酶＞5000U/L。

2. *肝切除术后胆汁渗漏*　伴肉芽苍白、低蛋白血症（Alb＜30g/L）；糖尿病合并感染伤口：深部组织暴露但无骨髓炎。

（二）绝对禁忌证

1. *血小板功能障碍综合征*　患者血小板本身功能存在缺陷，PRP治疗的关键在于利用血小板释放生长因子来促进组织修复，血小板功能异常会导致无法有效发挥PRP的治疗作用。

2. *血液恶性肿瘤*　这类患者血液细胞处于异常增殖状态，其血液成分和功能

已经紊乱。进行 PRP 治疗可能会加重病情或者干扰正常的治疗方案，并且也不能保证 PRP 在这种异常血液状态下发挥预期的治疗效果。

（三）感染相关禁忌证

1. 全身感染急性期　患者处于高热、寒战等全身感染症状明显的时期，身体的免疫系统正在全力对抗感染。此时进行 PRP 治疗，一方面可能会因为身体无法承受额外的刺激而加重病情，另一方面可能会导致感染扩散，因为 PRP 含有丰富的营养成分，有利于细菌等微生物的生长繁殖。

2. 局部感染未控制的创面　如果治疗部位存在严重的局部感染，如创面有大量脓性分泌物、周围组织红肿热痛明显，在感染没有得到有效控制之前，不适合应用 PRP。这是因为 PRP 可能会为感染微生物提供良好的生长环境，使感染进一步恶化。

（四）过敏相关禁忌证

1. 凝血酶或其他激活剂过敏　在一些 PRP 治疗中，需要使用凝血酶等激活剂来激活血小板，释放生长因子。如果患者对这些激活剂过敏，使用后可能会出现过敏反应，如皮疹、瘙痒、呼吸急促，甚至过敏性休克等严重后果。

2. PRP 中某种成分过敏　尽管 PRP 来源于患者自身血液，但在制备过程中可能会发生一些成分变化，或者个体对自身血液中的某些成分也可能产生过敏反应。这种情况下也不适合进行 PRP 治疗。

五、PRP 技术的操作流程

（一）治疗前准备

1. 患者评估　医师详细了解患者的病史，包括是否有血液系统疾病、过敏史等，还会对患者的身体状况进行评估，以确定是否适合 PRP 治疗。同时，要明确治疗的目标部位。

2. 材料准备　准备好采血设备，如注射器、采血管，以及离心设备、激活剂（如果需要）等。采血管含有抗凝剂，以防止血液凝固。

3. 采血　从患者的静脉抽取一定量的血液，一般为 20 ～ 60ml，具体抽取量取决于治疗的部位和预期的血小板用量。这个过程与常规的静脉采血相似，需严格遵守无菌操作原则。

（二）PRP 制备

1. 离心处理　将采集的血液放入离心机进行离心。通常先进行第一次低速离心，转速为 1500 ～ 2000r/min，离心时间为 10 ～ 15min，使血液分层，底层是红细胞，上层是血浆和血小板等。然后吸取上层富含血小板的部分，转移到另一个离心管进行第二次高速离心，转速为 3000 ～ 4000r/min，离心时间 10 ～ 15min，进一步浓缩血小板，得到 PRP。

2. 激活阶段　根据治疗的需要，有的 PRP 在使用前需要激活。可以通过添加氯化钙、凝血酶等激活剂来激活血小板，使血小板中的生长因子释放出来。

（三）创面应用

对于创面观察与治疗，PRP 可以直接涂抹在创面上，也可以制成凝胶状或与其他生物材料混合后作为敷料覆盖在创面，还可以注射至切口周围，以促进创面愈合观察创面指标及处理措施（表 7–3，图 7–2，图 7–3）。

表 7–3　观察的指标及处理措施

观察指标	正常反应	异常警示	处理措施
创面颜色	鲜红肉芽	苍白 / 发绀 / 发黑	立即行超声多普勒查血供
渗出液性质	淡血性，量＜ 10ml/24h	脓性 / 胆汁样 / 胰液样	送检淀粉酶 + 培养 + 药敏
疼痛评分	NRS ≤ 3 分，轻微胀感	NRS ≥ 7 分，伴搏动痛	排查感染、筋膜室综合征

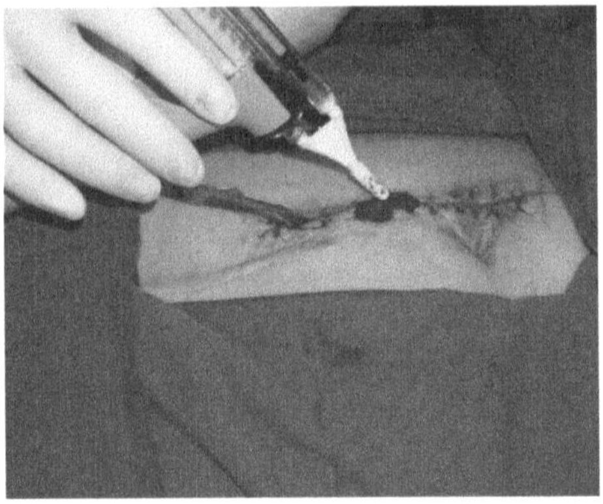

图 7–2　PRP 涂抹创面

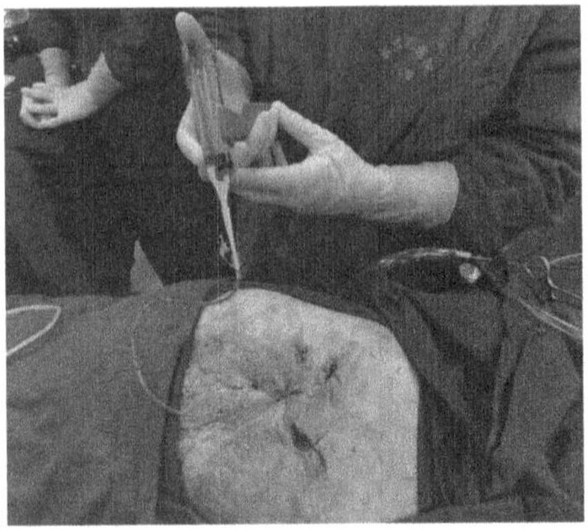

图 7–3　切口周围注射生物混合材料

（四）创面动态评估与记录

应用 PRP 疗效量化评估表　见表 7–4。

表 7–4　PRP 疗效量化评估表

时间点	核心指标	达标值	工具
D3	肉芽覆盖率	≥ 30%	3D 伤口成像仪
D7	创面 VEGF 浓度	≥ 200pg/ml	微透析检测
D14	上皮爬行速度	≥ 1.5mm/d	标尺摄影法

（五）患者教育与自我管理

1. 活动指导　指导患者可进行轻体力活动，避免剧烈活动，7d内禁止提拉重物，防止PRP凝胶移位，坐起时避免腹部屈曲＞30°。

2. 紧急情况识别卡　见表7-5。

表7-5　紧急情况识别卡

症状	临床意义	应对措施
敷料突发鲜红渗液	活动性出血	按压切口＋立即就诊
寒战伴创面腐臭味	脓毒症早期	立即就诊
创周皮肤水疱	过敏/胰液腐蚀	生理盐水湿敷，更换低敏敷料

第三节　干细胞治疗技术及精准护理

一、定义

干细胞治疗技术是指利用干细胞的特性，通过对干细胞进行分离、体外培养、定向诱导，甚至基因编辑等操作，使其具有特定的功能和特性，然后将其移植到患者体内，以修复或替代受损组织、器官，从而达到治疗疾病目的的一种新兴医疗技术。

干细胞具有自我更新和多向分化潜能，能够分化为多种类型的细胞，如神经细胞、心肌细胞、肝细胞等，这使得干细胞治疗在多种疾病的治疗中展现出巨大的潜力，包括神经系统疾病、心血管疾病、糖尿病、肝脏疾病及一些遗传性疾病等。

二、干细胞治疗技术的机制及原理

（一）分化替代作用

干细胞具有多向分化潜能，在特定的体内外环境条件下，可分化为不同类型的功能细胞。如在治疗神经退行性疾病时，神经干细胞能分化为神经元和神经胶质细胞，替代受损或死亡的神经细胞，重建神经传导通路，改善神经功能。

（二）旁分泌作用

干细胞可分泌多种生物活性分子，如细胞因子、生长因子等。这些因子能调节局部微环境，促进内源性干细胞的增殖分化，刺激损伤组织周围的细胞再生和修复。例如在心肌梗死的治疗中，干细胞分泌的血管内皮生长因子等可促进梗死区域血管新生，改善心肌供血。

（三）免疫调节作用

干细胞能调节免疫系统的功能，抑制过度的免疫反应和炎症反应。以治疗自身免疫性疾病为例，间充质干细胞可以抑制 T 细胞、B 细胞的增殖和活化，调节免疫细胞的功能，减轻炎症对组织的损伤，为组织修复创造有利条件。

（四）促进组织修复与再生

干细胞归巢到损伤部位后，可通过分泌细胞外基质和各种生长因子，促进细胞之间的黏附，调节细胞的迁移、增殖和分化，从而促进组织的修复与再生。如在骨损伤修复中，干细胞分泌的相关因子可刺激成骨细胞的活性，促进新骨组织的形成。

三、干细胞治疗技术在肝胆胰疾病术后切口中的应用

用于肝胆胰术后延迟愈合切口治疗的干细胞其特点和优势。

（一）间充质干细胞（MSCs）

1. *来源广泛*　可从骨髓、脂肪、脐带等多种组织中获取，获取难度低且免疫原性弱，排斥反应风险小。

2. *多向分化潜能*　能分化为皮肤细胞、血管内皮细胞等，直接参与切口组织修复。

3. *旁分泌作用显著*　分泌大量生长因子（如 VEGF、FGF）和抗炎因子（如 IL-10），促进血管生成、抑制炎症，并调节成纤维细胞活性，减少瘢痕形成。

4. *临床应用成熟*　在多种组织修复中研究较多，安全性和有效性已被部分临床试验验证。

（二）脂肪干细胞（ADSCs）

1. *取材便捷*　通过吸脂术可大量获取，体外扩增能力强，适合自体移植。

2. *血管生成能力突出*　分泌血管生成相关因子的能力较强，能快速改善切口局部血供，为愈合提供营养支持。

3. *免疫调节特性*　可抑制 T 细胞活化，减轻切口炎症反应，尤其适用于术后因炎症导致的延迟愈合。

（三）脐带间充质干细胞（UC-MSCs）

1. *低免疫原性*　相较于其他来源干细胞，免疫排斥反应更低，异体移植可行性高。

2. *增殖能力强*　体外扩增速度快，可快速获得大量细胞用于治疗。

3. *抗纤维化作用明显*　能抑制胶原过度沉积，减少术后切口瘢痕挛缩，促进

正常组织修复。

（四）胚胎干细胞（ESCs）

分化潜能极强 理论上可分化为所有组织细胞，但因伦理争议和致瘤风险，临床应用受限，目前更多为基础研究。

（五）诱导多能干细胞（iPSCs）

个体化优势 通过重编程患者自体细胞获得，避免免疫排斥，但技术复杂、成本高，尚未进入临床应用阶段。

四、干细胞治疗技术的适应证及禁忌证

（一）适应证

1. 慢性难愈合切口 如糖尿病足溃疡、压力性溃疡等，常规治疗效果不佳，干细胞治疗可促进血管生成、细胞增殖和组织修复，加速切口愈合。

2. 大面积创伤 如严重烧伤、创伤导致的大面积皮肤缺损，干细胞能分化为皮肤细胞，促进创面修复，减少瘢痕形成。

3. 外科手术切口愈合不良 包括肝胆胰等手术后出现的切口愈合延迟、不愈合或感染等情况，干细胞有助于改善局部微环境，促进切口愈合。

（二）禁忌证

1. 切口局部有严重感染未得到控制 此时进行干细胞治疗可能导致感染扩散，加重病情，应先控制感染，再考虑干细胞治疗。

2. 患者存在未控制的全身性疾病 如严重的心血管疾病、未控制的糖尿病、肝肾衰竭等，会影响干细胞的存活和治疗效果，且患者可能无法耐受治疗过程。

3. 凝血功能异常 易在切口局部形成血肿，影响切口愈合，同时增加干细胞治疗过程中出血的风险。

4. 对干细胞治疗相关产品过敏 若患者对干细胞制剂或其成分过敏，使用后可能出现过敏反应，危及生命。

5. 恶性肿瘤患者 干细胞治疗可能会促进肿瘤细胞的生长和转移，尤其是切口部位或其附近存在肿瘤细胞时，禁止使用干细胞治疗。

五、干细胞治疗技术的操作流程

（一）治疗前准备

1. 患者评估 详细了解患者的病史、慢性创面的病因、病程、创面大小、深度、感染情况等，同时进行全面的身体检查，包括血常规、凝血功能、肝肾功能、传染病筛查等，以评估患者是否适合干细胞治疗。

2. 创面处理 对慢性创面进行清创，清除坏死组织、分泌物和异物，控制感染。

根据创面情况，可采用生理盐水冲洗、局部使用抗生素等方法。

3. 干细胞准备　根据治疗方案选择合适的干细胞来源，如自体骨髓间充质干细胞、脂肪干细胞等。通过相应的技术分离、培养和扩增干细胞，确保干细胞的数量和活性符合治疗要求。同时，对干细胞进行质量检测，包括细胞纯度、活性、微生物污染等方面的检测。

（二）干细胞移植

1. 移植方式选择　根据创面的具体情况选择合适的移植方式，常见的有局部注射、创面覆盖和支架置入等。局部注射是将干细胞悬液直接注射到创面周围的组织中；创面覆盖是将含有干细胞的生物材料如凝胶、膜片等覆盖在创面上；支架置入则是将干细胞与三维支架材料结合后置入创面，为干细胞提供支撑和生长环境。

2. 移植操作　在严格的无菌条件下进行干细胞移植操作。如果是局部注射，需使用注射器将干细胞悬液准确地注射到预定部位；若是创面覆盖或支架置入，要确保生物材料或支架与创面紧密贴合，以利于干细胞与创面组织的相互作用。

六、干细胞治疗技术的精准护理

（一）常规术后护理

1. 创面护理　保持创面清洁、干燥，避免外力碰撞和摩擦。根据创面情况，定期更换敷料，观察创面有无渗血、渗液、感染等情况。

2. 全身状况监测　密切观察患者的生命体征，包括体温、血压、心率等，以及有无全身不良反应，如发热、过敏反应等。同时，关注患者的营养状况，给予必要的营养支持，促进创面愈合。

3. 创面评估与随访　定期对创面进行评估，包括创面大小、深度、愈合情况等。可采用拍照、测量等方法记录创面的变化。一般在治疗后的 1 周、2 周、4 周等时间点进行随访，观察干细胞治疗的效果，并根据需要进行相应的调整和处理。

（二）干细胞活性维持护理

1. 创面湿性环境管理　采用水胶体敷料或藻酸盐敷料覆盖，保持创面湿度在 80% ～ 90%，湿性环境可提升细胞存活率约 30%，避免干燥导致干细胞凋亡；换药时动作轻柔，避免机械摩擦损伤附着于创面的干细胞，敷料需与伤口边缘紧密贴合但不施压。

2. 温度与氧分压调控　术后 24h 内维持伤口局部温度为 36 ～ 37℃，避免低温抑制细胞代谢；低流量吸氧或负压封闭引流间接实现低氧环境（局部氧分压 5% ～ 10%），促进干细胞分泌血管内皮生长因子。

（三）创面修复进程精准监测

1. 量化评估指标

（1）每日记录：伤口面积（网格法测量）、深度（无菌探针探查）、渗出量（称重敷料）及肉芽组织颜色（鲜红色为优，暗红色提示血供差）。

（2）特殊监测：移植后 3 ～ 7d 通过免疫荧光染色（检测干细胞标志物 CD29、CD90）评估细胞定植率，若定植率＜ 50% 需警惕排斥或感染。

2. 并发症预警信号

（1）感染征兆：创面渗出物出现黄绿色脓性分泌物、异味，或移植后体温持续＞ 38.5℃超过 24h，需立即送检细菌培养。

（2）细胞排斥反应（异体干细胞）：切口周围突发密集红疹、水肿加重，伴 C 反应蛋白（CRP）＞ 50mg/L，需启动免疫抑制治疗。

（四）个体化干预策略

1. 肝胆胰患者的糖尿病专项护理　采用动态血糖监测，将血糖波动范围控制在 4.4 ～ 8.0mmol/L，血糖＞ 10mmol/L 时细胞活性下降约 40%，应避免高糖抑制干细胞增殖；遵医嘱切口周围涂抹胰岛素凝胶，通过局部降糖 + 促葡萄糖摄取双重作用优化细胞微环境。

2. 肝功能不全患者专项护理　监测凝血功能（INR ≤ 1.5），若异常可输注新鲜冰冻血浆；补充维生素 K_1（10mg/d 肌内注射），减少创面渗血影响干细胞黏附。

3. 护理时间轴管理　见表 7–6。

表 7–6　护理时间轴管理

术后阶段	护理重点	具体措施
0 ～ 24h	细胞定植保护	严格无菌换药，使用干细胞载体敷料固定，避免体位剧烈变动
3 ～ 7d	炎症反应调控	监测 CRP，若＞ 100mg/L 启动抗炎治疗（如局部注射地塞米松 0.5mg）
2 ～ 4 周	血管生成促进	指导患者每日做肢体屈伸运动 3 次，每次 10min，促进局部血流
4 周以上	瘢痕重塑干预	切口愈合后使用硅酮凝胶抑制增生，避免瘢痕挛缩影响功能

第四节　3D 打印皮肤技术及精准护理

一、定义

3D 打印皮肤技术（图 7–4）是一种利用先进制造技术与生物医学工程相结合，

基于三维数字模型，将包含皮肤细胞及生物材料的生物墨水，通过 3D 打印设备精确地逐层沉积，构建出具有与天然皮肤相似的结构、功能及生物学特性的组织工程皮肤的技术。该技术旨在为皮肤损伤修复、烧伤治疗及皮肤病研究等领域提供有效的解决方案，具有精准制造、个体化定制等优势。

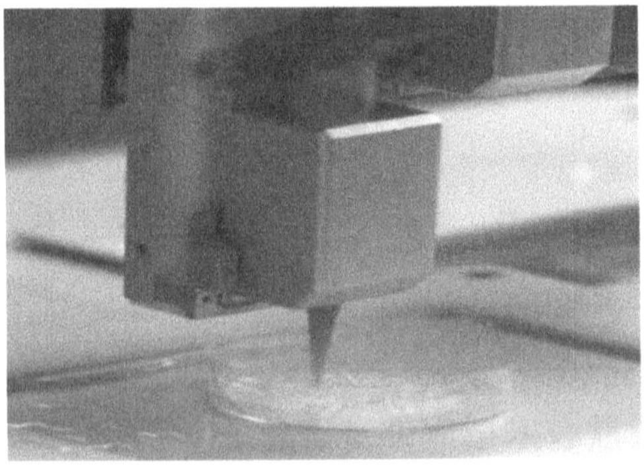

图 7-4　3D 打印皮肤技术

二、3D 打印皮肤技术的机制及原理

（一）仿生结构设计

模拟天然皮肤“真皮 - 表皮”双层结构，上层为可降解聚合物（如 PLGA）形成的表皮支架，孔隙率＞ 80%，利于角质细胞迁移；下层为胶原 - 透明质酸复合基质，模拟真皮纤维网络，促进成纤维细胞定植。孔隙直径精准调控至 100 ～ 500μm，匹配血管内皮细胞（50 ～ 100μm）和成纤维细胞（100 ～ 200μm）的迁移需求。

（二）细胞 / 生长因子负载能力

可在打印过程中包埋自体角质形成细胞（1×10^6cells/cm^2）与间充质干细胞（MSC，5×10^5cells/cm^2），实现“支架 - 细胞”一体化移植；缓释系统载入 VEGF（血管内皮生长因子），通过微球包埋技术控制释放速率（初始 24h 释放 30%，后续 7d 缓慢释放 70%），促进血管新生。

（三）个体化适配优势

通过 CT/MRI 扫描获取切口三维数据，定制化打印与创面形状、深度匹配的皮肤移植物，尤其适用于不规则缺损（如肝胆术后肋缘下弧形切口）；厚度可调（0.5 ～ 3mm），适应不同深度创面（真皮层缺损可选 1mm 厚度，全层缺损需 2 ～ 3mm）。

三、3D 打印皮肤技术在肝胆胰疾病术后切口中的应用

肝胆胰术后应用 3D 打印皮肤的优势，见表 7-7。

表 7-7　3D 打印术后切口应用方案

损伤类型	传统敷料缺陷	3D 打印皮肤解决方案	机制
胰瘘	敷料被胰酶溶解	分层打印含弹性蛋白酶抑制剂的凝胶层	局部抑制胰蛋白酶活性＞90%
胆瘘	胆盐渗透致真皮坏死	墨水添加胆红素氧化酶	胆红素→胆绿素（无毒产物）
腹水浸泡	敷料移位失效	仿生锚定结构（微钩＋生物胶）	抗剪切力＞$50N/cm^2$

四、3D 打印皮肤技术适应证及禁忌证

（一）适应证

术后超过 4 周未愈合的全层皮肤缺损（面积＞2cm × 2cm）；合并肝硬化腹水、低蛋白血症（白蛋白＜30g/L）导致传统植皮失败的患者；糖尿病足合并肝胆术后切口（糖化血红蛋白＞8.5%）。

（二）禁忌证

创面细菌负荷＞10^5CFU/g（需先清创至＜10^3CFU/g）；严重免疫缺陷（$CD4^+$细胞＜200/μl）；切口边缘存在恶性肿瘤细胞浸润。

五、3D 打印皮肤技术的操作流程

（一）数字模型建立

通过医学影像技术（如 MRI、CT 等）获取皮肤损伤部位的精确尺寸和形状信息，或者根据正常皮肤的结构数据，利用计算机辅助设计（CAD）软件构建出三维数字模型，为后续的打印提供精确的形状和结构指导。

（二）生物墨水制备

生物墨水是 3D 打印皮肤的关键材料，通常由皮肤细胞和生物材料组成。生物材料如胶原蛋白、壳聚糖、透明质酸等，为细胞提供支撑和生长环境，具有良好的生物相容性、可降解性和一定的机械性能。将皮肤细胞，角质形成细胞、成纤维细胞等与生物材料混合形成具有一定流动性和稳定性的生物墨水，以便于打印操作。

（三）打印过程

3D 打印设备根据预设的数字模型，通过喷头将生物墨水按照特定的路径和层次进行精确挤出或喷射。一般采用层层叠加的方式，从底层开始，逐步构建出皮

肤的不同层次结构，如表皮层、真皮层等。在打印过程中，需要精确控制生物墨水的流速、喷头的移动速度和高度等参数，以确保打印出的结构准确、均匀，并且细胞能够保持活性。

（四）细胞培养与组织形成

打印完成后，将构建的 3D 皮肤结构放入细胞培养箱中进行培养。在培养过程中，细胞会在生物材料提供的三维环境中黏附、增殖和分化，逐渐分泌细胞外基质，形成具有一定功能的皮肤组织。同时，通过添加适当的生长因子和营养物质，促进细胞的生长和组织的成熟，使其逐渐具备类似天然皮肤的结构和功能。

六、3D 打印皮肤技术的精准护理

（一）术后移植物护理三个阶段

见表 7–8。

表 7–8　术后移植物护理三个阶段

阶段	时间窗	护理目标	关键操作
血管化期	0 ～ 72h	防止移位 + 促进血运重建	负压固定（–50mmHg）+ 多普勒监测血流量，每 6 小时一次
表皮重塑期	4 ～ 14d	控制感染 + 加速上皮化	银离子水凝胶外敷 + 创面氧疗（FiO_2 40%）
功能成熟期	15 ～ 30d	预防瘢痕增生	硅酮膜压迫 + 干扰素 γ 凝胶抑制成纤维细胞

（二）创面局部护理：维持支架微环境

1. 湿度与温度管理

（1）湿度控制：使用含透明质酸的水胶体敷料（如康惠尔透明贴），每日更换 1 次，维持创面湿度 70% ～ 80%，避免 3D 打印皮肤支架脱水收缩（脱水会导致孔隙闭合，影响细胞迁移）。

（2）温度监测：用红外测温仪每日测量创面周边皮肤温度，若局部温度＞ 37.5℃且伴红肿，警惕感染（正常应与周围皮肤温差＜ 0.5℃）。

2. 力学保护与固定

（1）腹部切口：佩戴弹性腹带（压力 15 ～ 20mmHg），咳嗽时用双手按压切口两侧，减少腹压升高导致的支架剪切力。

（2）体位管理：避免切口部位长期受压，如肋缘下切口需定时更换左右侧卧位（每 2 小时一次），防止支架局部缺血。

3. 渗出液观察与处理　术后 1 ～ 3d 可见淡黄色渗出（＜ 5ml/24h 为正常），若渗出液呈血性或脓性、伴有恶臭味，立即通知医师（可能提示支架感染或血管破裂）。渗出较多时，改用藻酸盐敷料吸附渗液，每 4 小时更换 1 次，避免渗出液积聚导致支架漂浮（支架与创面贴合不良会影响血管化）。

（三）促进血管化与组织修复

1. 血管化监测　使用激光散斑成像仪监测毛细血管再充盈，达标值≤ 3s。经皮氧分压监测仪监测组织氧分压≥ 40mmHg，近红外荧光标记 ADSCs 存活率 D3 ＞ 80%。

2. 辅助治疗干预

（1）负压吸引：术后前 3d 持续负压吸引 -100 ～ -80mmHg，通过机械张力促进支架与创面贴合，同时加速代谢废物排出。

（2）高压氧治疗：术后第 4 天起，每日 1 次高压氧治疗（2.0ATA，90min），提高组织氧分压（目标＞ 60mmHg），促进血管内皮细胞增殖（VEGF 表达量可提升 2 倍）。

（四）并发症观察与护理

1. 支架排斥反应（术后 5 ～ 7d 高发）

（1）临床表现：创面出现浆液性渗出、支架边缘红肿，患者自觉瘙痒或刺痛。

（2）处理方法：局部涂抹 0.1% 地塞米松软膏，每日 2 次，连续 3d；若症状加重（如支架大面积水肿），需静脉输注甲泼尼龙（20mg/d）。

2. 血管化不良（术后 3 ～ 5d 判断）

（1）临床判断：支架呈苍白色，无毛细血管长入（正常情况下术后 3d 可见支架表面散在红点）。

（2）干预措施：局部注射 VEGF（50ng/ml），配合低强度激光照射（波长 633nm，功率 10mW/cm^2），每日 1 次，连续 5d，激光可促进血管内皮细胞迁移。

3. 瘢痕挛缩预防　术后 2 周起，使用硅酮凝胶涂抹支架边缘，每日 3 次，减少胶原纤维异常增生。指导患者进行关节活动度训练，腹部伤口需练习腹式呼吸，避免瘢痕挛缩影响肢体功能，每日训练 3 次，每次 10min。

（五）患者教育与随访管理

教会患者观察创面颜色：术后 7d，正常支架应逐渐转为淡红色，若持续苍白或发黑，提示缺血坏死，需立即就医；禁止自行揭除敷料或搔抓伤口，避免支架移位，移位超过 2mm 会导致愈合延迟。

参考文献

陈庆庆，何红晨．富血小板血浆促进创面愈合的研究进展 [J]. 中国烧伤创疡杂志，2018, 30(1): 17-

20.

贵鹏 , 张立 , 韩莎 , 等 .3D 打印技术在大面积皮肤缺损修复中的应用 [J]. 组织工程与重建外科 , 2025, 21(1): 20-25.

扈煜婕 , 陆美琪 , 姜笃银 . 干细胞疗法和 3D 打印技术在烧伤患者创面汗腺再生治疗中的应用进展 [J]. 山东医药 , 2025, 65(4): 141-145.

李瑞 , 常允云 , 赵秀兰 . 负压技术联合湿性敷料在慢性伤口护理中的应用分析 [J]. 中西医结合护理 (中英文), 2024, 10(5): 147-149.

林葆 , 陈春明 , 池元龙 . 胃肠道肿瘤术后腹部切口深层裂开的 VSD 治疗及危险因素分析 [J]. 中国医药科学 , 2020, 10(18): 22-25.

路遥 , 杨润功 , 朱加亮 , 等 . 等离子射频清创在四肢骨折术后早期感染保留内固定物治疗中的应用 [J]. 中国修复重建外科杂志 , 2017, 31(11): 1281-1286.

路遥 , 杨润功 , 朱加亮 . 慢性创面清创技术的研究进展 [J]. 中国修复重建外科杂志 , 2018, 32(8): 1096-1101.

木拉迪力·吐拉洪 . 腹腔镜与传统开腹胰十二指肠切除术的疗效比较分析 [D]. 新疆医科大学 , 2018.

祁桐 , 何成奇 . 再生康复研究进展 [J]. 华西医学 , 2024, 39(6): 845-850.

魏敏 , 金莉 , 季怡虹 . "伤口感染临床实践 : 最佳实践原则 (2022)" 解读 [J]. 创伤外科杂志 , 2023, 25(6): 408-412.

魏敏 , 牛妞 , 蒋琪霞 . 慢性伤口细菌生物膜临床和实验诊断的研究进展 [J]. 创伤外科杂志 , 2019, 21(2): 154-156.

魏敏 , 夏冬云 , 吴玲 .《伤口负压结合灌注治疗国际共识指南 (2019 版)》解读 [J]. 护理研究 , 2022, 36(9): 1511-1514.

中华医学会烧伤外科学分会 , 中华医学会创伤学分会 . 中国慢性难愈性创面诊疗指南 (2023 版) [J]. 中华烧伤与创面修复杂志 , 2023, 42(1): 1-15.

第 8 章

肝胆胰疾病术后切口新型功能性敷料的应用

第一节 切口评估新技术

肝胆胰疾病术后切口绝大部分经历正常生理变化，顺利愈合，但也有少部分因为手术时长、不同的手术方式、患者个体情况差异而发生延迟愈合，胆囊切除术后切口感染发生率可能在 5% ～ 10%，而胰十二指肠切除术切口相关并发症发生率可能会达到 15% ～ 30%，甚至更高。术后切口并发症不仅增加患者痛苦、延长住院时间，而且加重经济负担。所以早期识别术后切口并发症，科学评估并发症类型，是制订精准治疗方案的前提，专业的切口评估显得尤为重要。

一、术后切口生理愈合过程

肝胆胰疾病术后切口生理愈合过程分为三期：

（一）炎症期

术后即刻至 3 ～ 5d，切口局部表现为红、肿、热、痛，这是身体对手术创伤的正常炎症反应。此时，白细胞会聚集到切口处，以清除细菌和坏死组织。

（二）增生期

术后 3d 至 2 周，成纤维细胞和内皮细胞增生，形成新的血管和肉芽组织，切口开始愈合，疼痛和红肿逐渐减轻。

（三）重塑期

术后 2 周开始，可持续数月至数年。在此阶段，瘢痕组织逐渐重塑，强度增加，但瘢痕的颜色和质地会逐渐发生变化，最终趋于稳定。

二、术后切口并发症类型

（一）出血

切口敷料可见渗血，或引流管引出大量血性液体。严重时，可出现失血性休克的表现，如心率加快、血压下降、面色苍白等。发生率为 1% ～ 5%，具体发生率因手术方式、患者凝血功能等因素而异。复杂的肝胆胰手术，如胰十二指肠切除术，出血发生率相对较高。

（二）感染

切口局部红、肿、热、痛加重，伴有发热，切口可能有脓性分泌物渗出。严重的感染可导致切口裂开。发生率为 5% ～ 15%。年老体弱、合并糖尿病、手术时间长、术中无菌操作不严格等因素会增加感染的发生率。

（三）脂肪液化

多发生在术后 5 ～ 7d，切口渗液增多，呈淡黄色、清亮或略带浑浊的液体，按压时有较多液体流出，切口愈合不良。发生率为 5% ～ 10%，在肥胖患者中较为常见。

（四）切口裂开

常发生在术后 1 周左右，患者突然感到切口处疼痛，有淡红色液体渗出，检查可发现切口部分或全层裂开，有时可见肠管或网膜脱出。发生率为 1% ～ 3%。营养不良、切口缝合技术不佳、腹内压突然增高等因素易导致切口裂开。

（五）瘢痕异常增生

切口瘢痕高出皮肤表面，质地坚硬，颜色潮红，可伴有瘙痒或疼痛。发生率为 10% ～ 30%。有瘢痕体质的患者更容易出现瘢痕异常增生。

三、术后切口并发症早期评估的意义

（一）及时发现问题并干预

术后早期评估能及时察觉切口的异常变化，如出血、感染等迹象。一旦发现，可迅速采取相应措施，如及时止血、加强抗感染治疗等，避免并发症进一步发展，降低对患者健康的损害。

（二）优化治疗方案

通过早期评估，医师能依据切口实际情况调整治疗策略。例如，对于可能存在愈合不良风险的切口，可提前加强营养支持，或调整切口护理方式，促进切口愈合。

（三）降低医疗成本

早期发现并处理切口并发症，能避免因并发症恶化导致的二次手术、延长住院时间等情况，从而减少医疗资源的消耗，降低患者的医疗费用。

（四）改善患者预后

及时处理切口并发症，有助于减少患者的痛苦，提高患者的舒适度和生活质量，促进患者早日康复，改善整体预后情况。

（五）预防严重并发症

一些切口并发症若未及时处理，可能引发全身性感染等严重后果。早期评估可将并发症控制在萌芽状态，预防严重并发症的发生，降低患者的死亡风险。

四、肝胆胰疾病术后切口评估内容

肝胆胰术后切口并发症的评估至关重要，关乎患者的康复进程与预后，具体评估内容包括：

（一）一般评估

1. 生命体征

（1）体温：术后体温可略有升高，一般不超过38.5℃，多因手术创伤引起的吸收热。若体温持续高于38.5℃或术后3d体温正常后又再次升高，可能提示切口感染、肺部感染等并发症。

（2）血压：血压的波动能反映患者的循环状态。若血压持续偏低且伴有心率加快，可能是切口出血导致血容量不足；而血压过高则可能增加切口张力，影响愈合。

（3）心率：心率增快可能是疼痛、发热、血容量不足或感染等原因引起。若心率持续超过100次/分，应进一步查找原因。

（4）呼吸：观察呼吸频率、节律和深度。若患者出现呼吸急促、呼吸困难，可能与术后疼痛导致呼吸受限、肺部感染、胸腔积液等有关。

2. 实验室检查

（1）血常规：白细胞计数和中性粒细胞比例升高常提示感染。血红蛋白和红细胞计数下降提示有失血情况，需警惕切口出血。

（2）凝血功能：检测凝血酶原时间、活化部分凝血活酶时间、纤维蛋白原等指标，了解患者的凝血状态。凝血功能异常会导致切口出血或形成血肿。

（3）肝肾功能：肝功能指标如谷丙转氨酶、谷草转氨酶、胆红素等升高，提示肝脏损伤或胆道梗阻；肾功能指标如血肌酐、尿素氮升高，可能与手术应激、失血、感染等导致的肾灌注不足有关。

（4）电解质：监测钾、钠、氯等电解质水平，维持水、电解质平衡对于切口愈合和身体正常代谢至关重要。电解质紊乱可能影响神经肌肉功能和细胞代谢。

3. 病史评估

（1）肝硬化：肝硬化患者常存在肝功能减退和门静脉高压，可导致凝血因子合成减少、脾功能亢进使血小板减少，易出现出血倾向，影响切口止血，低蛋白血症导致切口愈合缓慢。

（2）病毒性肝炎：如慢性乙型、丙型肝炎，若病情控制不佳，肝脏功能受影响，会干扰蛋白质合成、代谢等，不利于切口愈合。同时，抗病毒药物的使用可能有一定副作用，对切口愈合有潜在影响。

（3）肝衰竭：肝脏功能严重受损，体内代谢紊乱，解毒、合成等功能障碍，会使患者整体身体状况差，切口易感染，愈合难度大。

（4）胆囊炎、胆结石：反复的炎症发作可能导致机体处于慢性应激状态，影响营养物质的消化吸收，若进行胆囊切除等手术，术后可能因胆汁排泄和消化功能的改变，影响脂肪等营养物质的吸收，从而影响切口愈合。

（5）胆囊癌：作为恶性肿瘤，会消耗患者的身体能量，导致恶病质，使患者免疫力下降，切口愈合能力也随之降低。同时，放化疗等治疗手段也会对身体产生副作用，影响切口的正常愈合。

（6）胰腺炎：尤其是急性重症胰腺炎，会引起全身炎症反应综合征，导致多器官功能障碍。患者常伴有消化功能紊乱、营养不良等问题，影响切口愈合。而且，胰腺炎治疗过程中使用的一些药物如生长抑素等，可能对胃肠道功能有抑制作用，间接影响营养吸收和切口愈合。

（7）胰腺癌：是一种恶性程度很高的肿瘤，患者常出现腹痛、黄疸、消瘦等症状，肿瘤的消耗以及可能进行的手术、放化疗等治疗，都会使患者身体虚弱，免疫力低下，切口愈合困难，且易发生感染等并发症。

4. 既往合并病史

（1）糖尿病：血糖升高会引起周围血管病变，导致局部血液循环障碍，使切口组织得不到充足的氧气和营养物质供应，影响细胞的增殖和修复。高血糖环境有利于细菌生长繁殖，增加了切口感染的风险。 糖尿病还会影响白细胞的功能，使其趋化、吞噬和杀菌能力下降，削弱了机体的抗感染能力。

（2）肥胖症：过多的脂肪组织会影响切口局部的血液供应，导致氧气和营养物质难以有效到达切口部位，从而延缓切口愈合。肥胖者体内存在慢性炎症状态，炎症因子水平升高，可能干扰正常的切口愈合过程。肥胖还可能增加手术难度，术后切口张力较大，容易发生裂开。

（3）贫血：红细胞数量减少或血红蛋白含量降低，会导致氧气携带和运输能力下降，使切口组织缺氧，影响细胞的能量代谢和增殖，延缓切口愈合。

（4）凝血功能障碍性疾病：如血友病、维生素 K 缺乏症等，由于凝血因子缺乏或功能异常，切口容易出血不止，形成血肿，血肿会增加感染的风险，同时也会阻碍切口的正常愈合过程。

（5）类风湿关节炎：患者体内存在自身免疫反应，免疫系统攻击自身组织，导致炎症持续存在。炎症介质的释放会破坏切口周围的组织，影响细胞的正常功能和增殖。治疗类风湿关节炎的药物，如糖皮质激素和免疫抑制剂，会抑制免疫系统的功能，降低机体的抗感染能力和组织修复能力。

（6）系统性红斑狼疮：免疫系统紊乱，产生大量自身抗体，攻击自身组织和器官，可引起血管炎，影响切口局部的血液循环。患者常伴有多系统损害，身体状况较差，也会对切口愈合产生不利影响。

5. 营养状况

（1）血清蛋白：血清白蛋白、前白蛋白等水平降低，提示患者营养状况不佳，会影响切口的愈合能力。

（2）体重：短期内体重明显下降可能表示患者营养摄入不足或存在代谢异常，不利于切口恢复。

6. 精神状态　观察患者有无烦躁、嗜睡、谵妄等精神症状。精神状态异常可能与感染、代谢紊乱、缺氧等因素有关，这些情况也会间接影响切口的愈合。

（二）切口评估

1. 切口外观评估　主要在于查找肉芽组织迹象，同时清除死亡或失活组织，控制渗出液程度和减少切口中的生物负载。评估内容包括：切口的大小、部位、组织类型、渗液及感染的评估。渗液是指由血管中渗透出来的液体及细胞留在组织或切口床中。渗液的评估包括渗液量、性状及气味。

（1）渗液量：当 24h 渗液量＜ 5ml 时为少量渗液，敷料浸渍＜ 25%；当 24h 渗液量为 5 ～ 10ml 时为中量渗液，敷料浸渍 25% ～ 75%；当 24h 渗液量＞ 10ml 时为大量渗液，敷料浸渍＞ 75%。

（2）渗液颜色及性状。

2. 切口边缘　观察切口边缘是否整齐，有无红肿、裂开、卷边、潜行等情况。红肿范围扩大可能提示感染，切口裂开则可能与缝合技术、腹压增加、营养不良等因素有关。

3. 切口颜色　正常切口颜色逐渐变浅，若切口颜色发暗、发紫，提示局部血液循环障碍。

4. 切口愈合情况

（1）愈合阶段：判断切口处于炎症期、增生期还是成熟期。不同阶段有不同的愈合特点，如炎症期切口可能有轻度红肿、疼痛，增生期可见肉芽组织生长。

（2）愈合程度：检查切口有无结痂、有无窦道形成。若切口迟迟不愈合或形成窦道，可能存在深部感染、异物残留等问题。

5. 引流情况

（1）引流管通畅性：确保引流管无扭曲、受压、堵塞，观察引流液的量、颜色和性状。若引流液突然减少或增多，颜色异常，出现血性、脓性、胆汁样液体，提示存在出血、感染、胆瘘等并发症。

（2）引流口周围皮肤：观察引流口周围皮肤有无红肿、渗液、皮疹等情况。若有渗液，应及时清理，防止皮肤糜烂、感染。

6. 疼痛情况　询问患者切口疼痛的程度、性质、持续时间及缓解因素。轻微疼痛是术后常见现象，若疼痛剧烈、持续不缓解或伴有跳痛，可能提示切口感染、血肿形成等并发症。临床多采用视觉模拟评分法（VAS）。

评分方法：在纸上画一条 10cm 的直线，两端分别标上“0”和“10”。“0”代表无痛，“10”代表最剧烈的疼痛。让患者根据自己感受的疼痛程度，在直线上相应位置做标记，测量标记点到“0”端的距离，即为疼痛评分。

7. 周围组织情况

（1）皮肤温度：对比切口周围皮肤与对侧相同部位的温度，若局部皮肤温度升高，可能是炎症反应的表现。

（2）有无硬结：触摸切口周围组织，检查有无硬结。硬结可能是血肿机化、感染形成的脓肿或瘢痕组织增生。

8. 切口记录表　切口评估后要进行认真、客观、准确、及时的记录，可制定适用的表格或文字进行记录，以便对切口的愈合进行判断。

五、术后切口评估新技术

（一）术后切口大小评估新技术

1. 三维光学扫描技术　见图 8-1。

利用光学原理对切口表面进行扫描，可快速获取切口的三维图像信息，精确测量切口的长度、宽度、深度及体积等参数，能为切口大小评估提供全面且准确的数据。

2. 激光扫描测量技术　见图 8-2。

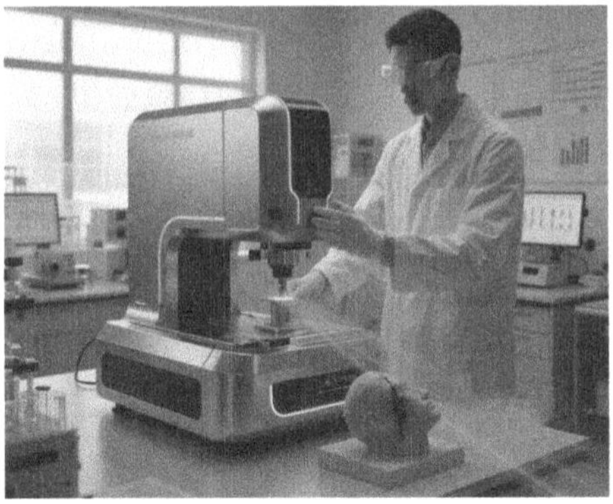

图 8-1　三维光学扫描技术

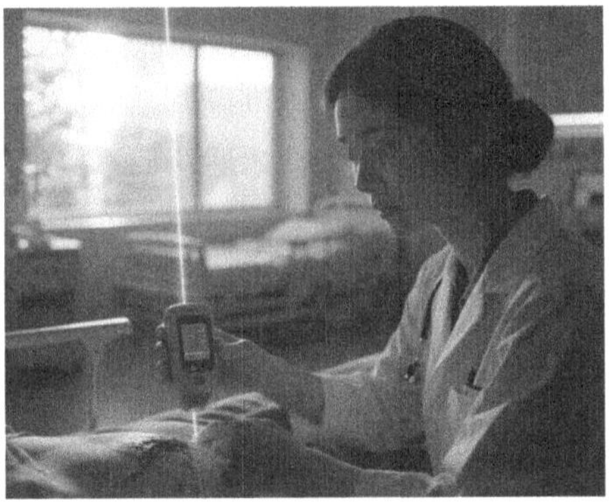

图 8-2　激光扫描测量技术

通过发射激光束到切口表面，根据激光反射回来的时间和角度来计算切口的形状和尺寸。该技术测量精度高，不受切口表面颜色和质地的影响，可实现非接触式测量，减少对切口的干扰和感染风险。

3. 超声成像技术　见图 8-3。

对于深部切口或有潜行的切口，超声成像可以清晰地显示切口内部的结构，帮助医师准确判断切口的实际大小和范围，尤其适用于评估切口是否存在深部感染、积液等情况。

4. 计算机辅助图像分析技术　见图 8-4。

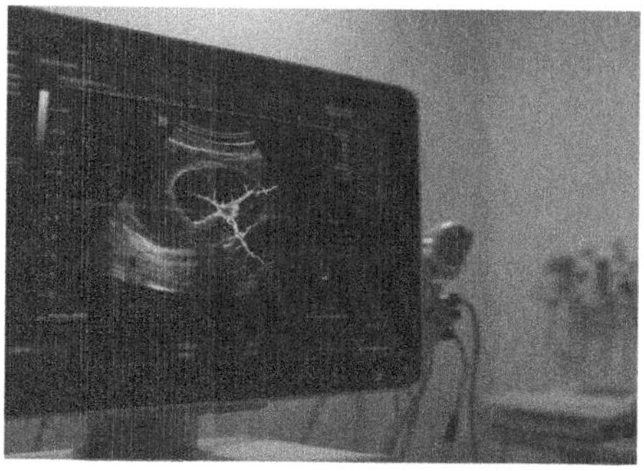

图 8-3　超声成像技术

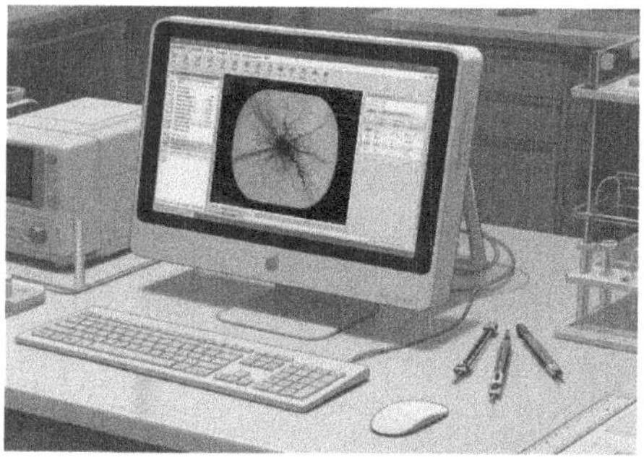

图 8-4　计算机辅助图像分析技术

结合数码摄影和计算机软件，对切口照片进行分析。软件可以识别切口边缘，自动计算切口面积和周长等参数。可整合影像拍摄、AI 算法分析、电子病历存储功能，导入切口照片后，AI 自动识别边缘、计算面积，并结合患者病史（如血糖、用药情况）预测愈合时间，生成评估报告。

5. 近红外荧光成像技术　见图 8-5。

某些荧光染料可以与切口组织中的特定成分结合，在近红外光的激发下发出荧光。通过专门的成像设备捕捉荧光信号，能够更清晰地显示切口的边界和范围，尤其对于一些肉眼难以准确判断的微小切口或隐匿性切口有较好的检测效果。

（二）肝胆胰疾病术后切口感染评估新技术

1. 生物标志物检测　见图 8-6。

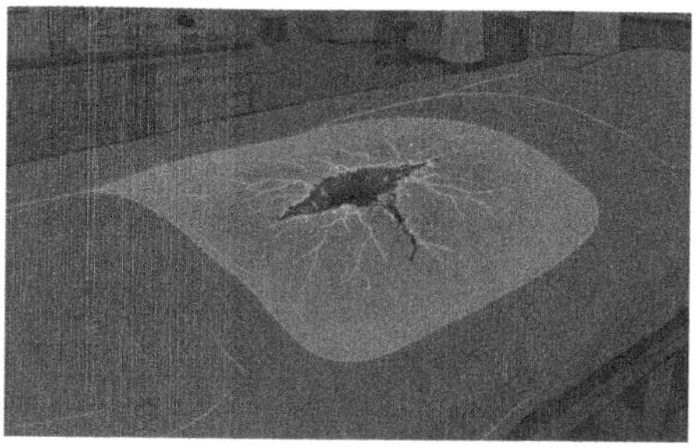

图 8-5　近红外荧光成像技术

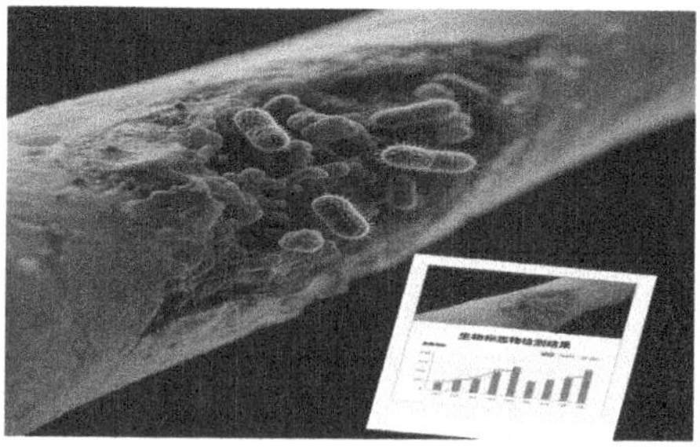

图 8-6　生物标志物检测技术

检测原理：通过检测切口渗出液或血液中的特定生物标志物，如降钙素原（PCT）、C 反应蛋白（CRP）、白细胞介素 - 6（IL-6）等炎症指标的水平变化，来判断切口是否存在感染。一般来说，感染时这些生物标志物会显著升高。优势：能较早地反映切口的炎症状态，有助于早期发现感染，且具有较高的特异性和敏感性。

2. 分子诊断技术　见图 8-7。

检测原理：运用聚合酶链反应 PCR、基因测序等技术，直接检测切口处的病原体 DNA 或 RNA，快速准确地确定感染的病原体种类，为精准治疗提供依据。优势：比传统的微生物培养方法更快速，且能检测到一些难以培养的微生物，提高了诊断的准确性。

3. 光学相干断层扫描（OCT）　见图 8-8。

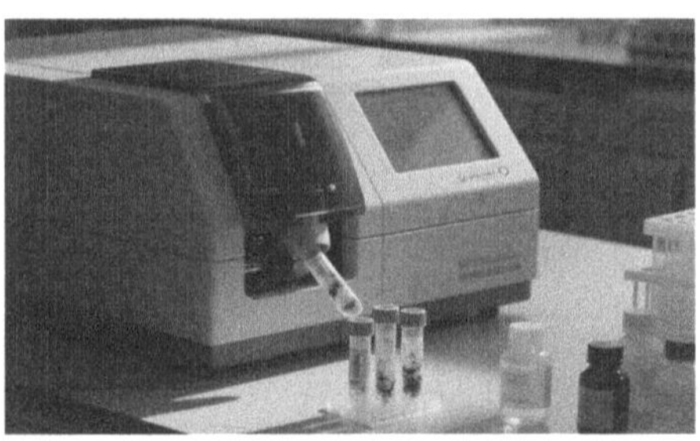

图 8-7　分子诊断技术

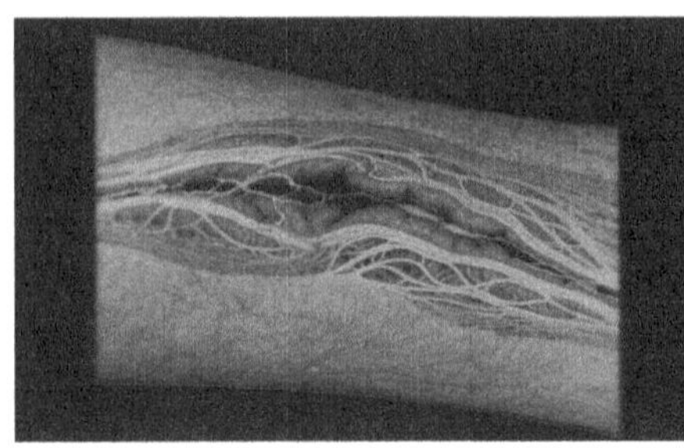

图 8-8　光学相干断层扫描

检测原理：利用光的干涉原理，对切口组织进行高分辨率的断层成像，能够清晰地观察到切口表面及深部组织的微观结构，如组织层次、细胞形态等变化，判断是否存在炎症细胞浸润、组织坏死等感染迹象。优势：非侵入性、无辐射，可实时成像，能提供详细的切口组织信息，有助于早期发现感染的细微变化。

4. 多光谱成像技术　见图 8-9。

检测原理：通过采集切口在多个不同光谱波段下的图像信息，分析切口组织对不同波长光的吸收、反射特性，从而获取关于切口的更多细节信息，如组织的氧合状态、血管分布等，以此判断切口是否存在感染及感染的程度。优势：能够提供比传统光学成像更丰富的信息，有助于区分正常组织和感染组织，尤其对于早期感染的识别有一定优势。

5. 智能敷料与传感器技术　见图 8-10。

检测原理：智能敷料中集成了各种传感器，如 pH 传感器、温度传感器、生物传感器等。当切口发生感染时，局部环境的 pH、温度会发生变化，同时会释放出特定的生物分子，传感器可以实时监测这些变化，并将数据传输给医护人员。

优势：实现对切口的实时、动态监测，及时发现感染的早期迹象，且减少了频繁更换敷料和切口检查对患者造成的痛苦和感染风险。

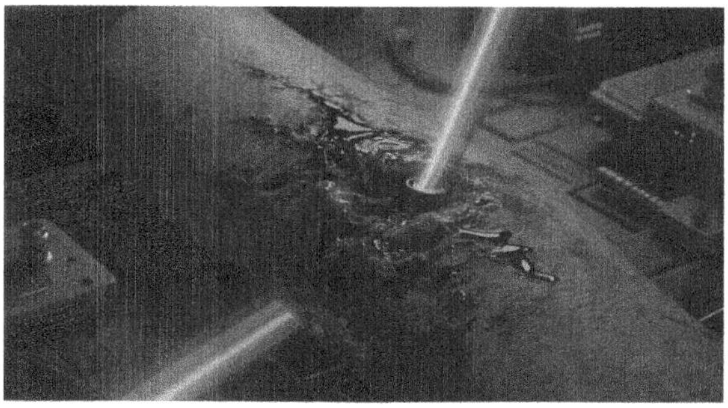

图 8-9　多光谱成像技术

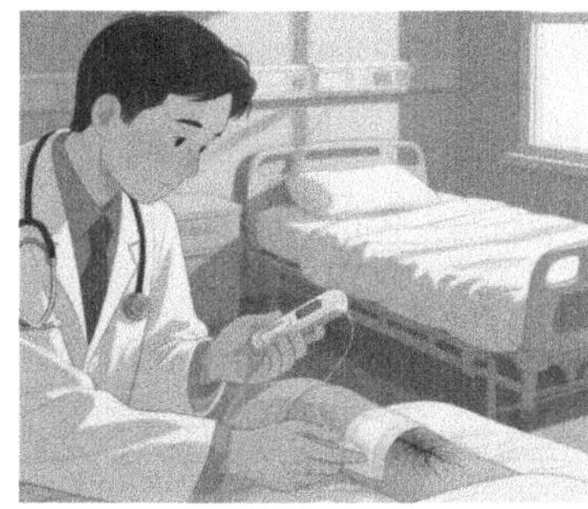

图 8-10　智能敷料与传感器技术

6. 感染风险综合评估仪　结合影像分析，红肿范围识别，炎症标志物光谱生化检测及 AI 模型，对切口感染风险进行分级，并提示是否需进一步细菌培养。部分设备可通过荧光染色技术（如外用荧光剂后检测感染部位的荧光信号）辅助定位感染区域。

第二节　新型功能性敷料的应用

肝胆胰外科术后切口并发症是临床常见难题，其影响因素复杂，包括胆汁/胰液腐蚀性渗漏、高感染风险、代谢异常、手术创面张力大等。纱布等传统敷料难以有效应对这些挑战，导致愈合周期延长、并发症增多。近年来，新型功能性敷料通过智能药物控释、抗菌 - 促愈协同、免疫微环境调控等机制，能有效的促进肝胆胰术后切口并发症的问题。目前新型敷料的种类繁多，应根据切口的具体情况，如切口大小、深度、渗出液量、感染程度等，准确选择合适的敷料。

一、可视防水功能性敷料

（一）特性

1. 透明可视性，采用高透光聚合物材料，如聚氨酯材料、硅胶基水凝胶，可直接观察切口愈合情况，红肿、渗液、肉芽生长状态等。

2. 防水阻菌屏障：仅允许 0.0004μm 水蒸气分子透过，液体水、病菌都无法通过，实现物理级阻菌防水，可正常淋浴，防止感染。

3. 主动抗菌功能：内层负载缓释抗菌剂，碘伏、银离子或光敏抗菌肽等，通过接触或光激活杀灭常见肝胆胰术后病原菌。

4. 湿性愈合环境调控：中层为吸液－锁水双相结构，高吸收高透气，可吸收 10 倍自重的渗液，从而营造湿性愈合环境，帮助伤口更快愈合，减少瘢痕产生（图 8–11。

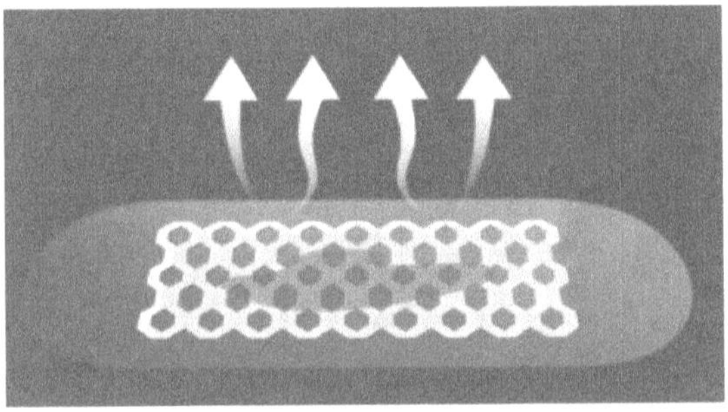

图 8–11　湿性愈合环境调控

（二）可视防水功能性敷料在肝胆胰术后切口中的应用

1. 应对胆汁 / 胰液腐蚀性渗漏　防水层可阻隔碱性胆汁 / 胰液对周围皮肤的消化性损伤，透明设计便于早期发现瘘管形成。

2. 控制生物膜感染　抗菌剂持续释放，穿透生物膜结构，减少耐药菌定植，临床数据显示使用后感染率下降 60%。

3. 适应肝胆胰术后复杂代谢状态　低蛋白血症患者渗液多时，高吸液能力避免敷料饱和。

4. 提升患者依从性　对于肝胆胰术后延迟愈合的患者，长期不愈合的切口，导致患者无法洗澡，这款敷料允许淋浴，减少因生活不便导致的敷料自行拆除，尤其适用于切口长期不愈合及置管引流的患者。

（三）使用方法

1. 切口评估与预处理：锐器 / 酶清创去除坏死组织，用生理盐水或含银敷料冲洗减少生物膜负荷。

2. 敷料贴合：对于肝胆胰术后深部或高渗出切口，先填充吸收性材料，外层使用可视防水功能性敷料，方便观察切口的情况。

3. 通过透明窗口评估肉芽组织生长、渗出液颜色，判断有无感染的发生。

4. 渗出液渗透至敷料边缘，通常每 3 天更换。

二、近红外（NIR）光热增强抗菌+抗氧化的水凝胶切口敷料（图8-12）

（一）特性

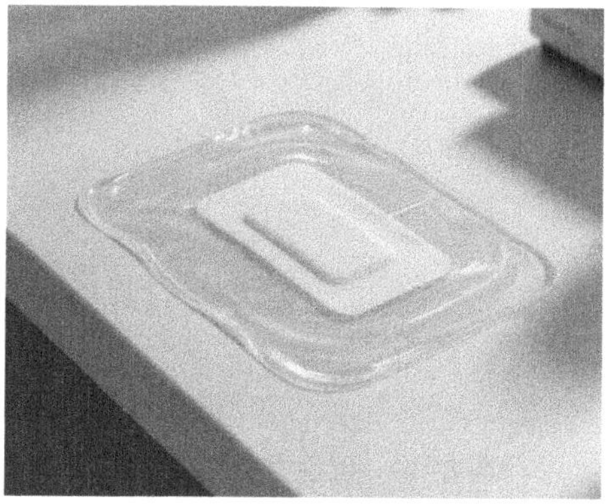

图8-12 水凝胶切口敷料

1. 该类敷料结合近红外（NIR）光热效应、抗菌活性与抗氧化功能，通过调节巨噬细胞极化，促进肝胆胰术后感染性切口的愈合效率，尤其适用于肝胆胰术后因放化疗导致的切口延迟愈合、烧伤等难愈性创面。

2. 光热增强抗菌：NIR照射，通常为808nm激发纳米材料产生局部高温＞50℃，破坏细菌生物膜结构，同时促进Ag^+或抗生素释放，实现物理-化学协同杀菌。

3. 协同效应：抗氧化剂表没食子儿茶素没食子酸酯（EGCG）和NO促血管生成的结合产生抗菌及促进微循环。

4. 促进组织再生：3D多孔结构吸收渗出液并保持湿润环境，支持血管内皮细胞迁移及胶原沉积。释放生物活性分子，加速肉芽组织形成与上皮化。

（二）肝胆胰术后切口中的应用

1. 肝胆胰术后感染的切口，它的光热效应破坏细菌生物膜，同时促进Ag^+释放，抑制生物膜的形成，防止感染进一步扩散。

2. 对于胆漏合并感染，正电荷能清除90%大肠埃希菌，其特性多孔结构能吸收渗液并保持湿润环境，加速切口的愈合。

3. 肝移植缺血性切口，在NIR光热升温至40～45℃时，它的“EGCG缓释+NO促血管生成”协同效应，脂质体膜相变释放EGCG，减轻缺血，NO直接刺激血管出芽，改善缺血。

（三）使用方法

1. 清创　清除坏死组织和生物膜，必要时联合酶解或机械清创。

2. 消毒　生理盐水或温和抗菌溶液冲洗，减少切口初始微生物负荷。

3. 直接覆盖　将水凝胶敷料裁剪至切口大小，贴合创面，可注射型水凝胶适用于深部或不规则切口。

4. 响应性设计　部分水凝胶可感知切口 pH 或酶环境，智能释放药。

5. NIR 光热治疗　波长通常为 808nm（避免组织吸收峰），功率密度≤ $1.5W/cm^2$，照射时间 5 ～ 15min（避免过热损伤）。

6. 协同效应　光热升温增强抗菌剂渗透和活性，同时促进局部血液循环。

7. 更换频率　根据渗出液量和感染程度调整，通常每 2 ～ 3 天更换一次，若缓释效果良好，可延长至 5d 更换。

三、温敏型羟丁基壳聚糖护创敷料

（一）特性

主要成分为羟丁基壳聚糖 – 由壳聚糖经羟丁基化改性获得，兼具壳聚糖的生物相容性和温敏特性。

1. 温敏性：在室温 25℃下为液态，接触切口，体温 37℃后迅速凝胶化，形成物理屏障。

2. 机械性能：凝胶强度可控，储能模量（G'）500 ～ 1000Pa，适应切口动态收缩。

3. 壳聚糖正电荷吸附细菌膜对金黄色葡萄球菌、大肠埃希菌抑菌率＞ 90%。可负载银纳米粒子或抗菌肽，增强耐药菌杀灭效果。

4. 激活巨噬细胞 M2 型极化，促进成纤维细胞迁移。

5. 抗氧化性：清除活性氧，DPPH 自由基清除率＞ 80%。

（二）肝胆胰术后切口中的应用

1. 肝胆胰引流管拔除后，无须缝合，其会在切口处凝胶化，更贴合深部切口，缓慢释放生长因子，促进切口的愈合。在患者活动时，也不会因为敷料的材质导致有异物感。

2. 肝胆胰肿瘤术后延迟愈合的切口，肉芽脆弱、易出血，传统敷料揭除时牵拉切口，导致出血量加大，此敷料的温敏成胶特性及促愈机制，既能温和的移除，又能起到主动调控免疫微环境，减轻患者的痛苦，使切口加速愈合。

3. 肝胆胰术后坏死感染性切口，凝胶的负电荷表面吸附纤维蛋白，配合肝素缓释改善微循环，pH 响应性释放抗菌药物，中和碱性环境，愈合时间将缩短 30%。

（三）使用方法

1. 清洁伤口　先用生理盐水或无菌溶液冲洗，去除坏死组织、分泌物或异物。

2. 控制感染　若存在感染，需先进行抗感染治疗，局部使用银离子敷料或全身应用抗生素。

3. *敷料激活与覆盖* 该敷料在低温 4℃下为液态，室温或体温 25 ～ 37℃时会迅速凝胶化。①液态阶段：冷藏后取出，将溶液直接滴注或喷涂在伤口表面。②凝胶阶段：接触切口后几秒至几分钟内形成透明凝胶膜，贴合创面。若切口较深，可配合填充材料藻酸盐等使用。

4. *固定与保护* 可覆盖泡沫敷料或水胶体敷料保护。关节等活动部位建议用弹性绷带轻微固定。

5. *更换频率* 根据渗出液量决定，通常每 1 ～ 3 天更换一次。若敷料干燥、脱落或渗出液渗透需及时更换。

四、软聚硅酮浇模（图 8–13）

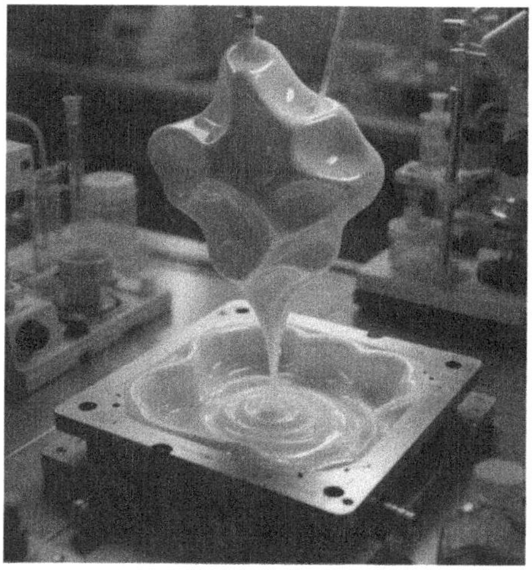

图 8–13 软聚硅酮浇模

（一）特性

1. 软聚硅酮浇模技术是一种创新的切口管理方法，尤其适用于肝胆胰术后的复杂切口形态或存在渗液、感染风险的难愈性创面。

2. 软聚硅酮是一种生物相容性高、非黏附性的医用硅胶材料，其特性包括：柔韧性可贴合不规则伤口表面，减少局部压力。半透性允许氧气和水分交换，维持湿润环境，促进肉芽组织生长。非黏附性避免更换敷料时损伤新生组织，减轻患者疼痛。渗液管理吸收多余渗液，同时防止切口干燥。

3. 浇模技术通过将液态软聚硅酮直接灌注到切口床及周围，固化后形成与切口形态完全吻合的定制化敷料，提供精准的创面保护。

4. 适应复杂创面，尤其适用于肝胆胰术后腹部切口裂开、引流管拔除后的窦道或凹凸不平的切口，传统敷料难以贴合。

5. 减少机械性损伤：降低敷料更换频率，可保留 5 ～ 7d，避免反复撕拉导致的二次创伤。

6. 感染控制：硅酮的密闭性可阻隔外界细菌，同时渗液引流设计减少局部感染风险。

7. 促进愈合：维持湿性环境，加速上皮化和胶原合成，缩短愈合时间。

（二）肝胆胰疾病术后切口中的应用

1. 肝胆胰术后切开裂开：将液态软聚硅酮直接灌注到切口床及周围，时期固化后形成与切口形态完全吻合的定制化敷料。

2. 硅酮透气性有限，肝胆胰术后肉芽生长期渗出液小 – 中量时更适合使用。

3. 对于肝胆胰术后延迟愈合切口，在清除坏死组织后致不规则的伤口，此敷料可以减少无效腔，降低感染风险。

4. 保护创面：减少外界摩擦和剪切力，促进肉芽组织生长。

5. 肝胆胰术后干燥坏死的切口，软聚硅酮可以保维持适度湿润，起到自溶性清创的作用。

6. 固化后稳定性高，减少换药频率，通常每周 1 ～ 2 次。

（三）使用方法

1. 切口评估　确认伤口类型、深度、渗液量及感染状态，排除恶性肿瘤或坏死组织未清创的切口。

2. 创面准备　彻底清创，必要时采用外科或酶学清创，局部抗菌敷料控制感染。

3. 浇模操作　将液态软聚硅酮混合催化剂后直接注入切口床。覆盖水凝胶或泡沫敷料，10 ～ 15min 固化后形成弹性膜。

4. 固定与维护　外层用绷带或泡沫敷料固定，定期评估渗液及贴合度。

5. 更换时机　根据渗液情况，通常每周 1 ～ 2 次或硅酮膜完整性决定。

参考文献

陈海燕，张丽萍，王智忠，等 . 泡沫敷料联合磺胺嘧啶银在急性重度放射性皮炎中的应用 [J]. 护理学杂志，2021, 36(1): 54-55, 79.

邓欣，胡蓉，李佩芳，等 . 慢性伤口渗液管理的最佳证据总结 [J]. 华西医学，2024, 39(6): 927-933.

李芳家，温贤秀，闵丽华，等 . 软聚硅酮泡沫敷料在神经外科糖尿病患者伤口修复中的应用 [J]. 实用医院临床杂志，2021, 18(3): 34-36.

李海燕 .Aquacel-Ag 吸收性敷料治疗难愈性创面的多中心临床研究 [J]. 现代医院，2010, 10(6): 36-38.

李容恺，齐钦兵，王春华，等 . 基于天然材料的自愈水凝胶伤口敷料研展 [J]. 山东化工，2023,

52(13): 98-108.DOI: 10.19319/j.cnki.issn.1008-021x.2023.13.041.

钮佳琪 . 温敏型羟丁基壳聚糖护创敷料在供皮区创面应用的临床察 [D]. 安徽医科大学 , 2024. DOI: 10.26921/d.cnki.ganyu.2024.000642.

潘璇 , 赵萌 , 张秀梅 , 等 . 生物 3D 打印技术在精准医学领域研究应用现状的中英文文献分析 [J]. 中国组织工程研究 , 2021, 25(21): 3382-3389.

宋璐 , 左小磊 , 李敏 , 柔性可穿戴传感器及其应用研究 [J]. 分析化学评述与进展杂志，2022, 50(1): 1661-1672.

宋曦 , 黄庶识 , 刘红 . 拉曼光谱分析技术在细胞生物学研究的应用进展 [J]. 激光生物学报 , 2010, 19(1): 136-142.

王钧锋 , 刘静 , 邓国英 . 表没食子儿茶素没食子酸酯促进创面愈合研究进展 [J]. 中国中西医结合杂志 , 2024, 44(7): 891-896.

王水姑 . 美盐敷料在伤口肉芽水肿创面换药中的应用 [J]. 中西医结合护理 (中英文), 2019, 5(1): 117-118.

夏同霞 , 蒋中艳 , 周爱婷 , 等 . 生物胶体分散剂联合软聚硅酮敷料治疗Ⅲ期压疮合并感染临床疗效 [J]. 中华医院感染学杂志 , 2021, 31(7): 1116-1120.

张伟 . 复合型可视化抗菌敷料在肝胆切除术后切开管理中的临床应用研究 [J]. 中国肝胆外科杂志 , 2023, 29(8): 606-610.

中华医学会外科学分会胰腺外科学组 . 中国急性胰腺炎诊治指南 (2021)[J]. 中华消化外科杂志 , 2021, 20(7): 731-742.

下篇　肝胆胰疾病营养

第9章

肝胆胰疾病患者营养管理

第一节　营养风险筛查与评估

营养风险筛查是指由临床医护人员、营养师等实施的快速、简便方法，以决定是否需要制订和实施营养支持计划。营养评估是指临床营养专业人员通过膳食调查、人体组成测定、人体测量、生化检查、临床检验及综合营养评定方法等手段，对患者的营养代谢和机体功能等进行全面检查和评估，以确定营养不良的类型及程度，估计营养不良所致后果的危险性，用于制订营养支持计划，考虑适应证和可能的副作用，并监测营养支持疗效。肝胆胰疾病患者在实施营养治疗前均需行营养风险筛查与评估。

一、NRS-2002营养风险筛查

总评分包括3部分即疾病严重程度评分 + 营养状态低减评分 + 年龄评分（若70岁以上加1分）。具体内容见表9-1～表9-3）

表9-1　疾病严重程度评分

无（0分）	正常营养需要量
轻度（1分）	a. 髋骨骨折；b. 慢性疾病有并发症；c.COPD；d. 血液透析；e. 肝硬化；f. 糖尿病；g. 一般恶性肿瘤；h. 其他
中度（2分）	a. 腹部大手术；b. 脑卒中；c. 重度肺炎；d. 血液恶性肿瘤
重度（3分）	a. 颅脑损伤；b. 骨髓移植；c.APACHE大于10分的ICU患者

表 9-2　NRS-2002 营养风险筛查评分

营养状态受损评分	
无（0 分）	正常营养状态
轻度（1 分）	a. 3 个月内体重丢失＞ 5%；b. 食物摄入为正常需要量的 50% ～ 75%
中度（2 分）	a. 2 个月内体重丢失＞ 5%；b. 食物摄入为正常需要量的 25% ～ 50%；c. BMI ＜ 20.5kg/m^2
重度（3 分）	a. 1 个月内体重丢失＞ 5%；b. 前一周食物摄入为正常需要量的 25% 以下；c. BMI ＜ 18.5kg/m^2

表 9-3　年龄评分

0 分	年龄＜ 70 岁
1 分	年龄≥ 70 岁

注：总分≥ 3 分：患者有营养风险，需要结合临床制订营养支持计划；总分＜ 3 分：一周后对患者再次进行筛查。如患者将在一周内进行大手术，则需要加上大手术的分值。如达到 3 分，则需要结合临床制订营养干预计划，在手术后开始营养支持。

二、主观全面评定（SGA）

主观全面评定亦称全面临床评定，是由 Detsky 1987 年提出的营养筛查工具。其特点是以详细的病史与临床检查为基础，省略人体测量和生化检查。其理论基础是，身体组成改变与进食改变，消化吸收功能的改变，肌肉的消耗，身体功能及活动能力的改变等相关联（表 9-4）。

表 9-4　主观评价（GSA）评分

主观评价（SGA）	过去两周内体重变化	A= 无 / 升高　B= 减少＜ 5%　C= 减少＞ 5%（最高体重）
	过去一周内进食减少	A= 无　B= 减少　C= 不进食 / 低热量流食
	有无胃肠道反应	A= 无 / 食欲缺乏　B= 轻微恶心呕吐腹胀或大便 2 ～ 3 次 / 日　C= 严重恶心呕吐腹胀或大便＞ 3 次 / 日
	活动能力	A= 无 / 减退　B= 能下床走动（活动量及范围小）　C= 卧床
	应激反应	A= 无 / 低度　B= 中度　C= 高度
	肌肉消耗	A= 无　B= 轻度　C= 重度
	三头肌皮褶厚度（　）	A= 正常　B= 轻度减少　C= 重度减少
	踝部水肿	A= 无　B= 轻度　C= 重度
	总评	A（　）　B（　）　C（　）

注：上述 8 项中，至少 5 项属于 C 级或 B 级者，可分别被定为重或中度营养不良。

三、微型营养评定（MNA）

由 Guigoz、Vallas 和 Garry 于 1994 年提出的专门针对老年人的营养筛查及评价方法，包含 18 项内容，由人体测量、整体评价、饮食问卷和主观评定 4 部分组成，各项评分相加即得 MNA 总分。MNA 评分分级标准：① MNA ≥ 24，表示营养状况良好；② 17 ≤ MNA ≤ 23.5，表示存在营养不良的危险；③ MNA ＜ 17，表示营养不良。由于年龄和营养不良均为手术的危险因素，故在国外 MNA 评分已被应用于老年患者术前的营养评估（表 9–5）。

表 9–5　微营养评价（MNA）

第一步　营养筛查	
A. 由于食欲缺乏、消化问题、咀嚼或吞咽困难而使过去 3 个月摄入量减少	0= 食欲严重缺乏　1= 食欲中度缺乏　2= 食欲正常
B. 过去 1 个月体重丢失	0= 体重丢失大于 3kg　1= 不知道　2= 体重丢失 1 ～ 3kg　3= 无体重丢失
C. 活动性	0= 卧床或只能坐起　1= 能起床或站立但不能外出　2= 能外出
D. 过去 3 个月有心理应激或急性疾病	0= 有　2= 无
E. 神经与精神疾病	0= 严重痴呆或抑郁症　1= 轻度痴呆　2= 无精神问题
F. 体重指数（BMI）（kg/m^2）	0=BMI ＜ 19　1=BMI 19 ～ 21　2=BMI 21 ～ 23　3=BMI ＞ 23
G. 营养筛查平分（小计最大分 14 分）	12 分以上：正常或无危险性不需要完全评价 11 分以下：可能存在营养不良，继续评价
第二步　营养评价	
H. 生活能否自理（不住院或在家被护理）	0= 不能　1= 能
I. 每天服药超过 3 种药	0= 是　1= 不是
J. 皮肤压疮或溃疡	0= 有　1= 无
K. 每天进餐次数	0=1 餐　1=2 餐　2=3 餐
L. 选择(蛋白质类摄入情况）	每天至少一次奶制品（牛奶、乳酪、酸乳酪）：是　不是 每周至少 2 次或更多的豆荚类或蛋类：是　不是 每天有肉、鱼或禽类：是　不是 0= 选择答案为是的有 0 或 1 个　0.5= 选择答案为是的有 2 个 1= 选择 3 个是

续表

M. 每天 2 次或更多次的水果或蔬菜	0= 不是 1= 是
N. 每天饮水量（水、果汁、咖啡、茶、牛奶等）	0= 不到 3 杯 0.5=3 ～ 5 杯 1=5 杯以上
O. 进食方式	0= 不能自己进食需帮助 1= 能自己进食但有些困难 2= 能自己进食无困难
P. 自己对营养状况的观点	0= 自己认为有营养不良 1= 不清楚是否有营养不良 2= 认为自己没有营养问题
Q. 与同龄人比较认为自己的健康状况怎样	0= 不好 0.5= 不知道 1= 还好 2= 比较好
R. 上臂围（MAC）	0=MAC 不到 21cm 0.5=MAC 21 ～ 22cm 1=MAC ＞ 22cm
S. 小腿围（CC）	0=CC ＜ 31cm 1=CC ＞ 31cm
营养评价（满分为 16 分） 营养筛选分（G 项） 营养评价和营养筛选分（G 项）合计作为总评价（满分为 30 分）	

四、微型营养评价简表

微型营养评价简表（MNA-SF）是针对老年人群设计的一种简便的营养评估工具，由 MNA 简化而来。只需填写 6 个项目，快速、方便、有效。0 ～ 7 分为营养不良，8 ～ 11 分有营养不良的风险，12 ～ 14 分为正常营养状况（表 9-6）。

表 9-6 MNA-SF 评分表（年龄≥ 65）

过去 3 个月进食减少程度	0= 严重减少 1= 中等减少 2= 没有减少
过去 3 个月体重丢失情况	0= 减轻大于 3kg 1= 不知道 2= 减轻 1 ～ 3kg 3= 没有减轻
活动情况	0= 卧床或只坐在椅子上 1= 能够下床 / 椅子，但不能走动 2= 能够走动
心理应激或急性疾病	0= 是 2= 否
神经心理问题	0= 严重的痴呆或抑郁 1= 轻度痴呆 2= 无神经心理问题
小腿围（CC）	0= ＜ 31cm 3= ≥ 31cm
总评	0 ～ 7 分（ ） 8 ～ 11 分（ ） 12 ～ 14 分（ ）

五、患者主观整体评估

患者主观整体评估（Patient-Generated Subjective Global Assessment，PG-SGA）是在主观整体评估（Subjective Global Assessment，SGA）的基础上发展起来的。最先由美国 Ottery FD 于 1994 年提出，是专门为肿瘤患者设计的营养状况评估方法。临床研究提示，PG-SGA 是一种有效的肿瘤患者特异性营养状况评估工具，因而得到美国营养师协会（American Dietetic Association，ADA）等单位的广泛推广与应用。

PG-SGA 由患者自我评估部分及医务人员评估部分两部分组成，具体内容包括体重、进食情况、症状、活动和身体功能、合并疾病、代谢需求、体格检查 7 个方面，前 4 个方面由患者自己评估，后 3 个方面由医务人员评估，总体评估包括定性评估及定量评估两种。

（一）患者自评表

内容包括体重、进食情况、症状、活动和身体功能 4 个方面（A 评分），见表 9-7。

表 9-7　患者自评表

<table>
<tr><td colspan="4">1. 体重</td></tr>
<tr><td>1 个月内体重下降</td><td>评分</td><td>6 个月内体重下降</td><td rowspan="9">操作说明：
患者目前体重为实测体重。患者卧床不能自行测量时，可抱起患者一起测量，再测量并减去抱起人的重量
1 个月前的体重和 6 个月前的体重患者可能记不清，可采取在目前体重的基础上逐渐加量询问或减量询问，比如患者目前体重 50kg，询问患者 1 个月前约有 51kg、52kg、53kg、54kg、55kg，　或 49kg、48kg、47kg、46kg、45kg，根据患者本人选定的近似值填写
体重下降百分比是指下降体重占原体重的百分率。比如 1 个月前体重 50kg，目前体重 46kg，1 个月内下降 4kg，则下降百分比为（50-46）/50=8%
工作表 1 以 1 个月内的体重变化情况评分，没有 1 个月体重变化资料时，则以 6 个月体重变化情况评分。2 周内体重下降需另记 1 分，无下降为 0 分。两者相加为体重总分
无法准确了解具体体重时，可根据体重下降“无 / 轻 / 中 / 重 / 极重”的程度自我评估得分“0/1/2/3/4 分”</td></tr>
<tr><td>≥ 10%</td><td>4</td><td>≥ 20%</td></tr>
<tr><td>5% ～ 9.9%</td><td>3</td><td>10% ～ 19.9%</td></tr>
<tr><td>3% ～ 4.9%</td><td>2</td><td>6% ～ 9.9%</td></tr>
<tr><td>2% ～ 2.9%</td><td>1</td><td>2% ～ 5.9%</td></tr>
<tr><td>0 ～ 1.9%</td><td>0</td><td>0 ～ 1.9%</td></tr>
<tr><td>2 周内体重无变化</td><td>0</td><td></td></tr>
<tr><td>2 周内体重下降</td><td>1</td><td></td></tr>
<tr><td colspan="3">第 1 项计分：</td></tr>
</table>

续表

2. 进食情况	
在过去的 1 个月里，我的进食情况与平时情况相比： 没变化（0） 比以往多（0） 比以往少（1）	操作说明： 本项为多选，但是记分不做累加，以最高分选项为本项计分
我目前进食： 正常饮食（0） 正常饮食，但比正常情况少（1） 进食少量固体食物（2） 只能进食流食（3） 只能口服营养制剂（3） 几乎吃不下食物（4） 只能依赖管饲进食或静脉营养（0）	
第 2 项计分：	
3. 症状	
近 2 周来，我有以下的问题，影响我的饮食： 没有饮食问题（0） 恶心（1） 口干（1） 便秘（1） 食物没有味道（1） 食物气味不好（1） 吃一会儿就饱了（1） 其他（如抑郁，经济问题，牙齿问题）（1） 口腔溃疡（2） 吞咽困难（2） 腹泻（3） 呕吐（3） 疼痛（部位）（3） 没有食欲，不想吃（3）	操作说明： 本项症状为近 2 周内经常出现的症状，偶尔一次出现的症状不能作为选择，本项为多选，累计记分。如没有食欲，不想吃，记 3 分；恶心，记 1 分；呕吐，记 3 分；口腔溃疡，记 2 分；腹泻，记 3 分；该项最后得分为 3+1+3+2+3=12 分
第 3 项计分：	
4. 活动和身体功能	
在过去的 1 个月，我的活动： 正常，无限制（0） 与平常相比稍差，但尚能正常活动（1） 多数时候不想起床活动，但卧床或坐着时间不超过 12h（2） 活动很少，一天多数时候都卧床或在坐着（3） 几乎卧床不起，很少下床（3）	操作说明： 本项为单选，取最符合的一项作为本项记分
第 4 项计分：	
第 1 ～ 4 项合计分（A 评分）：	

（二）医务人员评估表

内容包括合并疾病、代谢需求、体格检查 3 个方面，见表 9–8。

表 9–8　医务人员评估表

5. 合并疾病		
疾病	评分	操作说明： 做单项或多项选择，累计计分。如果患者存在表中没有列举出来的疾病，不予记分
肿瘤	1	
艾滋病	1	
呼吸或心脏病恶病质	1	
存在开放性伤口或肠瘘或压疮	1	
创伤	1	
年龄	评分	
超过 65 岁	1	
第 5 项计分（B 评分）：		
6. 代谢需求		
应激	评分	操作说明： 患者体温为评估当时实测体温。这里的发热定义为本次调查时刻的体温升高，而不是看病历体温单，如果调查时体温升高，需了解此刻前 3d 的体温及激素使用情况。如果调查时刻体温不高，即记录为无发热 发热持续时间为本次发热已经持续的时间 激素使用是指因为发热而使用的激素，如果连续多日使用激素，取最大的一日剂量。其他原因如结缔组织病使用激素，不作评估 此为累计评分。如患者体温 37.5℃，记 1 分；持续发热已经 4d，记 3 分；每天使用 20mg 泼尼松，记 2 分。总积分为 6 分
发热		
无	0	
37.2 ～ 38.3℃	1	
38.3 ～ 38.8℃	2	
＞ 38.8℃	3	
发热持续时间		
无	0	
＜ 72h	1	
72h	2	
＞ 72h	3	
是否用激素（泼尼松）		
无	0	
低剂量（＜ 10mg 泼尼松或相当剂量的其他激素 /d）	1	
中剂量（10 ～ 30mg 泼尼松或相当剂量的其他激素 /d）	2	
大剂量（＞ 30mg 泼尼松或相当剂量的其他激素 /d）	3	
第 6 项计分（C 评分）：		

续表

7. 体格检查		
项目	得分	操作说明： 体格检查包括肌肉的 7 个方面。检查顺序是从上到下，从头到足。先看颞肌，再往下到锁骨部位（胸部三角肌）、肩部（三角肌）、肩胛部（背阔肌、斜方肌、三角肌），再检查手背骨间肌肉（尤其是虎口处）；最后依次检查大腿（四头肌）、小腿（腓肠肌）。按多数部位情况确定患者肌肉得分，如多数部位肌肉为轻度丢失，则肌肉情况的最终得分即为轻度，记 1 分；如多数部位肌肉为中度丢失，则肌肉情况的最终得分为 2 分
肌肉		
第 7 项计分（D 评分）：		
总分 =A+B+C+D=		

（三）结果判定

根据 PG–SGA 得分，将患者的营养状况分为四类，见表 9–9。

表 9–9　PG–SGA 分级评估结果判断

得分	评判结果	得分	评判结果
0 ～ 1 分	营养良好	4 ～ 8 分	中度营养不良
2 ～ 3 分	可疑或轻度营养不良	≥ 9 分	重度营养不良

（四）PG-SGA 评价结果的临床意义

PG–SGA 是一种有效的肿瘤患者特异性营养状况评估工具，它对临床营养支持具有指导作用。肿瘤患者入院后应该常规进行营养评估，以了解患者的营养状况，从而确立营养诊断。一个完整的肿瘤患者的入院诊断应该常规包括肿瘤诊断及营养诊断两个方面。中国抗癌协会肿瘤营养与支持治疗专业委员会推荐的肿瘤患者营养疗法临床径路如下：肿瘤患者入院后常规进行营养评估，营养良好者，无须营养支持，直接进行抗肿瘤治疗（包括手术、放疗、化疗等）；轻、中度营养不良，在实施抗肿瘤治疗的同时，进行营养教育或营养治疗；重度营养不良者，先进行营养治疗 1 ～ 2 周，然后进行抗肿瘤治疗，同时继续实施营养治疗。无论有无营养不良，所有患者在完成一个疗程的抗肿瘤治疗后，应该重新进行营养评估。

六、改良 NUTRIC

危重症营养风险评分（NUTRIC 评分）是加拿大学者 Heyland 等 2011 年开发并验证的一种专为 ICU 患者设计的营养风险评估工具，旨在识别可能从积极的营养治疗中获益的危重患者（表 9–10）。

表 9–10　危重症营养风险评分

项目	范围	分值	项目	范围	分值
年龄（岁）	＜ 50	0	SOFA 评分（分）	＜ 6	0
	50 ～ 75	1		6 ～ 9	1
	≥ 75	2		≥ 10	2
APACE Ⅱ评分（分）	＜ 15	0	合并症（个数）	0 ～ 1	0
	15 ～ 19	1		≥ 2	1
	20 ～ 27	2	入 ICU 前住院时间（d）	0 ～＜ 1	0
	≥ 28	3		≥ 1	1
总分					

注：APACHE Ⅱ评分和 SOFA 评分根据当日医师评分。总分≥ 5 分，存在高危营养风险，需每周复评一次。

七、GLIM

目前临床上尚无诊断营养不良的金标准，在诊断标准上缺乏共识。基于此，全球营养不良领导倡议（the Global Leadership Initiative on Malnutrition，GLIM）提出了一种诊断营养不良的方法，即 GLIM 标准。

（一）GLIM 营养不良诊断标准

具备其中 1 个表型标准和 1 个病因标准即可以诊断营养缺乏（表 9–11）。

表 9–11　营养缺乏诊断标准

表型标准	非自主体重丢失
	低 BMI
	肌肉减少
病因标准	摄食减少或消化吸收障碍
	炎症或疾病负担

（二）GLIM 营养不良分级

当表型标准中有下述任一情况时视为存在中度或严重营养缺乏（表 9-12）。

表 9-12　营养缺乏分级

	中度营养缺乏	重度营养缺乏
体重丢失	6 个月内丢失 5%～10%，或 6 个月以上丢失 10%～20%	6 个月内丢失＞10%，或 6 个月以上丢失＞20%
低 BMI	70 岁以下＜ $20kg/m^2$，或 70 岁及以上＜ $22kg/m^2$	70 岁以下＜ $18.5kg/m^2$，或 70 岁及以上＜ $20kg/m^2$
肌肉减少	轻至中度减少	重度减少

第二节　肝胆胰疾病围手术期膳食原则

一、疾病概述及临床特点

近年来，肝胆胰手术患者越来越多，其中最普遍最具有代表性的手术方法有：胰十二指肠切除术、联合肝叶切除、胆肠内引流、常规腹腔镜胆囊切除术、肝囊肿开窗引流术、胆总管切开取石、T 管引流术、腹腔镜肝叶切除术、胆道镜取石术、内镜十二指肠乳头切开取石，肝移植术等。肝胆外科患者多数会有不同程度的肝功能损害，轻者表现仅检测指标的异常，重者出现黄疸、腹水甚或肝性脑病等肝功能衰竭表现。手术创伤、麻醉药物及其他因素影响，会导致患者的肝功能损害进一步加重。因此，加强肝胆胰术后患者的膳食营养支持，对维护肝细胞功能、减少术后并发症、促进康复至关重要。

二、膳食原则

1. 术后早期（1～2d）短时间禁食（24～48h），给予肠外营养支持。由于肝胆手术后，常可引起肝功能处于低下状态，胆汁分泌减少等，患者的消化功能减弱，还常伴有疼痛、食欲缺乏、腹胀和疲乏等症状。

2. 恢复经口进食（术后 2～3d），当术后肠道恢复功能，即肛门开始排气后先进少量的清流饮食，然后改为纯糖流食、低脂半流食、软食，再慢慢过渡到普通饮食，这个过程应根据个人情况循序渐进，切不可强求统一。

3. 低脂饮食：开始可给予纯糖流质饮食，早期需要严格控制脂肪的摄入，即食物为液态或在口腔内可溶化成液态以糖类成分为主的食物，蛋白质含量极低，无脂肪，如米汤、米糊、藕粉、杏仁霜、菜汁等。避免牛奶及奶制品、豆浆、各种肉类食物。

4. 纯素半流：只采用植物性食品，米粥、细切面、小面片、面包、馒头等发面蒸食，可食用含膳食纤维少的蔬菜，如冬瓜、去皮西红柿、煮熟的生菜、土豆等。食物细软便于咀嚼和吞咽，易消化，不含粗纤维较多的食物（如韭菜、芹菜、藕等），所有素菜均应切碎制软，全天总脂肪控制在 20g 以内，应以淀粉及糖类为主，避免动物性食物。烹调方法应采用蒸、煮、烩、炖、拌等。

5. 低脂半流：以半流质状态为主，食物制作时要烧烂制软，所有体积大的食物应切碎、小块、煮软，便于咀嚼和吞咽，易消化，不用含粗纤维较多的食物（如韭菜、芹菜、藕等）。恢复期患者可适当增加蛋白质、维生素丰富而低脂肪的食物，才不增加肝脏负担。蛋白质的补充也应以含脂肪低的食物为主，如鱼虾、鸡蛋白、鸡肉（去皮）、里脊肉、豆腐、脱脂酸奶、豆腐及少油的豆制品等，如不习惯食用奶类或鱼肉者，可多吃大豆制品及菌菇类，以弥补动物蛋白的不足。多种新鲜蔬菜水果等也是此阶段适合的食物种类。补充充足的蛋白质，有利于修复因胆囊炎和胆石症引起的肝细胞损伤。

6. 烹调时应选用清蒸、清炖、煮、拌、炒、烩、焖、氽等少油的方法，全天总脂肪不超过 40g，烹调油不超过 20g。不宜使用油煎、油炸等烹调方法。选择食物或食品时不宜选用粗糙、坚硬和大块的食物或食品，食物烹调、制作时应避免过酸、过甜、辛辣和使用刺激性食物或调味品。不饮酒，这样就能减少对胆道的不良刺激。

三、常见问题及解答

1. 肝癌术后哪些食物不能吃？

肝癌手术后患者应戒酒、忌油腻、腌制、粗硬及刺激性食物。如油炸薯条、坚果、全脂奶及全脂奶粉、大麦、玉米、笋、整粒大豆、干辣椒。避免吃对肝脏功能有损害的食物，如发霉、含有人工合成的香精、色素的熟食、碳酸饮料等。

2. 胆囊摘除后可以吃油吗？

胆囊切除后原则上不宜摄入过高的脂肪与胆固醇，但也不必过分限制脂肪，因为肠道中一定量的脂肪，是刺激胆汁分泌及扩展胆总管容积和保持胆道流畅所必需的。胆囊摘除后至少在术后 1 个月内要适当限制脂肪的摄取量，应该根据病情的恢复情况而逐渐加量。

3. 胆石去除后还会复发吗？

即便去除了胆石，但在胆囊中可能尚有残余，因此胆石症再次发作的可能性是存在的。并且实际上，有数据表明：将近 20% 的人在 3 年内曾经再次复发胆石症。另外，即便切除了胆囊，有时也会在总胆管再次产生胆石，其概率在10% ～ 20%。总之，为了防止胆石症的再次复发，不要过多地摄入脂肪，不要暴饮暴食，有效地改善饮食及生活习惯是最关键的。

第三节　肝胆胰疾病围手术期肠内营养治疗

一、总原则

1. 当饮食摄入不能满足患者需要时需启动肠内营养，根据患者的具体情况选择通过口服营养补充（ONS）、鼻胃管、鼻空肠管、胃 / 空肠置管等途径，能经口进食的患者，首先考虑 ONS。

2. 不能经口进食、饮食联合 ONS 无法达到 60% 能量目标者，或吞咽困难者选择管饲途径（鼻胃 / 鼻空肠），需长期管饲或病情需要者建议选用肠造口（PEJ）、胃造口（PEG）方法建立肠内营养支持途径。

3. 手术患者提倡术中建立肠内营养支持途径，术后进行早期肠内营养支持。

4. 选用鼻胃 / 鼻空肠管者，管饲时患者头部需抬高 30° ～ 45°，以减少吸入性肺炎的发生。

5. 实施胰腺手术需要肠内营养的患者，应当首选空肠营养管喂养。

二、输注方式

为确保肠内营养制剂的安全输入，应根据病情、配方种类和输入途径，决定肠内营养的输注方式。肠内营养输注应遵守由少到多、由慢到快、由稀到浓的循序渐进原则。

1. 肠内营养一般从 20 ～ 50ml/h 开始，若能耐受，则增加速度。只要能耐受，可逐步增加用量。对不耐受者，可将速度减到能耐受的水平，以后再逐渐增加。

2. 输注方式包括使用输液泵连续输注、间歇重力滴注、注射器推注等。

（1）连续输注：将肠内营养制剂置于输液吊瓶内，经输液管与肠道营养喂养管相连，用输液泵控制速度。适合如下患者：

1）对危重症患者、重大手术后患者刚开始接受肠内营养时，推荐使用肠内营养输注泵。

2）血糖波动较大者。

3）老年长期卧床，已发生反流者。

4）对肠内营养液的“速度”和“浓度”较为敏感者。

（2）间歇重力滴注：与连续输注的装置相同，通过重力滴注输注。此投注方式适合于已达到全量肠内营养者。

（3）注射器推注：将肠内营养制剂置于注射器内，按餐次推注。此方式适合胃肠道对营养液耐受较好者。

3. 肠内营养液温度宜保持 37 ～ 40℃。

三、肠内营养制剂使用原则

肠内营养制剂按氮源可分为整蛋白型、短肽型和氨基酸型。胃肠道功能障碍者选择肠内营养制剂时需先从氨基酸制剂开始，逐步过渡到短肽制剂，使胃肠道适应后，再逐渐改为整蛋白型。

（一）氨基酸制剂

无残渣，进入肠道后不需要消化直接吸收。低脂肪、高糖类，易升高血糖，不适合糖尿病患者使用。

（二）短肽制剂

少残渣，进入肠道后只需简单消化即可吸收。低脂肪，高糖类，易升高血糖，不适合糖尿病患者使用。

（三）整蛋白型

含有人体生理需要的各种营养素，残渣大，适用于胃肠道功能良好者。

四、肠内营养支持注意事项及处理

与肠外营养相比，肠内营养有较高的安全性，但也有相关的并发症，虽然处理相对容易，但有些并发症如吸入性肺炎也是致命的。

（一）机械性并发症

1. 喂养管堵塞　原因有营养液太稠厚或未调匀，喂养后未冲洗，经喂养管注入药品粉末等。发生堵管后可用水加压冲洗，如为蛋白质凝固，亦可用胃蛋白酶、胰蛋白酶来冲洗，但首先必须确定导管位置正常。冲洗不能通畅时再更换导管。每次输注营养液后应定时冲洗喂养管，以预防发生堵管。

2. 导管位置异常　每次输注营养液之前，应判断导管端所在位置。通常可根据体外固定导管的位置是否移动，导管腔内液体的颜色作出判断。如果怀疑导管位置异常，可经抽吸、注气听诊、X 线等证实是否在原来位置。导管异位未被及时发现而输入营养液，根据不同的异常位置，患者可出现吸入性肺炎、胸腔积液、腹腔感染、腹壁感染等严重后果。

3. 误吸　常见于虚弱、昏迷患者。由于患者胃肠功能低下，胃肠蠕动缓慢，输入的营养液潴留在胃肠道内，或突然增加输注速率而引起腹胀，发生呕吐也易造成误吸。应注意喂养管的位置，同时应注意灌注速率，尤其是夜间应放慢管饲速度。床头应抬高30°。如发生误吸，应予积极处理，首先立即停止输注，行气管内吸引、刺激咳嗽，以排出气管及支气管内的分泌物和营养液，必要时行支气管镜检查及气管冲洗，或给予间歇性正压通气。应行X线及痰液检查，并给予抗生素治疗。对有误吸可能的高危患者宜采用空肠置管。

4. 纵隔脓肿　鼻胃管质地粗糙，易引起鼻咽部溃疡和胃黏膜糜烂，若患者主诉有返酸、胃液pH降低时，可补充牛奶，口服西咪替丁或氢氧化铝凝胶等药物，同时应降低浓度。

（二）胃肠道并发症

1. 腹泻　腹泻通常易于纠正，输注的营养液应新鲜配制并低温保存，减低营养液浓度或放慢输注速度以及在营养液中加入解痉剂或收敛药物或更换营养制剂类型可控制腹泻。处理无效的严重腹泻患者应停止使用肠内营养。

2. 消化道功能失调　症状包括肠痉挛、腹胀、胃排空延迟及便秘等。采用适当配方，降低输入速度，多可避免上述并发症的发生。

（三）代谢性并发症

由于胃肠道具有缓冲作用，肠内营养引起的代谢并发症不如肠外营养的严重，而且经合理的监测容易预防。如若出现高血钠、高血氯时，须降低蛋白质及能量，降低浓度，用蒸馏水稀释等。

1. 水和电解质紊乱

（1）脱水：水补充不足可能会出现高渗性脱水。

（2）高钾血症：营养液含钾过高、患者肾功能不全、钾排出减少时，患者可合并高钾血症。

（3）高磷血症：肾功能不全时患者易合并高磷血症。

（4）低钾血症：应用利尿剂、胃肠液丢失未额外补钾可发生低钾血症。

（5）低磷血症：再喂养综合征的患者常见低磷血症。

（6）低钠血症：营养液钠含量低，长期未补充钠盐、大量出汗或腹泻，可发生低钠血症。

（7）微量元素缺乏：多由长期应用肠内营养、营养液选择不当及补充不及时等所致。

2. 高血糖　对糖尿病或高应激状态下的患者进行肠内营养支持治疗时常见高血糖，一般建议给予糖尿病专用肠内营养制剂，并减慢营养液输注速度或降低浓度，同时应用胰岛素调节血糖。适当减少能量供给量有助于控制血糖，并避免持续高血糖可能导致的各种感染。

3. 维生素缺乏　营养制剂配方中维生素K一般含量较低或缺乏，肠内营养时间长则易发生维生素K缺乏，致凝血酶原时间延长。生物素缺乏可引起皮炎、肌痛、畏食等。

4. 必需脂肪酸缺乏　长期应用含脂肪少的营养液或供给仅含 MCT 的配方，易发生必需脂肪酸缺乏。因 MCT 不含必需脂肪酸，应用超过 1 周时，需补充 LCT，使所含亚油酸提供总能量的 3%，LCT 可选用红花油、玉米油、大豆磷脂等。

（四）感染并发症

常见原因有肠道菌群易位、吸入性肺炎，另外，配制、输注肠内营养液的容器、输液器、推食器等器具的污染也可造成患者感染，应注意配制中的无菌操作、定期更换输注器具。

1. 营养液被污染　营养液配制过程中未严格执行无菌操作可造成污染，营养液配制后保存不当（如在室温下放置时间过长，长时间阳光照射、储液器封口不严等），可致细菌繁殖，导致细菌随输注途径进入体内。一般情况下营养液应现用现配，配制后未马上使用的营养液应放入 4℃冰箱中保存，并在 24h 内使用完毕。

2. 输注容器或管道污染　配制用的容器要求严格进行灭菌处理，输液管道应是无菌管道系统，每日更换一次，并定期进行细菌培养监测。

3. 吸入性肺炎　引起误吸的危险因素包括：意识障碍、恶心反射减弱、咽部神经受损、食管括约肌无力、食管反流、胃排空延迟、喂养管移位、仰卧体位等。

一旦发现患者发生误吸时应立即采取以下措施：①立即停止营养液输注，吸尽胃内容物；②立即行气管内吸引，尽可能吸出液体及误吸食物；③鼓励并帮助患者咳嗽，咳出误吸液体；④应用肠内营养并同时进食的患者，较大颗粒状食物被误吸时应尽早行支气管镜检查，清除食物颗粒；⑤静脉输入白蛋白减轻肺水肿；⑥血气异常时，行人工呼吸；⑦合理应用抗生素防治肺部感染。

预防措施：①输注肠内营养液时应选择半卧位（30° ～ 45°），且于输注完成后保持此体位 30 ～ 40min。②定期监测胃残留量，通常连续输注者每隔 4h 残留量大于前 1h 输注量的 2 倍、分次推注和间歇输注的患者在每次输注前胃潴留量＞100ml，应减慢滴速，证实胃潴留小于 100ml 后再逐步提高输注速度；如连续两次检查存在明显胃潴留，应暂停 EN 输注 2 ～ 8h，每 2 小时复查 1 次，胃潴留好转后再以低浓度、慢速度重新恢复肠内营养，然后逐步调整速度和浓度；必要时可联合应用促胃肠动力药。③多次出现时，可更换为鼻空肠置管以替代鼻胃管进行管饲，或行胃造口及空肠造口喂养。高危患者应采取经胃或空肠造口置管，减少营养液潴留，降低吸入性肺炎发生率。

4. 腹膜炎　临床上较少发生，可发生在空肠穿刺置管喂养时空肠喂养管滑脱并游离于腹腔内，使营养液误入腹腔而引起腹膜炎。预防措施包括：①导管放置过程中在空肠壁间潜行一段距离后再进入肠腔；②良好的固定技巧，并每天观察腹部体征；③有腹腔引流者，密切观察引流液颜色；④一旦怀疑导管滑脱应暂停喂养，如确诊则拔管处理。

第四节 肝胆胰疾病围手术期肠外营养治疗

一、启动时机及输注途径的建立

当肠内营养摄入量不能满足需要量时可增加补充性肠外营养，在肠道完全不能使用的情况下则需要采用全肠外营养。

（一）经周围静脉输入

经外周静脉输注肠外营养液，不建议超过 10d；每日检测、评估穿刺和输液部位血管情况；营养液的渗透压≤ 900mOsm/L。

（二）经中心静脉输注

肠外营养超过 10d 和（或）输注高渗透浓度（＞ 900mOsm/L）的患者，推荐经中心静脉输注途，置管路径包括锁骨下静脉、颈内静脉、股静脉和 PICC（经外周静脉穿刺中心静脉）置管。中心静脉导管尖端应放置在右心房与上腔静脉交界处的水平，右侧入路优先于左侧入路，以降低血栓形成风险。

二、肠外营养液基本成分

包括氨基酸、脂肪乳剂、糖类、维生素、电解质、微量元素和水。

（一）能量与氮量

患者的能量可参考 25 ～ 30kcal/(kg·d)进行估算，特殊情况下可根据病情增加。对于严重创伤或重症患者，第 1 周提供目标能量的 70% 更适合创伤应激的代谢特点。

氮量：0.15 ～ 0.20g/（kg · d）。特殊疾病如肾衰竭要根据具体情况确定氮入量。

（二）复方氨基酸

氨基酸供给量根据氮需要量确定。氨基酸含氮 16%，其所提供的氮量与非蛋白热卡的比值建议为 1 ：（100 ～ 200）。

1. 氨基酸制剂　有平衡型氨基酸液和专病用氨基酸制剂。

（1）平衡型氨基酸液：18AA（4.5%），18AA- Ⅱ（8.5%，11.4%）适用于大多数患者。

（2）专病用氨基酸制剂：9AA（5%）适用于肾功能不良者；3AA（5%）适用于肝功能不良者。

2. 谷氨酰胺　其在肠外营养中有着重要的作用，外科和重症患者肠道无法进行喂养时，添加谷氨酰胺可维护肠粘膜屏障功能和免疫功能，减少感染性并发症。推荐其补充量为 0.3 ～ 0.5g/（kg·d），不超过氨基酸总量的 30%。

（三）脂肪乳剂

脂肪乳剂提供人体必需脂肪酸和能量，根据每个患者对脂肪的耐受性，脂肪所提供的能量可占非蛋白能量的 30% ～ 50%，某些情况下（如 COPD 患者、肿瘤晚期无肝肾功能不良者）可达到 60% 以上。

1. 临床上有长链脂肪乳剂（浓度有 10%、20% 和 30%）、物理混合的中 / 长链脂肪乳剂（浓度 20%）、结构脂肪乳剂、橄榄油脂肪乳剂、鱼油脂肪乳剂可供选择。

肝功能不良、胰腺疾病、糖尿病、肺功能差及危重患者等可以选用物理混合的中 / 长链脂肪乳剂、结构脂肪乳剂。免疫功能差者易出现感染并发症者可以选用橄榄油脂肪乳剂或者在选用其他脂肪乳剂的基础上加用鱼油脂肪乳剂。

2. 含脂肪乳剂输注液的输注时间应在 16h 以上，最好能够 24h 均匀输注。

3. 血三酰甘油＞ 3.5mmol/L 者，使用脂肪乳剂时，需加强血脂及胆红素的监测，若胆红素正常，应根据患者的临床状况决定是否应用脂肪乳，或考虑由长链改为中长链；若高于正常值 2 倍以上，应避免使用脂肪乳剂。血三酰甘油＞ 4.5mmol/L，应避免使用脂肪乳剂。

4. 临床常用的鱼油脂肪乳剂是 ω-3 鱼油脂肪乳注射液，每 100ml 含鱼油 10g。建议用量为 0.1 ～ 0.2g/（kg·d），需与脂肪乳剂同时输注。

（四）碳水化合物

葡萄糖是最常选用的能量来源，可提供机体代谢所需能量的 50% ～ 70%，一般建议供给量为 3.0 ～ 5.0g/（kg·d）。可根据液体量和能量的需要选用 5%、10%、25%、50% 等规格的注射液。危重患者处于休克、低氧血症时，禁用氨基酸、脂肪乳剂，热量主要由葡萄糖提供，剂量一般应在 150 ～ 200g。

1. 应用葡萄糖液时应按适当比例给予短效胰岛素，并监控血糖，调整用量。果糖在肝脏转化为葡萄糖，以果糖作为能源而大量输注时，易发生乳酸酸中毒、高尿酸血症，而且可抑制肝脏 ATP 的合成。木糖醇代谢后相当部分以原型从尿中排泄，应慎用。

2. 注意控制葡萄糖输注速率 2 ～ 2.5mg/（kg·min），葡萄糖输注速度＞ 4mg/（kg·min）时，增加机体氧化代谢的负担，造成肝脏脂肪变性。

3. 经周围静脉输注，葡萄糖浓度不超过 10%。

（五）电解质制剂

用于肠外营养的电解质有 0.9% 氯化钠注射液、10% 氯化钠注射液、15% 氯化钾注射液、10% 葡萄糖酸钙注射液、硫酸镁注射液、碳酸氢钠注射液等，必要时也使用谷氨酸钾、谷氨酸钠或无机磷制剂（甘油磷酸钠）等。

电解质的用量需根据患者的电解质平衡情况确定补充量。

（六）维生素及微量元素制剂

为了方便，可使用维生素及微量元素复合剂，每支各种成分的含量是正常人的每天需要量。需要时建议每日 1 支，不宜超量使用。

（七）液体量

因个体而异，需根据不同临床条件调整。包括生理需要量、累积需要量和继续损失量三部分。成人生理需要量为 2000 ～ 2500ml/d。

三、输注方式

（一）全营养混合液方式输注

为使机体每日所需的各种营养物质得到更好的利用，将各种营养物质同时输入，即在无菌条件下将各种营养物质先混合入由聚合材料制成的输液袋中成为“全合一”（all-in-one，AIO）或全营养混合液（total nutrients admixture，TNA）后静脉滴注。TNA 方式提供 PN 的优点：①增加节氮效果，有利于机体合成代谢；②简化输液过程，节省护理时间；③降低与 PN 有关并发症的发生率；④全部营养素混合后同时均匀输入，有利于更好的代谢和利用；⑤高渗葡萄糖和脂肪乳在“全合一”营养液中被稀释，减少甚至避免单独输注时可能发生的不良反应；⑥全封闭输液系统，减少被污染和气栓的发生率。

（二）单瓶输注

PN 采用单瓶输注时，方便、快捷，但存在很多的弊端：①单独输注氨基酸时，由于能量供给不足，外源性氨基酸经糖异生途径转化为糖，起不到促进蛋白合成的作用；由于机体不能储存氨基酸，过快或过量输注氨基酸会加重代谢负担，对脑、肝脏功能造成损害，加重肾脏负担；氨基酸注射液渗透压高，可能损伤血管内皮，导致血栓性静脉炎。②单独输注葡萄糖时，如葡萄糖输入过快，会造成胰岛素分泌不足，发生高血糖；同时输入高渗葡萄糖时，胰岛素分泌会迅速增加，停输后血糖会发生骤降，但胰岛素浓度是逐渐下降的，从而引发低血糖。所以输注高渗葡萄糖溶液后应以含葡萄糖的等渗溶液过渡，以防发生低血糖。③单瓶输注脂肪乳过快会造成以血浆三酰甘油、非酯化脂肪酸浓度迅速增高、发热、心率加快、血小板水平降低等主要特征的脂肪超载综合征。采用单瓶输注 PN 液时，氨基酸与非蛋白能量液体应合理间隔输注，先输能量。

（三）多瓶串输

多瓶营养液通过“三通”或 Y 形输液接管混合串输。虽简便易行，但弊端多，不提倡使用。

（四）隔膜袋

近年来新技术、新型材质塑料（聚乙烯／聚丙烯聚合物）已用于PN液成品袋生产。新型全营养液产品（两腔袋、三腔袋）可在常温下保存24个月，避免了医院内配制营养液的污染问题。能够更安全便捷用于不同营养需求患者经中心静脉或经周围静脉的PN液输注。缺点是无法做到配方的个体化，并且不含维生素、微量元素。应用时请仔细阅读说明书，了解营养成分及含量，合理添加维生素、微量元素。

四、外源性胰岛素的补充

在TNA中可以加入适量胰岛素，非糖尿病和应激患者用量建议为胰岛素：葡萄糖=1U ：（8～10）g，监测血糖水平。血糖在正常范围内的患者，应用全营养混合液时，不建议在营养混合液中常规加入胰岛素，如需补充胰岛素建议使用胰岛素泵静脉单独输注，根据患者实际情况及血糖实时监测结果调整胰岛素用量。

五、肠外营养支持注意事项及处理

（一）机械性并发症

与中心静脉导管的置入技术有关，包括气胸、血胸、液气胸、动脉损伤及神经损伤等。注意穿刺置管时患者的体位、掌握局部解剖知识及规范的置管操作，可减少这类并发症的发生。空气栓塞可发生在置管过程中，或是液体走空、导管接头脱开之时，一旦发生极为危险。

（二）代谢性并发症

1. 糖代谢紊乱　是肠外营养最常见的代谢性并发症。若葡萄糖输入过多、过快，或外源性胰岛素补充不足，就可导致血糖水平明显升高。严重时可使脑细胞脱水，出现高渗性非酮性昏迷。此时血糖水平可超过40mmol/L。

紧急处置措施包括：立即停用肠外营养；改用生理盐水1000～2000ml静脉滴注，然后根据血钠和血浆渗透压决定输入等渗或低渗盐水。低渗盐水（0.45%）以250ml/h速度输入，使血渗透压降低；以及使用人胰岛素按0.1U/（kg·h）的速度静脉滴入以降低血糖。但也不要使血糖下降太快，以免发生脑细胞水肿。

2. 肝功能损害　受多种因素的影响，实施肠外营养的过程中常发生肝功能损害。患者有轻度黄疸、转氨酶升高。对于肠外营养所致的肝功能异常的治疗，首先是减少葡萄糖用量，肠外营养的总供给量也需减少。另外，选用含支链氨基酸较多的氨基酸溶液，以及改用物理混合的中／长链脂肪乳剂、结构脂肪乳剂，有利于肝功能的改善。补充谷氨酰胺和（或）腺苷蛋氨酸对肝损害有一定的治疗作用。

3. 电解质紊乱　实施肠外营养时容易发生电解质紊乱。各种电解质的用量因病、因人而异。必须定期监测各种电解质的血浓度，及时调整补充量。肠外营养时最常见的电解质紊乱是低钾、低钙及低磷。

4. *胆囊结石* 长期禁食行肠外营养治疗的患者，容易形成胆囊结石。

5. *肠黏膜萎缩* 是肠道失用的后果。可引起肠屏障功能减退，以致发生肠内细菌移位。解决这个问题的最好办法是以肠内营养（口服或管饲）替代肠外营养。食物的直接刺激可以避免肠黏膜的萎缩，从而保护肠屏障功能。

（三）感染性并发症

感染性并发症是肠外营养的严重并发症。可能原因有：①中心静脉导管置入过程受到细菌污染。②全营养混合液的配制过程中受到细菌污染。③患者体内存在感染灶。

在肠外营养实施过程中，如果突然出现寒战、高热，而无法用其他病因来解释时，则应考虑导管败血症已经存在。应立即弃去营养液及输液管道，拔除深静脉导管，并做深静脉导管头及血培养。重新建立周围静脉通路输入新的液体。多数患者在上述处理后体温逐渐恢复正常，无须使用抗生素。若发热不退且血培养阳性，则应根据药敏试验选用抗生素。

参考文献

顾景范，杜寿玢，郭长江．现代临床营养学 [M]. 2 版．北京：科学出版社，2009.
刘英华，张永．临床营养培训手册 [M]. 北京：化学工业出版社，2016.
杨月欣，葛可佑．中国营养科学全书 [M]. 2 版．北京：人民卫生出版社，2019.

附 录

附录 1　渗液颜色的意义

特征	可能的原因
澄清黄色	通常为正常渗液颜色，也可能为纤维溶解酶的细菌感染、尿瘘、淋巴渗漏
粉红或红色	提示毛细血管损伤
绿色	多提示铜绿假单胞菌感染或使用某些新型敷料
黄色或褐色	多由于伤口内有腐肉或坏死组织溶解所致或肠瘘
混浊灰白色	提示炎症反应感染
灰色或蓝色	可能与使用含银敷料有关

附录 2　渗液黏稠度的意义

特征	可能的原因
高黏稠度	感染或炎症含有大量蛋白质
	有坏死物质
	肠瘘
	敷料残留
低黏稠度	静脉疾病或心脏病导致蛋白质含量低
	泌尿道、淋巴系统、关节腔漏

附录 3　伤口护理首诊评估记录表

日期　　科室　　姓名　　性别　　年龄

伤口部位　　发生时间

发生原因　　持续时间

一、全身评估

1. 影响愈合的因素：

糖尿病□　贫血□　风湿性关节炎□　肠炎□

自身免疫性疾病□　恶性肿瘤□　肾脏疾病□　心肺功能不全□

血管疾病□　吸烟□　异物反应□　皮肤过敏□　其他______

2. 最近一周或长期服用的药物

类固醇激素□　细胞激动素□　免疫抑制剂□　抗生素□

镇痛药□　其他______

3. 营养状态

食欲好□　一般□　差□　吞咽困难□　进食少□　鼻饲□

4. 体重指数

正常□　高□　低□

5. 移动能力

正常□　不受限制□　轻度受限□

辅助下能完成体位移动□　非常受限□

需要别人帮助□　不能移动□　完全依赖他人帮助□

二、伤口局部评估（TIME 原则）

大小（长 cm× 宽 cm）____，深度____cm，潜行____cm，窦道____cm，红色组织____%，黄色组织____%，黑色组织____%

渗液性质：血清性□　血性□　脓性□

渗液颜色：绿色□　黄绿色□　褐色□

渗液量：无□　少量□　中量□　大量□

周围皮肤：正常□　浸渍□　湿疹□　溃烂□

伤口边缘：浸渍□　表皮脱落□　皮肤干燥□　过度角化□　胼胝□　湿疹□

疼痛：无□　轻度□　中度□　重度□

伤口局部处理：细菌培养□　病理检查□　敷料

清洗溶液：生理盐水□　碘伏□　过氧化氢□　其他______